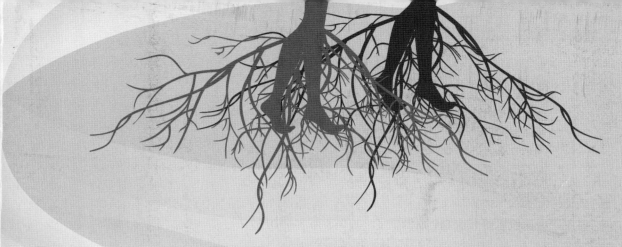

THE COMPREHENSIVE DIAGNOSIS AND TREATMENT OF DIABETIC FOOT

糖尿病足综合诊治

主　审　汪忠镐　王深明　管珩

主　编　郑月宏　刘丽

副主编　冉兴无　顾洪斌　李　强　李毅清

人民卫生出版社

图书在版编目（CIP）数据

糖尿病足综合诊治 / 郑月宏，刘丽主编 . —北京：人民卫生出版社，2016

ISBN 978-7-117-23497-9

Ⅰ.①糖… Ⅱ.①郑… ②刘… Ⅲ.①糖尿病足 – 诊疗 Ⅳ.①R587.2

中国版本图书馆 CIP 数据核字（2016）第 244420 号

人卫智网	www.ipmph.com	医学教育、学术、考试、健康，购书智慧智能综合服务平台
人卫官网	www.pmph.com	人卫官方资讯发布平台

糖尿病足综合诊治

主　　编：郑月宏　刘　丽
出版发行：人民卫生出版社（中继线 010-59780011）
地　　址：北京市朝阳区潘家园南里 19 号
邮　　编：100021
E - mail：pmph @ pmph.com
购书热线：010-59787592　010-59787584　010-65264830
印　　刷：北京盛通印刷股份有限公司
经　　销：新华书店
开　　本：787×1092　1/16　印张：15
字　　数：374 千字
版　　次：2016 年 11 月第 1 版　2016 年 11 月第 1 版第 1 次印刷
标准书号：ISBN 978-7-117-23497-9/R · 23498
定　　价：98.00 元

打击盗版举报电话：010-59787491　E-mail：WQ @ pmph.com

（凡属印装质量问题请与本社市场营销中心联系退换）

编　者（以姓氏拼音为序）

卞　策	中国人民解放军火箭军总医院	马立人	平顶山市中医医院
曹烨民	上海中医药大学附属上海市中西医结合医院	潘红艳	桂林医学院附属医院
		冉兴无	四川大学华西医院
陈　兵	浙江大学医学院附属第二医院	任补元	内蒙古自治区人民医院
陈　思	北京协和医院	史　沛	郑州大学第四附属医院
楚同彬	大连医科大学附属第二医院	宋阜鸿	黑龙江省医院
崔佳森	复旦大学附属华东医院	苏怡芳	上海交通大学上海市第六人民医院
戴向晨	天津医科大学总医院	汤敬东	上海市第一人民医院
丁　滨	解放军白求恩国际和平医院	陶　克	西京医院
冯怡雯	上海市第一人民医院	田耿家	杭州市老年病医院
高占峰	内蒙古医科大学附属医院	汪　涛	深圳市罗湖医院集团
顾洪斌	解放军战略支援军总医院	王海洋	哈尔滨医科大学附属第一医院
郭　琳	哈尔滨医科大学附属第二医院	王鹏华	天津医科大学代谢病医院
黄　渌	复旦大学附属华东医院	王微微	黑龙江省医院
黄智勇	深圳市罗湖医院集团	吴永杰	黑龙江省医院
金　松	佳木斯大学附属第一医院	徐　俊	天津医科大学代谢病医院
金志宏	内蒙古医科大学附属医院	徐显章	黑龙江省医院
鞠　上	北京中医药大学东直门医院	徐仲煌	北京协和医院
李　斌	上海中医药大学附属上海市中西医结合医院	杨立娟	黑龙江省医院
		杨　淼	中国中医科学院西苑医院
李佳乐	黑龙江省医院	姚　野	哈尔滨医科大学附属第一医院
李　强	哈尔滨医科大学附属第二医院	袁　丁	四川大学华西医院
李毅清	华中科技大学同济医学院附属协和医院	张璐佳	黑龙江省医院
		张望德	首都医科大学附属北京朝阳医院
李跃京	河南省洛阳正骨医院	赵纪春	四川大学华西医院
李昭辉	宜宾市第一人民医院	郑月宏	北京协和医院
梁　越	内蒙古自治区人民医院	周智勇	内蒙古兴安盟人民医院
刘　暴	北京协和医院	庄百溪	中国中医科学院西苑医院
刘　丽	黑龙江省医院		

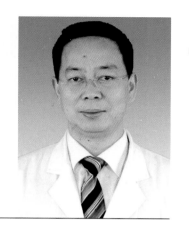

主编简介

郑月宏，北京协和医院教授，血管外科主任医师，博士生导师。擅长血管外科疾病的开放和介入治疗，对于颈部、胸部大血管病变和腹主动脉瘤腔内介入和手术诊治，以及疑难杂症有独到见解和术式创新。先后赴美国 Cleveland Clinic、澳大利亚 Epworth 等医院访问，在澳门仁伯爵医院开展血管外科工作，交流血管手术和介入治疗新技术。

兼任中国微循环学会常务理事，亚太血管学术联盟（APA）理事长，中国微循环学会周围血管疾病专业委员会主任委员，世界卫生组织（WHO）外科急症和委员会项目委员，中华医学会组织工程分会血管外科委员，中国病理生理学会血管医学分会委员，欧美同学会员等。兼任多家杂志编委、审稿人。兼任国内多家医学院客座教授和名誉主任，澳门卫生局外科顾问，开展临床和科研合作工作。

主编《腔静脉外科》《血管透析通路》等血管疾病专著 7 部。核心期刊发表论著等 100 余篇，发表 SCI 文章 30 余篇。目前国自然面上项目 2 项，获部级科技进步奖 2 项。近年来创新和改进手术方式多种，多次获得北京协和医院医疗成果奖，并在国际杂志发表并获得推广。临床带教博士生、硕士生 10 余人。在北京协和医院和国内多家单位完成医教研工作之余，牵头开展血管慢病的基层推广和专家共识总结，积极推动亚学科学术发展和周围血管疾病学会的公益活动。

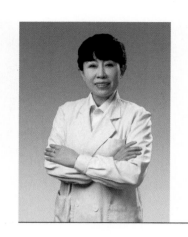

主编简介

刘丽,教授,主任医师。1984年毕业于哈尔滨医科大学医疗系,曾留学于日本新潟大学医学部,专攻血管介入治疗学。现任黑龙江省医院血管外科主任,中国微循环学会周围血管疾病专业委员会糖尿病足学组组长,1998年成立黑龙江省第一家以治疗外周动脉疾病的血管外科,近20余年的工作积累,总结了丰富的下肢动脉闭塞性疾病治疗经验,尤其在糖尿病足综合治疗方面成绩显著。现任黑龙江省医学会血管外科专业委员会副主任委员,黑龙江医师协会血管外科专业委员会副主任委员,亚太血管学术联盟理事,中国医师协会腔内治疗专业委员会药物专家委员会副主任委员,中国东三省康复医学会糖尿病足治疗与康复专业委员会副主任委员等。于核心期刊发表文章数十篇,多次荣获黑龙江省科技进步奖。

序　一

糖尿病正成为严重影响人类健康的疾病,其各种并发症中,糖尿病足是最为棘手的顽固性并发症之一。随着糖尿病患病群体扩大,我国糖尿病足发生率可能随之增加,糖尿病足的防治也逐渐成为慢病管理的重中之重。

2016 年作为"十三五"开年之年,我欣喜地看到了这部由中国微循环学会周围血管疾病专业委员会糖尿病足学组组织多个相关专科领域专家撰稿,人民卫生出版社精心编辑出版的《糖尿病足综合诊治》一书。

多学科诊疗模式是 21 世纪临床医学的发展方向之一,从对疾病的关注,进而到对患者的关注,多学科医师通盘考虑,以患者最大受益为原则,来进行临床决策,这是医学人文精神的体现,也是临床视角的精准医学。本书作者主要以血管外科医师为主,同时整合了内分泌科、创面修复、骨科、护理等多个糖尿病足治疗相关领域医师,内容由浅及深,纵向阐述了糖尿病足的发展脉络,荟萃了最新的治疗技术与临床经验,亦有面对问题的思考与分析,可以说是一部具有较高学术水平的临床实用型工具书。

我欣慰地看到,有这么多中青年学者关注这一研究领域,关注这一顽疾。本书不仅详细介绍了药物治疗、中西医结合治疗、血管腔内治疗等传统治疗方法的发展,也有干细胞治疗、iFlow 治疗、创面修复新技术等介绍。内容实用性强,浅显易懂,易于掌握,是适合各级血管外科医师、糖尿病足专科医师和创面修复专业医师的实用性工具书。

本书的出版,对规范我国糖尿病足治疗,促进糖尿病足早期筛查工作的开展,推广糖尿病足防治技术,提高糖尿病足治疗水平,都是大有裨益的。最终得以最大限度减轻糖尿病足患者痛苦,降低治疗费用,提高生活质量。为此,我郑重向广大同道推荐此书。

　　也期望本书主编和编著者，再接再厉，深入研究，摸索出一条适合我国国情的糖尿病足综合诊治之路。

中国工程院院士
北京大学医学部主任
中国微循环学会理事长

2016 年 9 月 10 日

序　二

当前老龄化社会中慢病管理是国家健康战略层面的系统工程,糖尿病患者是中国最大的慢病人群之一,糖尿病足的社会危害性众所周知。预防和诊治糖尿病足,对我国的公共卫生事业、对提高全民卫生健康水平都会有巨大的贡献。每位医务工作者,都应考虑如何针对健康卫生的实际情况,因地制宜为广大慢病患者提供服务。

由于糖尿病的血管病变、神经病变等并发症以及糖尿病患者对感染的易感性,糖尿病足成为是糖尿病最严重的并发症之一,也成为世界性难题。近年随着人们对糖尿病足认识的不断加深、研究的逐渐深入,研究领域也不断拓展。国内外已经形成多专科协作的糖尿病足协作治疗模式,但是,我国幅员辽阔,人口众多,不同地区的经济发展水平不同,也导致不同地区和不同级别医院的诊疗技术存在较大差异,因此,整体而言,我国糖尿病足的防控水平与发达国家比较,还存在较大差距。而糖尿病足作为糖尿病常见并发症,具有患者群体庞大和病情顽固难治的特点,我国的流行病学大数据和临床规范亟待完善。

欣闻《糖尿病足综合诊治》一书,由北京协和医院郑月宏教授等牵头组织国内众多糖尿病足专家编著,即将由人民卫生出版社出版。编著这样一本体现多学科糖尿病足诊疗的专著,可以指导我国各级医院糖尿病足相关专科医师临床工作,规范筛查诊疗流程,为临床工作者提供糖尿病足临床诊疗决策的参考。郑月宏主编是我院外科的中青年骨干,他善于思考和总结的治学态度是令人欣慰的。我曾说过:"一个外科医生如果只知道埋头开刀而不善于思考,只能当'匠',不能成'家'。"医学科研必须密切结合临床,一名好医生应该致力于医、教、研的有机契合,让科研、临床、教学交相辉映、相得益彰。浏览全书,发现著者亦多为血管外科等相关专科的新锐学者和中青年后起之秀,向本书著者的辛勤工作表示感谢!

　　本书一方面根据国内外医学规范和循证医学证据，一方面结合编著者的临床实践，围绕糖尿病足的基础、诊断和治疗提供了较为全面的临床诊治阐述，是一部理论与实践较好结合的实用工具书，特此向同道推荐。

北京协和医院院长

中国科学院院士

中华科学技术协会副主席

中华医学会副会长

2016 年 9 月

前　言

　　进入 21 世纪以来,糖尿病已经成为影响人类健康的第三大慢性非传染性流行病。最新流行病学调查显示,我国成年人糖尿病患病率为 11.6%,即目前至少 1.13亿以上的人群罹患糖尿病。糖尿病足是糖尿病患者最严重且痛苦的慢性并发症之一,具有较高的致残率和致死率,是糖尿病患者住院的主要原因。在我国,糖尿病足溃疡已成为慢性创面的主要原因。糖尿病足在治疗上十分困难,且花费巨大,导致患者生活质量下降,给患者、家庭以及社会造成极大的负担。因此早期筛查糖尿病足发病的危险因素,早期干预以减低发生率,对已发生糖尿病足患者早期进行规范化的诊治,成为当前各糖尿病足专科领域关注的热点。经过近 20 年努力,我国的糖尿病足治疗理念、方法与技术等都有了显著的进步,朝着更有效、更微创的方向发展,全国各地有志于糖尿病足的医护人员对糖尿病足诊治模式的认识逐渐发生转变,从开始的单一诊治模式逐渐过渡到现在的"糖尿病足诊断、治疗及预防的多学科协作"全程管理模式,治疗成功率不断提高。但与国外同行相比,仍然存在着较大的差距,我国糖尿病足溃疡患者的足溃疡年复发病率仍然高达 31.6%;糖尿病患者缺乏糖尿病相关知识和足病防治知识,对糖尿病足的知晓率低,致使糖尿病足发病率和严重性增加;社区医院全科医生由于缺乏恰当的足病理论和实践指导,存在对疾病认识不足、经验缺乏的现象;目前国内多数医院尚存在缺乏多学科协作的协调机制;我国糖尿病足诊治缺乏一定的系统性和规范性,等等。

　　面临上述问题,中国微循环学会周围血管疾病专业委员会本着"面向基层、小步碎跑"的学术推广原则,糖尿病足学组作为本学会第一个专病学组,率先开展"糖尿病足走基层"筛查活动,2015 年 1 月以来,已在全国多个地市级医院建立了糖尿病足综合防治基地,已完成约两万患者的初筛,主办了数十次次糖尿病足走基层学术普及论坛,以及通过网络继续教育平台学术传播。一方面提高各相关专科医师对糖尿病足早期的识别;另一方面提高糖尿病患者及家属对糖尿病足的早期认知和预防意识,受到广大基层医师的好评。

但是,疾病诊疗水平的提高,从概念植入到技术的应用,从理论到实践,从应用到创新,需要积铢累寸,跬步千里。逐步建立相对完善的治疗规范体系来指导各级医生临床实践显得愈发迫切,除了学术活动的传播,更需要一些实用性、指导性和可读性强的著作,作为临床医师日常工具书和学习教材。基于这一需求,应中国微循环学会会长詹启敏院士的指示,在周围血管疾病专业委员会的指导下,由糖尿病足学组牵头组织编写了这部《糖尿病足综合诊治》。本书编著者以血管外科专家为主,并邀请内分泌、中医外科、康复医学、烧伤整形、疼痛医学和护理专业对糖尿病足诊疗有丰富经验的专家,整合了国内糖尿病足综合治疗领域的新锐专家参与编写。

在内容方面,力求密切结合临床实际,涵盖糖尿病足的从基础到临床的各方面,对临床治疗方法力求全面介绍非手术治疗、手术治疗和微创治疗方法,并辅以典型病案介绍。尤其介绍了干细胞治疗、iFlow 技术、人工皮等新型诊断治疗技术,帮助读者全面了解糖尿病足领域的前沿技术。而鉴别诊断、治疗决策和并发症防治等方面内容,可对临床医师处理临床决策中的棘手问题有所启发。

尽管本书所有编者怀着良好愿望,并为书稿写作付出了最大的努力,但由于水平有限,以及时间因素,难免存在不足和疏漏,敬请各位同道斧正。

郑月宏　刘　丽

2016 年 8 月 15 日

目　　录

第一章

概　论

第一节　定　义

糖尿病足具有三个要素：一是发生于糖尿病患者；二是足部存在溃疡、坏疽、感染；三是合并不同程度的神经和（或）血管病变。正因为糖尿病足是多种因素导致、表现形式各异，故称其为发生于糖尿病患者足部的一组综合征。糖尿病足已经成为糖尿病最严重的并发症，是糖尿病致残致死最主要的病因，日益成为最严重的公共健康问题之一，有学者曾形容："每30秒世界上就有一位糖尿病患者失去他们的肢体！"并非夸张。

自古以来，人们就发现糖尿病患者易发生足溃疡且非常难愈合。早在两千多年前，祖国医学经典《黄帝内经》就有该病症的记载："膏粱厚味，足生大疔"；《疡科心得集》亦有"有先渴而后患者，有先患而后渴者，皆肾水亏涸，不能制火也"的详细描述，属于中医学的"消渴病"、"血痹"、"脱疽"等范畴，并说"此证形势虽小，其恶甚大"。

西方最早记载糖尿病的是Claudius Gaken（公元130—201年），但直到1852年，Marchal De Calvi才首先认识到糖尿病与足坏疽存在密切关系。1934年，Elliott P Joslin在《新英格兰医学杂志》发表的"The Menace of Diabetic Gangrene"一文首先较系统地阐述了糖尿病足坏疽。1956年，Wilfred Oakley与M Mencer Martin首先提出了糖尿病足的概念。1972年，Catterall首先将糖尿病足定义为"因神经病变而失去感觉、因缺血而失去活力、合并了感染的足。"2003年，世界卫生组织国际糖尿病足工作组进一步将糖尿病足定义为：与下肢远端神经异常和不同程度周围血管病变相关的足部感染、溃疡和（或）深层组织的破坏。

足是人体负担最重、距离心脏最远、构造最复杂的器官之一。每一只足由26块骨骼、33个关节、20多块肌肉肌腱、100多条韧带以及不计其数的神经、血管、淋巴构成，特有的足弓结构形成了足的两个部位、三点负重的力学分布，负担了全身的行走、站立、负重、平衡等重要功能。足的特点决定了足非常容易发生病变、受到损伤。糖尿病会使足部病变与损伤雪上加霜。

糖尿病足是糖尿病并发症发展到一定阶段的结果：下肢血管病变标志着心脑血管病变的严重性，神经病变预示着自主神经病变的存在，微血管病变提示糖尿病肾病的严重程度，感染则可能合并全身炎性反应、局部骨髓炎等严重感染状态，因此,由于糖尿病的神经病变、血管病变等并发症以及糖尿病患者对感染的易感性,使糖尿病足不仅是糖尿病最严重的并发症之一,也成为一种难治性疾病。

近年来,随着人们对糖尿病足认识的不断加深、研究的逐渐深入,研究领域也不断拓展。糖尿病足的研究领域包括糖尿病足流行病学、糖尿病足病因学、糖尿病足分级分类分期、糖尿病足治疗学、糖尿病足感染学、糖尿病足预防、糖尿病足患者教育等。糖尿病足的危险因素,包括糖尿病下肢血管病变、糖尿病周围神经病变、糖尿病皮肤病变、糖尿病足畸形等所导致的糖尿病足前期状态(高危足)等也成为糖尿病足的研究和治疗的范畴。目前可以肯定的是,糖尿病足不仅是一种可治疗的疾病,也是可预防的疾病。

(顾洪斌)

第二节　流行病学

众所周知,糖尿病已经成为继肿瘤、心血管疾病之后第三大严重威胁人类健康的慢性非传染性疾病,是一个日益严重的公共卫生问题。2000 年全球约有 1.51 亿糖尿病患者,目前已经达到 2.85 亿,按目前的增长速度,预计到 2030 年全球将有 5 亿人患有糖尿病。在过去的几十年间,中国糖尿病发病率的增长速度更为惊人:从 1980 年的 0.67% 增加到 2008 年的 9.7%,30 年间增长了近 15 倍。目前,中国有 9240 万已确诊的糖尿病患者,还有 1.45 亿糖尿病前期患者,已经成为世界上糖尿病患病人数最多的国家。更为严重的是,我国约 60.7% 的糖尿病患者并未被确诊而无法得到有效的治疗。

国外统计资料显示,所有糖尿病患者中足部溃疡的患病率为 1.5%~10%。2014 年出版的 *The Diabetic Foot* 甚至指出,有超过 5% 的糖尿病患者有足溃疡病史,全球每年大约有 4 百万新发的糖尿病足患者。糖尿病患者一生中发生足溃疡的比例有可能超过 25%。这一比例随着糖尿病病程的延长、糖尿病控制程度不佳而逐渐增高。不同种族、国家之间,糖尿病足的发病率、足溃疡的好发部位差异较大。阿拉伯国家可高达 19.2%~29.2%。日本、韩国糖尿病足溃疡好发于外踝。这提示不同的生活方式、经济发展水平、文化教育程度对糖尿病足有相当大的影响。我国由于患者的流动性大、患者分布于不同临床科室等因素,目前尚无糖尿病足的总体流行病学资料统计。1998 年,一项多中心调查显示糖尿病足溃疡仅占慢性创面总数不到 5%。到 2011 年,同样的调查显示糖尿病足溃疡占慢性创面的 32.6%。这些研究,一方面提示我国糖尿病足的发生率随着糖尿病发病率的攀升在增长,另一方面说明糖尿病足的治疗率也在增加。1 型糖尿病和 2 型糖尿病同样可以导致糖尿病足,但其发病率并不相同,1 型糖尿病患者足溃疡发生率在 1.7%~3.3%,而老年 2 型糖尿病足溃疡发生率约为 5%~10%。

世界范围内,糖尿病足导致的截肢是非创伤性截肢的第一大原因,约占 40%~60%,其中 85% 的截肢源于足部溃疡。我国同样缺乏此方面的流行病学资料。2010 年,我国部分三甲医院的截肢调查显示,糖尿病足所致的截肢占 27.3%,如果剔除外伤导致的急诊截肢,这一比例则上升至 56.5%,与国外流行病学调查结果基本相符。在截肢患者中,中国的南北方差异较大,北方的糖尿病足截肢率为9.5%,南方仅为2.8%。此组病例资料中,北方糖尿病足患者的大血管病变、微血管病变的发生率均远远高于南方患者,分析其差异的原因包括收入、教育水平、吸烟、寒冷气候以及身体锻炼的不同。

国外研究提示,新诊断的糖尿病足患者,5年病死率可达50%,比乳腺癌、前列腺癌和霍奇金淋巴瘤的预后还差。我国学者的一项研究表明,行截肢的糖尿病足患者无论是大截肢(踝关节以上)还是小截肢(踝关节以远),5年病死率均为40%,导致糖尿病足患者死亡的第一原因依然是心血管疾病。

有关糖尿病足患者的治愈率目前仍然缺乏权威的流行病学资料。但可以肯定的是,通过建立以多学科协作、专业化诊治为治疗模式的糖尿病足治疗中心,或者提供一站式治疗服务的糖尿病足治疗中心,可以大大提高糖尿病足的诊治水平,提高患者的足溃疡愈合率并减少溃疡复发,降低大截肢率,从而切实提高患者生活质量。有研究显示,在高水平的糖尿病足治疗中心,因糖尿病足溃疡导致的大截肢率可从5.9%降低至2.3%。

(顾洪斌)

第三节 治 疗 策 略

一、治疗方法的选择

糖尿病足对糖尿病患者的危害极大,目前强调临床多学科协作治疗,以提高其治愈率,降低截肢率以及死亡率,治疗手段包括内科治疗、局部创面处理、血运重建以及截肢等几方面。

糖尿病足的初级预防至关重要,包括血糖控制,管理相关危险因素如吸烟、高血压、高脂血症和肥胖;定期体格检查,完善血管功能检查;日常进行适当的足部护理;需要强化高危糖尿病患者的健康管理,提高进行足部护理的自觉性,强化遵医行为。

对于无深部感染或组织坏死的糖尿病足,轻度感染或溃疡可行保守治疗,包括局部伤口护理、应用抗生素,或两者兼而有之。无明显感染时焦痂可作为人体的生物保护层,如果在未感染区域行清创术,可能因在缺血的部位造成新的伤口而导致病情恶化。尤其是足跟部的溃疡更需要谨慎。虽然有学者报告足跟坏疽通过6个月积极清创术和血管再重建达到了70%~85%的完全愈合率,但也有其他研究指出充分的清创术会导致糖尿病足溃疡愈合不良率升高。

缺血性损伤同时伴有感染时,应先控制感染,可采取的措施为应用广谱抗生素,开放清创术加引流术,或部分截肢(趾)术。短期(一般<5天)控制感染是合理的,不建议长期等待达到"无菌创面",否则可能导致患肢坏死恶化而失去保存肢体的机会。在这期间,可行血管造影和其他检查进行术前评估。一旦蜂窝织炎、淋巴管炎和水肿有缓解或治愈,尤其是切口部位已经好转时,即应积极进行手术。

对于糖尿病足治疗最重要的问题即是否需要重建血流供应。小而末端的坏疽,远端脉压检测良好,适合截肢或者截趾而不需要重建血管。但是,无创检查并不能充分预测其治疗效果,据相关文献统计,通过无创检查来预测小范围的截趾是否可以愈合仅有 50% 的成功率。

对于有血管闭塞性疾病需要重建血流的患者,最重要的问题是选择传统外科手术还是创伤较小的血管腔内治疗。目前这两种手术方式在国内外均有很多支持者。当患者足部已广泛缺血或坏死难以挽救时,需要截肢。

二、治疗研究进展

1. **减轻压力** 神经性溃疡的治疗的第一步是减轻肢体压力。减压和门诊护理往往可以使神经性溃疡愈合,但存在足部感染以及遵医行为差的患者需要住院治疗。目前减压治疗的措施包括:多使用宽松的垫子让病变周围组织分配压力;修剪病变组织周围的硬痂以减少足底压力;采用全接触管型模、半鞋、泡沫敷料等也是常用治疗手段。全接触管型模被认为是比较有效方法,通过重新分布整个下肢的压力,可以让患者在治疗期间自由活动,利于消除水肿。但是应用其需要一定技巧和训练,且移除模型较为不便。故近年有即时全接触管型模问世,可方便快速卸除进行检查,治疗效果跟全接触管型模差别不大。

2. **高压氧治疗** 高压氧治疗近年来在糖尿病足的治疗中日渐得到重视,认为可促进伤口愈合,从而降低截肢率。支持者认为高压氧疗法通过减轻组织水肿、增加 ATP 储备、抗菌和新血管形成来促进伤口愈合。为数不多的小样本随机研究比较高压氧治疗加日常伤口护理(标准疗法外敷、局部清创术、截趾)与单纯标准治疗的效果,认为使用高压氧治疗后,尽管缺血性溃疡和压力性溃疡愈合率无显著性差异,但在改善截肢率和伤口愈合方面两组有统计学差异。推荐对于持久缺血或感染的糖尿病足溃疡合并难治性骨髓炎或进展性坏疽性感染,可在标准治疗上基础上加用高压氧。但目前有大样本纵向观察性队列研究提示高压氧治疗对溃疡愈合率和保肢率均无改善,因此高压氧作为糖尿病足的常规治疗仍值得商榷。

3. **抗感染治疗** 糖尿病足没有感染征象者不主张使用抗生素,但出现下肢感染患者需要立刻住院静脉输注抗生素,以降低截肢率。尽快进行深度溃疡细菌培养,伤口表浅棉拭子细菌培养并不可靠。过去 20 年的研究结果表明,以前未接受抗生素治疗的急性糖尿病足感染通常为葡萄球菌和链球菌感染。轻度感染的抗生素治疗主要是针对金黄色葡萄球菌和链球菌;中度或重度感染、严重感染多为多重细菌感染,包括金黄色葡萄球菌和链球菌,以及革兰阴性菌和厌氧菌。初始抗生素治疗常常使用经验抗生素,往往需要应用广谱抗生素,覆盖金黄色葡萄球菌、链球菌、革兰阴性杆菌、专性厌氧菌等,如 β- 内酰胺酶 /β- 内酰胺酶抑制剂混合制剂(如氨苄西林 / 舒巴坦、哌拉西林 / 他唑巴坦)。既往抗生素治疗失败的慢性中度或重度感染患者通常需要广谱抗生素治疗,需要覆盖耐甲氧西林金黄色葡萄球菌(MRSA)或者大肠埃希菌。一旦获得培养结果,抗生素应进行适当调整,避免产生耐药性,也避免滥用抗生素。

轻度感染通常需要 7~10 天的抗生素治疗,而中度和重度感染疗程需要超过 3 周。抗生素对创口的愈合没有治疗作用,如果感染证据消失,无论溃疡是否愈合,均应停用抗生素。感染消除后继续使用抗生素以治疗伤口、促进伤口愈合或预防再感染都缺乏循证依据。

对于合并有骨髓炎的患者,传统治疗方案是给予4~6周的静脉注射抗生素,但新近研究认为,单独使用此方式骨髓炎的复发率达到30%。尽管支持者认为他们有70%的患者成功地避免了手术,但是往往抗感染治疗需要1年甚至2年之久。另一方面,积极外科清除感染骨可以缩短愈合时间,缩短抗生素治疗时间,控制细菌耐药性,减低医疗成本。需要注意的是,感染骨切除既要保证切除足够多的感染骨来控制感染,又要维持足部稳定。但是,这些结论均来源于单中心的研究,无随机试验来充分地解决这个争论。

脓肿形成或坏死性筋膜炎患者必须早期切开、引流和清创。肌腱鞘应尽可能地探查,如果受感染应予以切除。伤口应该敞开,使用盐水纱布和绷带包扎,每天换药两次到三次。伤口应该每天检查,根据需要重复床边或手术清创术。充分引流至关重要。

4. 足溃疡局部处理 湿性愈合理论是针对慢性伤口提出的,湿性敷料主要包括水胶体、水凝胶、藻酸盐和泡沫敷料。新型敷料以湿性愈合理论为基础所研制,又称为现代敷料或活性敷料,根据预期用途的不同主要分为辅助创面治疗类敷料(包括清创类敷料、抗感染类敷料)和加速创面修复类敷料(包括保湿、管理渗液敷料、促生长敷料、组织工程皮肤)。其优点:①形成低氧张力,促进创面成纤维细胞增生、刺激巨噬细胞释放生长因子,促进毛细血管的形成;②保留创面渗出物中组织蛋白溶解酶;无结痂形成,避免新生肉芽组织的再次机械性损伤;③保护创面神经末梢,减轻疼痛以及可以隔绝外界环境中的微生物,降低感染率。

有研究者提出“创面床准备(wound bed prepairation,WBP)”概念,WBP考虑了一般慢性创面病理性愈合的整体过程,也兼顾了创面愈合各个时期所需的条件,强调创面床的外观和达到愈合所需的状态。这个概念的提出使慢性创面的局部处理和急性创面区分开来,成为一个相对独立的而又系统的过程。WBP核心内容是根据创面基底的颜色将创面分为黑、黄、红、粉四期,同时根据分期来确定每期的治疗策略:黑期主要针对此期较多的坏死性负荷、细菌性负荷、细胞性负荷,采用外科、自溶及酶学清创方式;黄期主要针对存在的感染、过度的炎症反应、大量炎性渗出液,应用泡沫型、藻酸盐、水胶体型或抗菌型敷料保持相对湿润的创面微环境;红期针对保护和促进创面肉芽组织生长,使用超薄水胶体敷料、生物蛋白海绵、成纤维细胞生长因子等,以快速填充创面缺损;粉期应用超薄或脂质型的水胶体敷料、生物蛋白海绵、成纤维细胞生长因子和表皮细胞生长因子保护和促进创面上皮化进程。

5. 足溃疡清创术 用于足溃疡清创技术有自溶清创、化学清创、机械清创以及生物清创等。但是上述方法仅适用于神经性溃疡或神经缺血性溃疡,对于缺血性溃疡,如果患肢缺血严重,则避免进行过度的局部清创。

在促进肉芽生长方面,1962年,Cohen首次在雌性小鼠分离出表皮生长因子(EGF)并认为可以用于治疗伤口。有研究认为自体富血小板凝胶治疗技术能够明显促进创伤及溃疡组织修复和再生,促进伤口愈合。各种细胞因子通过局部注射、敷料、缓解颗粒、基因转染等方法达到治疗效果。目前已有多种生长因子应用,如碱性成纤维生长因子(FGF)、血小板源性生长因子(PDGF)、血管内皮生长因子

(VEGF)、细胞集落刺激因子(G-CSF)和人表皮生长因子(EGF)等,这些生长因子成为目前关注和研究的热点,但目前仅有 PDGF 通过循证医学证明有效,其余缺乏足够的临床报道。细胞因子与基因结合已经有越来越多的研究,前景广阔。

一项随机试验显示,观察 162 位糖尿病足患者分别应用封闭式负压引流技术(VAC)及标准湿润纱布敷料,结果显示 VAC 疗法伤口愈合更高(56% vs 39%,$P=0.04$),中期愈合时间更短(56d vs 77d,$P=0.005$),再截技术发生率更低(3% vs 11%,$P=0.06$)。由于 VAC 组手术更换敷料次数减少和更少的门诊随访次数,达到治疗效果的平均总成本低于标准治疗(25 954 美元 vs 38 806 美元)。最近另一个多中心随机试验收集 335 例糖尿病足患者,同样确认 VAC 系统与标准湿润敷料组相比溃疡完全愈合率显著提高(43% vs. 29%,$P=0.007$),中期愈合时间更多,随后的截肢率也低于标准湿润辅料组。

研究表明,糖尿病足溃疡细菌生物膜感染率为 67.9%,85% 的糖尿病下肢截肢患者在截肢前其糖尿病足溃疡存在细菌生物膜感染。因此,2015 年第 25 届欧洲伤口管理协会会议(EWMA)总结了对伤口细菌生物膜处理的基本原则,即减少细菌生物膜负荷,防止细菌生物膜重建。一些产品被认为有助于去除细菌和组织碎片,并破坏细菌生物膜,例如含有聚己双胍(PHMB)、十一碳烯酰胺丙基甜菜碱(Betaine)的普朗特系列产品。但其临床应用有待更大规模多中心研究支持。

6. 干细胞治疗 尽管目前血管腔内介入技术和外科技术发展很快,但仍有一部分缺血性足病患者不符合介入或外科手术治疗指征,且目前无有效的药物治疗,这部分患者被称为无治疗选择的患者,这类患者可能成为干细胞治疗的适用对象。干细胞治疗被认为可以促进伤口愈合,干细胞治疗包括自体骨髓干细胞移植和自体外周血干细胞移植,目前很多支持者认为干细胞移植和介入治疗联合使用可以弥补各自的不足,但是由于缺少大样本的随机性研究,优缺点尚无定论。

7. 下肢血运重建 糖尿病患者下肢远端血管易发生病变,影响足部血供,可发展为坏疽,所以下肢血运重建对糖尿病足治疗尤为重要。血运重建包括血管旁路转流术和血管腔内成形术,目前血管旁路转流术发展较为成熟,已成为下肢血运重建的主流术式。由于新技术及新设备的不断出现,糖尿病足介入治疗越来越受关注。尽管旁路移植术的移植通畅率在糖尿病和非糖尿病的患者被证明是一样的,但是血管内介入手术糖尿病患者和非糖尿病患者的通畅率有明显差异(53% vs. 71%;12 个月时 49% vs. 58%,$P=0.05$)。

外科血管重建包括动脉内膜剥脱术、人造血管和(或)自体血管旁路术等,手术治疗要求患者能耐受麻醉和手术打击,至少有一条流出道血管通畅。研究认为,采用自体血管行旁路手术者,5 年通畅率为 63%,保肢率为 78%。采用大隐静脉旁路治疗膝下型动脉闭塞,1 年通畅率为 63%,3 年通畅率为 50%,保肢率 1 年为 85%、3 年为 79%。Pomposelli 等对 1000 例自体血管旁路手术者随访 10 年,糖尿病患者占 92%,初始通畅率、二次通畅率和保肢率 5 年分别为 56.8%、56.8% 和 78.2%;10 年分别为 37.7%、37.7% 和 57.7%;患者 5 年生存率 48.6%,10 年生存率 23.8%,围术期死亡率仅 0.9%。

经皮血管腔内介入治疗包括传统的经皮血管腔内成形术(PTA)、支架置入术、经皮内膜旋切、导管溶栓,以及针对足部小血管病变的 Pedal-Plantar Loop 技术等。Huang 等采用 PTA 联合游离皮瓣技术治疗 24 例足部缺血,皮瓣存活率为 100%,但 3 例出现局部皮瓣坏死,8 例发生伤口感染,随访 1 年时保肢率为 96%,随访 2 年时保肢率为 92%,认为该术式有较高的皮瓣存活率和保肢率,可与血管旁路转流术相媲美。

但是肾衰竭是血管重建面临的特殊挑战。急性肾衰竭最易发生在动脉造影术后,手术应推迟到肾功能稳定或基本正常时。但是,接受维持性血液透析的终末期肾病患者可以安全地接受血管重建治疗,移植初次通畅率 60%,二次通畅率 86%,保肢率高达 80%。对糖尿病足患者而言,最理想的治疗结果为通畅的移植血管、愈合的伤口、无非计划手术,患者可以步行并生活自理,上述患者在平均 42 个月的随访中,只有 14%~22% 的患者可获得这样的效果。

8. 截肢术 当糖尿病足进一步发展导致肢体不可逆转的坏死,或患肢坏死并发严重感染不能控制危及生命时,或严重末梢神经炎引起远端小动脉长期痉挛导致肢体远端缺血坏死时,均应行截肢术以保全生命。在保证截肢效果的前提下,应努力保护膝关节。因为保留膝关节对患者有重要的康复意义,膝关节以下截肢者有 34%~62% 可以步行,而膝关节以上截肢者仅 9%~23% 可以走动。膝上截肢仅适宜有严重组织损失或没有能力走动的体弱患者。现代先进的假肢加上积极的康复方法,截肢术治疗糖尿病足并发症应被视为可以接受的治疗方式,而不是视为治疗失败。

(李毅清 卞 策)

第四节 现状及问题

进入 21 世纪以来,糖尿病已经成为影响人类健康的第三大慢性非传染性流行病。最新流行病学调查显示,我国 18 岁以上成人糖尿病患病率为 11.6%,即目前至少 1.13 亿以上的人群罹患糖尿病。

糖尿病足是糖尿病患者最严重且痛苦的慢性并发症之一,具有较高的致残率和致死率,是糖尿病患者住院的主要原因。在我国,糖尿病足溃疡已成为慢性创面的主要原因,其年发病率为 8.1%;糖尿病足在治疗上十分困难,年截肢(趾)率 5.1%;在三甲医院中,27.3% 的截肢患者是糖尿病足所致,占非创伤性截肢的 56.5%;此外,糖尿病足花费巨大,是非糖尿病足患者的大约 2 倍,导致患者生活质量下降,给患者、家庭以及社会造成极大的负担;更重要的是,糖尿病足溃疡患者有更高的死亡率,其年死亡率高达 14.4%。因此早期筛查糖尿病足发病的危险因素,防治其发生十分重要;此外,对于已发生的糖尿病足患者,早期规范化的诊治对于提高治愈率、降低截肢率和死亡率非常重要。

一、诊疗现状

中华医学会糖尿病学分会糖尿病足病工作组(2011 年改名为糖尿病足与周围血管病学组)成立 20 年,为促进我国的糖尿病足早期筛查和规范化诊治做出了积极贡献。近年来,针对糖尿病足的慢性创面处置和修复专业人员进行规范化培训,迄今已经完成了 2000 余人的专业培训;在全国范围内建立了 16 家培训基地;同时,

2015 年 3 月组织编写出版了《糖尿病足病规范化诊疗手册》。与此同时,开展了一系列与糖尿病足相关的科研工作。

1. 我国糖尿病足相关流行病学概况　目前我国尚无有关全国性的糖尿病神经病变、下肢动脉病变、足病以及慢性创面感染细菌学等流行病学数据,仅仅是区域性或者以单体医院报告的糖尿病神经病变的报道。

(1) 糖尿病下肢血管病变的流行率:2001 年中华医学会糖尿病学分会对 1991 年至 2000 年期间在我国 30 个省、市、自治区医院内分泌科的 24 496 例住院糖尿病患者糖尿病并发症进行的回顾性分析发现,住院 2 型糖尿病并发下肢血管病变的患病率为 5.2%;2003 年中华医学会糖尿病学分会糖尿病足工作组与中华医学会外科分会血管外科学组联合组织了中国 7 个大城市的大型医院关于糖尿病周围血管病变的流行病学调查,第一次提出在我国糖尿病患者中,在 50 岁以上住院糖尿病患者 PAD 的发生率高达 19.47%;而在社区流行病学调查中发现 PAD 发生率为 12.2%,其中糖尿病人群中为 15.1%,糖调节受损人群中为 7.7%。

(2) 糖尿病神经病变的流行率:2001 年中华医学会糖尿病学分会对 1991 年至 2000 年期间在我国 30 个省、市、自治区医院内分泌科的 24 496 例住院糖尿病患者糖尿病并发症进行的回顾性分析发现,住院 2 型糖尿病并发神经病变的患病率为 60.3%,其中 1 型糖尿病为 44.9%,2 型糖尿病为 61.8%;同时发现在糖尿病诊断 10 年内常有明显的临床糖尿病周围神经病变的发生,其患病与病程相关;神经功能检查发现 60%~90% 的患者有不同程度的神经病变,其中 30%~40% 的患者无症状;在吸烟、年龄超过 40 岁以及血糖控制差的患者中神经病变的患病率更高。2008 年刘芳教授等在中国 8 省市的 12 家教学医院进行了门诊糖尿病患者中糖尿病周围神经病变的流行率调查,结果显示我国门诊 2 型糖尿病患者,糖尿病周围神经病变的流行率为 17.2%,同时指出我国糖尿病周围神经病变的筛查率和治疗率都偏低。胡仁明教授等近来对上海市的 2035 位 NGT、IGR 和糖尿病人群进行神经病变筛查,发现在 NGT、IGR 和糖尿病人群神经病变的流行率分别为 1.5%,2.8% 和 8.4%;对于已经诊断的糖尿病患者,其神经病变的流行率为 13.1%。上述结果报道不一,主要是由于诊断标准和检测方法缺乏统一的结果。

(3) 糖尿病足流行率:2003 年,糖尿病足与周围血管病学组组织了国内第一次跨地区的多中心前瞻性的足病调查,结果显示我国糖尿病足患者多为高龄、文化程度低、收入低者;多已合并大血管及微血管病并发症。足溃疡患者中神经性溃疡较常见,神经性损害的预后优于血管性因素糖尿病足;混合性糖尿病足预后较差;医疗花费大,以药品花费最多;北方地区的足病患者年龄轻,糖尿病病程长,足病病程短。影响南北方糖尿病足严重程度的共同因素为 ABI。2009 年,中华医学会糖尿病分会糖尿病足学组与中华医学会创伤学分会组织修复专业委员会合作,在中国 14 省市的 17 家三甲医院进行住院患者慢性皮肤溃疡的流行病学调查,结果发现:住院患者的慢性皮肤溃疡的流行率为 1.7%,导致慢性皮肤溃疡的主要原因由 1996 年的创伤和感染(67.48%)转变为糖尿病(男 31.3%, 女 35.3%)和创伤(男 26.4%, 女 19.2%),而 1996 年糖尿病性慢性皮肤溃疡仅占 4.91%,提示目前我国慢性皮肤溃疡的病因与发达国家相似;2010 年,对我国糖尿病足年发病率调查结果发现,我国糖尿病患者中糖尿病足溃疡的年发病率为 8.1%,足溃疡愈合的糖尿病患者其足溃疡年发病率为 31.6%;糖尿病足溃疡患者的年死亡率为 14.4%,而导致足溃疡发生的危险因素包括肾病、胰岛素水平以及 HDL 水平的降低。

(4) 糖尿病足截肢(趾)率的问题:四川大学华西医院糖尿病足诊治中心回顾性分析 2005 年至 2011 年住院的 685 例糖尿病足患者临床资料,总截肢率为 11.4%,其中大截肢 6.0%,小截肢 5.4%;糖化血红蛋白水平、ABI、既往截肢(趾)史以及糖尿病足 Wagner 分级是截肢的独立危险因素。中国人民解放军第 306 医院也回顾性分析该院糖尿病足的截肢率,结果发现其总截肢(趾)率为 21.5%;周围血管病变、WBC 和 sCRP 水平的升高以及甘油三酯水平的降低是截肢(趾)发生的危险因素。2009 年糖尿病组学组完成全国 39 家三甲医院 2010 年全年糖尿病截肢率调查,发现糖尿病截肢占全部截肢的 28.2%,占非创伤性截肢的 39.5%;2010 年,中华医学会相关学组组织的一项我国糖尿病足溃疡的截肢率及其影响因素研究结果发现,我国糖尿病足溃疡患者截肢(趾)的总截肢率为 19.03%,其中大截肢 2.14%,小截肢 16.88%;截肢年发病率为 5.1%,大截肢的危险因素包括血白细胞升高和既往足溃疡史,小截肢的危险因素包括糖尿病病程的延长、血白细胞升高、足溃疡感染、足畸形、血管重建手术史以及餐后血糖水平的降低。

(5) 糖尿病慢性皮肤溃疡的细菌学:2009 年,一项在中国 14 省市的 17 家三甲医院进行住院患者慢性皮肤溃疡的流行病学调查结果发现,我国慢性皮肤溃疡的细菌学特点为金黄色葡萄球菌为常见致病菌,其次为铜绿假单胞菌、大肠埃希菌、凝固酶阴性的葡萄球菌,白假丝酵母菌为常见真菌。

2. 与糖尿病足相关的诊疗技术进展 2004 年,严励等开始应用足底压检测分析系统,探讨我国正常人足底压力的正常值和分布,其后俞光荣团队也开展相应的研究,揭示了我国正常人足底压力的正常值和分布特点,其后严励等进一步开展了糖尿病周围神经病变患者足底压力分布研究,发现糖尿病周围神经病变患者足底压力分布异常、承受压力时间延长;两种因素共同作用致足底压力-时间积分增高,后者可致糖尿病足压力性溃疡;而穿糖尿病护足鞋可减低足底压力,这为临床上对于足病的预防提供了理论依据。

关于足溃疡面积的评估,既往均采用无菌薄膜勾边法,但由于伤口渗出物覆盖一层透明物质,直接在透明物质上勾勒溃疡面轮廓十分困难;且该法可能会导致溃疡面肉芽组织损害和溃疡面污染,引起患者疼痛和不适感,不易被患者接受,从而限制其应用。四川大学华西医院糖尿病足中心从 2006 年开始研究,最后发现数码照相结合 Image J 医学图像分析软件能较准确地测量糖尿病皮肤溃疡面积,是一种无污染、易操作、更适用于临床的溃疡面积测量方法,该方法目前在国内被广泛使用。

在临床治疗方面,内科治疗的新药物,如盐酸沙格雷酯的国内分装,脂微球包裹的前列地尔、西洛他唑等国产化,给足病患者的治疗带来福音;而血管外科开展的超声消融、血管介入、血管旁路手术和自体干细胞移植等疗法在临床上取得了较好的效果,使得既往认为"无治疗选择"的足病患者部分免除了截肢。在足溃疡局部的处理方面,薛耀明团队开展了超声清创术应用于创面的研究,发现超声清创术可通过减轻伤口细菌负荷及促进创面微循环,而促进糖尿病足的伤口愈合;许樟荣团队开展了封闭负压引流技术用于创面的研究,发现封闭负压引流技术可以提高严重糖尿病足修复或小截肢修复治疗的成功率,促进术后伤口愈合,防止感染并缩短治疗时间。而颜晓东等将超声清创术与智能负压创伤疗法联合应用于糖尿病足溃疡治疗,大大提高了对 Wagner 2~3 级患者的疗效。冉兴无团队自 2005 年开始,不断地进行自体富血小板凝胶治疗难愈性糖尿病足溃疡及其相关机制的研究,取得良好的治疗效果,并在全国多个中心得到推广。

3. 与糖尿病足相关的技术转化概况　　四川大学华西医院骨科的杨志明教授研发的脱细胞生物羊膜成功上市;山东威高集团成功研发并上市自体富血小板凝胶机、负压治疗装置以及一些新型的敷料;天津制药集团股份有限公司成功研发含 PDGF 的凝胶剂,目前已经进入 Ⅲ 期临床试验,从 Ⅱ 期结果来看,该产品能促进溃疡愈合并缩短愈合时间;第三军医大学皮肤科伍津津教授研发的壳聚糖组织工程皮肤已经完成了 Ⅲ 期临床试验,结果令人振奋。

基于我国糖尿病足的流行状况及近 20 年的研究成果,中华医学会糖尿病分会在 2007 年版的中国 2 型糖尿病防治指南中,将足病专列为一慢性并发症,在 2010 年版的中国 2 型糖尿病防治指南中,又将糖尿病周围血管病变专列为一慢性并发症,颁发了一系列指南和出版物,进一步规范对糖尿病足和周围血管病变的诊治技术。

二、存在的问题

虽然经过近 20 年的不懈努力,我国糖尿病足事业取得了巨大成就。但同国外同行相比,仍然存在较大的差距。目前我国糖尿病足存在的问题:①在糖尿病足的临床治疗及其疗效判断方面,循证医学证据较少;②我国糖尿病足溃疡年复发率仍然高达 31.6%;③缺乏糖尿病足专业人才,在我国所有的医学院校中,没有一所院校设置糖尿病足专业,没有严格意义上糖尿病足治疗师及糖尿病足护士,对糖尿病足患者进行专业处置;④糖尿病患者缺乏糖尿病足相关防治知识,对足病的知晓率低,致使糖尿病足发病率和严重性增加;⑤社区医院的全科医生缺乏恰当的糖尿病足的理论和实践指导,对糖尿病足认识不足,缺乏临床诊疗经验;而且目前国内多数医院尚存在缺乏多学科协作的协调机制,甚至存在各自为政或互相推诿的现象;⑥目前尚缺乏适合我国国情的糖尿病足诊疗规范或治疗指南,仅针对糖尿病足局部诊疗发布了有限的专家共识,这导致我国糖尿病足的诊治缺乏系统性和规范性。更值得注意的是,由于医保政策的限制,如糖尿病足的住院日长,医疗费用高,许多大医院不愿意收治这类患者,小医院又缺乏治疗这类涉及多学科难治性疾病的能力,导致糖尿病足患者求医困难的窘况。

尽管经过近 20 年的努力,全国各地有志于糖尿病足的医护人员对足病诊治模式的认识逐渐发生转变,从开始的单一诊治模式逐渐过渡到"糖尿病足诊断、治疗及预防的多学科协作"全程管理模式,近几年我国各地如北京、南京、成都、重庆、杭州、温州、上海、哈尔滨、牡丹江等地已经成立了多家以多学科合作为基础的糖尿病足诊疗中心,大大地提高了糖尿病足的治疗效果,缩短了住院时间,降低了医疗费用。但是,当前我国糖尿病足的防治,任重而道远。我们要充分认识到存在的不足,才能迫使我们在此领域奋起直追,迎头赶上国外先进水平。今后应该致力于:①进一步加强人才培养,壮大足病专业队伍;②加强对"三甲医院"与基层医院关于糖尿病足双向转诊模式的探讨;③加强我国糖尿病足相关的基础与临床原创性研究;④加强临床新技术的开发及其技术转化,减低医疗成本;⑤加强糖尿病足临床诊疗的规范管理;⑥进一步加强糖尿病足健康教育工作,从源头上预防和减少糖尿病足的发生。

(冉兴无　丁 滨)

参 考 文 献

[1] Apelqvist J. Epidemiology of diabetic foot disease and etiology of ulceration [M]//Hinchiliffe R J, et al. The Diabetic Foot. London: JP Medical, 2014: 3-9.

[2] Lee J Sanders. Historical notes on a modern disease: the diabetic foot [M]//SharadPendsey, Eds. Contemporary Management of the Diabetic Foot. New Delhi: Jaypee Brothers Medical, 2014: 4-12.

[3] 许樟荣, 敬华. 糖尿病足国际临床指南[M]. 北京: 人民军医出版社, 2003: 6-9.

[4] Xu Z, Ran X. Diabetic foot care in China: challenges and strategy [J].Lancet Diabetes Endocrinol, 2016, 4 (4): 297-298.

[5] Yang W, Lu J, Weng J, et al. Prevalence of diabetes among men and women in China [J].N Eng J Med, 2010, 362 (12): 1090-1101.

[6] Fu X, Sheng Z, Cherry G W, et al. Epidemiological study of chronic dermal ulcers in China [J]. Wound Repair Regen, 1998, 6 (1): 21-27.

[7] 许樟荣, 顾洪斌. 糖尿病足——下肢动脉疾病与肢体保全[M]. 天津: 天津科技翻译出版公司, 2010: 1-9.

[8] Li X, Xiao T, Wang Y, et al. Incidence, risk factors for amputation among patients with diabetic foot ulcer in a Chinese tertiary hospital [J].Diabetic Res Clin Prac, 2011, 93 (1): 26-30.

[9] Xu Y, Wang L, He J, et al. Prevalence and control of diabetes in Chinese adults [J].JAMA, 2013, 310 (9): 948-959.

[10] Xu Z, Ran X. Diabetic foot care in China: challenges and strategy [J].Lancet Diabetes Endocrinol, 2016, 4 (4): 297-298.

[11] Jiang Y, Wang X, Xia L, et al. A cohort study of diabetic patients and diabetic foot ulceration patients in China [J].Wound Repair Regen, 2015, 23 (2): 222-230.

[12] Margolis D J, Gupta J, Hoffstad O, et al. Lack of effectiveness of hyperbaric oxygen therapy for the treatment of diabetic foot ulcer and the prevention of amputation: a cohort study [J].Diabetes Care, 2013, 36 (7): 1961-1966.

[13] Huang C C, Chang C H, Hsu H, et al. Endovascular revascularization and free tissuetransfr for lower limb salvage [J].J Plast ReconstrAesthetSurg, 2014, 67 (10): 1407-1414.

[14] 许樟荣, 冉兴无. 糖尿病足病规范化诊疗手册[M]. 北京: 人民军医出版社, 2015: 4.

[15] 中华医学会糖尿病学分会糖尿病慢性并发症调查组. 全国住院糖尿病患者慢性并发症及其相关危险因素 10 年回顾性调查分析[J]. 中国糖尿病杂志, 2003, 11 (4): 232-237.

[16] Guan H, Li Y J, Xu Z R, et al. Prevalence and risk factors of peripheral arterial disease in diabetic patients over 50 years old in China [J].Chin Med Sci J, 2007, 22 (2): 83-88.

[17] 沈琴, 贾伟平, 包玉倩, 等. 社区糖尿病及糖调节受损人群周围血管病变的患病率调查[J]. 中华医学杂志, 2006, 86 (22): 1530-1533.

[18] Liu F, Bao Y, Hu R, et al. Screening and prevalence of peripheral neuropathy in type 2 diabetic outpatients: a randomized multicentre survey in 12 city hospitals of China [J].Diabetes Metab Re s Rev, 2010, 26 (6): 481-489.

[19] Lu B,Hu J,Wen J,et al. Determination of peripheral neuropathy prevalence and associated factors in Chinese subjects with diabetes and pre-diabetes-ShangHai Diabetic neuRopathy Epidemiology and Molecular Genetics Study(SH-DREAMS)[J].PLoS One,2013,8(4):61053.

[20] 王爱红,赵湜,李强,等.中国部分省市糖尿病足调查及医学经济学分析[J].中华内分泌代谢杂志,2005,21(6):496-499.

[21] 林少达,林楚佳,王爱红,等.中国部分省市糖尿病足调查及神经病变分析[J].中华医学杂志,2007,87(18):1241-1244.

[22] 王玉珍,王爱红,赵湜,等.中国南方与北方地区糖尿病足病危险因素分析[J].中华医学杂志,2007,87(26):1817-1820.

[23] Jiang Y,Huang S,Fu X,et al. Epidemiology of chronic cutaneous wounds in China [J].Wound Repair Regen,2011,19(2):181-188.

[24] Fu X,Sheng Z,Cherry G W,et al. Epidemiological study of chronic dermal ulcers in China [J]. Wound Repair Regen,1998,6(1):21-27.

[25] 费扬帆,王椿,陈大伟,等.住院糖尿病足患者截肢率与截肢危险因素分析[J].中华医学杂志,2012,92(24):1686-1689.

[26] Li X,Xiao T,Wang Y,et al. Incidence,risk factors for amputation among patients with diabetic foot ulcer in a Chinese tertiary hospital [J].Diabetes Res Clin Pract,2011,93(1):26-30.

[27] 王爱红,许樟荣,纪立农.中国城市医院糖尿病截肢的临床特点及医疗费用分析[J].中华医学杂志,2012,92(4):224-227.

[28] Jiang Y,Ran X,Jia L,et al. Epidemiology of type 2 diabetic foot and predictive factors for amputation in China [J].Int J Low Extrem Wounds,2015,14(1):19-27.

[29] 姜玉峰,付小兵,陆树良,等.中国人群体表慢性难愈合创面病原微生物学特征分析[J].感染、炎症、修复,2011,12(3):134-138.

[30] 严励,王永慧,杨川,等.非糖尿病人群足底压力的研究[J].中山大学学报(医学科学版),2006,27(2):197-199,202.

[31] 王明鑫,俞光荣,陈雁西,等.正常中国成年人足底压力分析[J].中国矫形外科杂志,2008,16(9):687-690.

[32] 刘丹,肖辉盛,杨川,等.糖尿病周围神经病变患者足底压力变化[J].中华糖尿病杂志,2011,3(4):291-295.

[33] 杨川,陈黎红,严励,等.糖尿病护足鞋对足底压力的影响[J].中国糖尿病杂志,2007,15(11):651-653.

[34] 王艳,刘关键,袁南兵,等.数码照相结合 Image J 医学图像分析软件法与无菌薄膜勾边法测量糖尿病皮肤溃疡面积的可靠性比较[J].中国修复重建外科杂志,2008,22(5):563-566.

[35] 曹瑛,薛耀明,赖西南,等.超声清创术对糖尿病足溃疡创面细菌清除及微循环作用的临床研究[J].中国糖尿病杂志,2010,18(8):597-600.

[36] 张明玮,谢京波,史煜华,等.封闭负压冲洗引流在严重糖尿病足修复中的应用[J/CD].中华损伤与修复杂志(电子版),2012,7(2):23-25,29.

[37] 颜晓东,徐国玲,钟玫,等.超声清创联合智能负压创伤疗法治疗糖尿病足溃疡的临床研究[J].中国医师进修杂志,2013,36(19):10-12.

[38] Li L,Chen D,Wang C,et al. Autologous platelet-rich gel for treatment of diabetic chronic refractory cutaneous ulcers: A prospective,randomized clinical trial [J].Wound Repair Regen,2015,23(4):495-505.

[39] 姜玉峰,许樟荣,付小兵.整体观、系统观及多学科合作在糖尿病足诊治中的重要性[J].感染、炎症、修复,2012,13(2):67-69.

[40] 冉兴无,赵纪春.加强多学科协作团队建设,提高糖尿病周围血管病变与足病的诊治水平[J].四川大学学报(医学版),2012,43(5):728-733.

[41] 许樟荣.成就与差距——我国糖尿病足病专业发展和科学研究现状之思考[J].中华糖尿病杂志,2014,6(7):440-442.

第二章

病 理 生 理

第一节 解 剖 特 点

认识糖尿病性溃疡前必须了解足部正常解剖结构和功能。足的表面解剖分为足背和足底两部分（图2-1-1），这两部分皮肤构造截然不同，因此相应部位溃疡治疗方法不同，预后也不同。

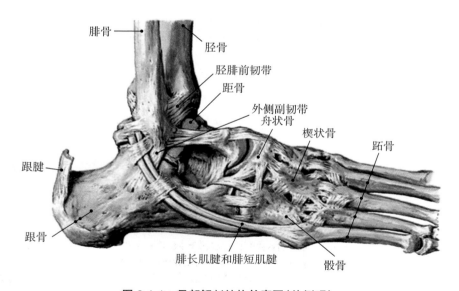

图 2-1-1　足部解剖结构轮廓图（外侧观）

一、足部皮肤

1. **足背皮肤**　足背皮肤与身体其他部位无大异，表皮是复层鳞状上皮，由从内向外又分为5层（部分4层，透明层在掌跖部才明显）。足背皮肤特点为皮肤较薄（约2mm），表皮较薄（约0.2mm）；毛囊皮脂腺结构不发达；跖趾关节部位（即MTP关节和趾骨间关节）背面无毛囊，但外分泌腺发达。未累及全层皮肤的创伤，从非跖趾部位的足背和趾背的毛囊上皮、外分泌腺管上皮及跖趾关节处足背皮肤的外分泌腺汗管上皮开始上皮化，皮肤上皮化后很容易形成脱色素状态。

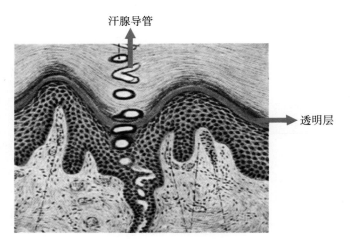

图 2-1-2　足背皮肤结构示意图

2. 足底皮肤　足底皮肤较厚(约 5mm)，表皮也厚(0.6mm)，根据角质形成细胞的不同分为基底细胞层、棘细胞层、颗粒层、角质层。特别是作为负重部位的足跟和前负重区比，非负重区(足弓)有增厚的倾向。足底皮肤无毛囊、皮脂腺等附属器，外分泌腺非常发达。因为比足背有更厚的脂肪层，故足弓上皮化能力强。故小型清创术后，足底采取促进开放性创伤上皮化就能得到良好的预后。

足背部由于皮下脂肪层内有疏松的纤维结缔组织与皮肤相连，所以皮肤有 2~3cm 的可移动性；在足部纵向伸展的强韧的纤维结缔组织与足底筋膜等深部组织相连接，将脂肪层分隔固定，因此足底皮肤只有 1cm 左右的可动性，以便于我们的行走。

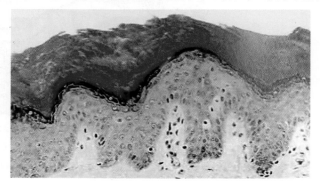

图 2-1-3　足底皮肤结构示意图

二、足部血管

腘动脉至腘肌下缘水平分为胫前、胫后动脉；胫后动脉又分为腓动脉和足背动脉(图 2-1-4)。

1. 胫前动脉　胫前动脉穿小腿骨间膜至小腿前方，在小腿前群肌间下行，至踝关节前方移行为足背脉。足背动脉位置表浅，在踝关节前方，踇长伸肌腱外侧、内外踝连线中点可触及搏动。足背动脉主要分支：①足底深支：与足底外侧动脉末端吻合为足底弓。足底弓发出 4 条跖足底总动脉,并向前各分出两支趾足底固有动脉,分布于足趾。②第一跖背动脉:分布于趾背面外侧缘和第二趾背内侧缘。③弓状动脉:发出 3 条跖背动脉,各发出 2 支趾背动脉分别分布于第 2~5 趾。而且,足背动脉还分出数支跗内侧动脉和跗外侧动脉,分别分布于跗骨和跗骨间关节。

2. 胫后动脉　胫后动脉沿小腿后面深浅屈肌之间下行,经内踝后方转至足底。其主要分支:①腓动脉:沿腓骨内侧下行,分支营养邻近肌肉及胫骨、腓骨。②足底内侧动脉:与伴行的同名静脉和神经沿足底内侧缘前行,分布于足底内侧。③足底外侧动脉:与足背动脉的足底深支吻合形成足底弓。

三、足部神经

足部神经由胫神经和腓总神经分支支配(图 2-1-5)。

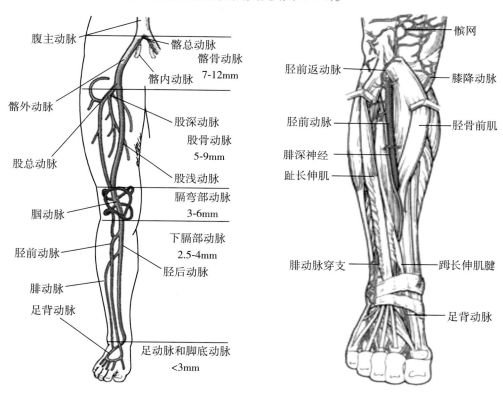

图 2-1-4　下肢血管走行示意图　　　　图 2-1-5　足部神经分布示意图

1. 胫神经　胫神经为坐骨神经的延续,伴胫后血管行至内踝后方,最后在屈肌支持带深面分为足底内侧、外侧神经。足底内侧神经分支分布于足底内侧肌群及足底内侧半皮肤和内侧 3 个半足趾的跖面皮肤;足底外侧神经分支分布于足底中间和外侧群肌,以及足底外侧半皮肤和外侧 1 个半趾的跖面皮肤。胫神经的皮支腓肠内侧皮神经与来自腓总神经的腓肠外侧皮神经吻合形成腓肠神经,然后经外踝后方至足的外侧缘前行,分布于足背及小趾外侧缘皮肤。

2. 腓总神经　由坐骨神经发出,分为腓浅神经和腓深神经两大终支。腓浅神经的终支在小腿中下三分之一交界处浅出为皮支,分布于小腿外侧、足背和第 2~5 趾背皮肤。腓深神经经踝关节前方达足背,发出分支分布于小腿前肌群、足背肌和第 1、2 趾相对缘皮肤。

四、足部骨骼和筋膜

足底肌肉最外层由足底腱膜构成,足底腱膜起自跟骨内侧,中心部位最厚,末梢呈扇形散发开,末端与跖浅横韧带相连接。足底腱膜虽然是致密结缔组织,但是感染往往会沿其扩散,有时也会沿跖浅横韧带横向扩散。上述内在肌和足底腱膜形成了足弓。足弓对于维持正常的行走功能非常重要。足弓可分为横弓(足跟、跖骨)和纵弓(内侧纵弓、外侧纵弓)。

内在肌和足底腱膜所保持的功能和足的正常形态是维持正常行走的重要条件。行走时首先足跟着地,足中央轻度内翻后轻度外翻支撑,足跟由前部外侧向内侧方向离地,最后外侧的足趾按顺序离地,足踇趾球部和第一足趾分离的一连串动作,足弓会跟随着足的变形而改变,着力中心亦随之改变,形成正常的移动轨迹。最后趾分离时,跖趾关节呈最大背屈,这时足底筋膜出现紧张,纵弓出现加深(绞盘牵引机制)。当糖尿病引起的关节可动度下降和足踇趾外翻变形等,趾骨远端的负担就会加强。

第二节 病 理 改 变

一、皮肤病变

研究发现,糖尿病大鼠表皮层厚度明显变薄,层次欠清晰,部分细胞缺乏复层排列,棘细胞数量明显变少。另外,真、表皮之间的基底层干细胞库逐渐出现"干涸现象",并随时间的延长而加重。此外,糖尿病患者皮肤真皮层亦明显变薄。这些糖尿病皮肤组织学改变直接导致了糖尿病患者皮肤变薄,易损性增加,创面形成后难以愈合。

尽管众多研究表明糖尿病会引起皮肤的一系列改变,但引起皮肤改变的病因尚无定论。Horacio 等人对糖尿病足皮肤改变的病因进行了研究,发现非神经性溃疡的糖尿病足患者的足部皮肤与非糖尿病患者的皮肤在转录水平、miRNA 水平及组织形态学上有着细微的差别。在糖尿病足患者中 miRNA-29 家族表达有所上调,但在组织及皮肤的胶原含量、血细胞及淋巴细胞数量等方面,与非糖尿病皮肤病变并无明显差异。这表明,糖尿病仅引起轻微的足部皮肤改变,组织形态学、mRNA 与 miRNA 水平可能并不是影响糖尿病患者组织愈合能力或导致糖尿病足溃疡的主要因素,而神经、血管的并发症或较长的糖尿病病程更有可能是糖尿病足溃疡的发生发展重要因素。

二、神经病变

神经营养障碍及缺血是糖尿病患者并发足部溃疡的主要原因,二者往往同时存在。糖尿病引起神经营养障碍与代谢及血供的因素有关,神经元需要持续的葡萄糖供应以满足本身的生理活动,且神经元对葡萄糖的摄取依赖于细胞外的低血糖浓度。长期高血糖可导致周围神经营养障碍而变性,出现足部对称的多发神经病变。造成葡萄糖神经毒性的分子学机制包括多元醇旁路、非酶糖基化、蛋白激酶C激活以及氧化应激反应。糖尿病患者的神经系统组织学变化为节段性脱髓鞘、基膜增厚和神经周围组织血管内血栓形成,这些病理改变终导致远端周围神经功能障碍。运动神经病变造成患者足弓过高和脚趾呈爪形,从而增加了足底压力,导致胼胝形成。这些所有改变均参与了糖尿病足溃疡形成的发生且与神经性水肿的发生密切相关。

三、血管病变

糖尿病对血管的影响极为广泛,不仅对血管内皮和平滑肌细胞,同时对于血小板、脂蛋白、局部血管活性物质的产生和功能也有一定影响。同时,糖尿病对凝血因子的生成,局部动脉对缺氧的反应,侧支循环形成等均可产生不良影响。糖尿病致动脉粥样硬化的机制多元化,除慢性高血糖的直接影响外,还包括胰岛素抵抗、游离脂肪酸的产生、血脂异常、血液高凝状态以及损伤修复功能受损,见图 2-2-1。

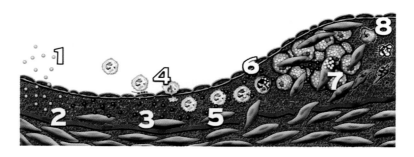

图 2-2-1 动脉粥样硬化斑块的发展阶段
1. 低密度脂蛋白被内皮细胞摄取;2. 巨噬细胞和平滑肌细胞氧化低密度脂蛋白;3. 生长因子和细胞因子释放;4. 单核细胞的趋化作用;5. 泡沫细胞积累;6. 平滑肌细胞增殖;7、8. 斑块形成

糖尿病足发病机制还包括内弹性膜周围血管钙化增加和跖动脉闭塞高发。糖尿病累及大血管病变发生更早、进展更快,且病变范围更广。目前,对糖尿病大血管病变的机制已达成共识,但对微血管病变的机制仍存在分歧。微循环的动静脉短路血管壁很厚,并有丰富的交感神经分布,所以自主神经功能障碍会直接影响微循环。动静脉短路主要功能是温度调节,足部的微循环动静脉短路主要分布在足趾和足跖部位。毛细血管通过特定的蛋白质和细胞进行新陈代谢和物质交换,毛细血管的通透性取决于特定蛋白质。如糖尿病患者血糖控制不理想,毛细血管通透性增强,糖尿病神经病变导致静止血流增加,易发组织性水肿,最终导致溃疡和坏疽的发生。

根据动脉阻塞与微血管病变的偏重、主次分类,坏疽的性质、程度也不同:①微血管病变性坏疽:糖尿病足微血管病变性坏疽临床上最常见,其病理改变为肢体中、小动脉病变轻,足部微血管病变、微循环障碍重,足背动脉及胫后动脉搏动多存在。常在皮肤营养不良的基础上因外伤、皮肤干裂和感染发生溃疡和坏疽,可见于足部的任何部位,深浅不等,感染严重者可诱发大面积坏疽。②大血管病变性坏疽:由肢体中、小动脉病变引起,其病理改变是由于较大动脉主干闭塞,肢体缺血严重,类似于动脉硬化性闭塞症,往往有较大范围的坏疽和继发感染。

四、溃疡性病变

糖尿病足溃疡的原因主要有神经病变、血管病变和感染,以前者最重要。按照病因学又可分为如下几种类型:①神经性溃疡:糖尿病患者存在的各种周围神经病变均在不同程度上增加了糖尿病足溃疡的发生率。糖尿病足溃疡 90% 发生于受压最大的部位,即前足与足跟部。感觉神经营养障碍使触觉和痛觉等保护性功能减退,以致患足常发生外伤等而致溃疡,无痛性神经病变是引起溃疡最重要的原因。运动神经损伤:足部屈伸功能异常,足部肌肉萎缩无力增加了掌趾关节的不稳定性,形成“爪形足”畸形,跖骨头成为足底负重支撑点,反复摩擦形成胼胝,易于感染及形成溃疡。神经性溃疡局部血供正常,多发生于足底,相当于第 1、第 2 和第 5 跖骨头处。②缺血性溃疡:糖尿病患者常发生动脉硬化,引起动脉广泛的管腔狭窄或闭塞,导致患足缺血。缺血的患足在承受一定时期的低压后即可发生溃疡。典型糖尿病周围血管病变常会侵犯腓总血管、胫前血管、胫后血管,影响足部血液供应,一旦组织损伤,由于血液供应不足使组织修复更加困难。此外,糖尿病患者免疫功能降低,糖基化的免疫蛋白丧失功能,粒细胞噬菌性及趋化功能受损,炎症反应迟钝,组织对感染的炎症反应慢,感染不易控制。③神经 - 缺血性溃疡:单纯因缺血而引发的糖尿病足溃疡较为少见,约 1/3 的足溃疡同时有神经和缺血病变。

五、感染性病变

糖尿病足感染尤其深部感染后果极为严重,足部存在数个相互交通间隔,深部感染可迅速蔓延。同时由于患者痛觉丧失使其在损伤的情况下可以正常行走,也在一定程度上加速感染蔓延。糖尿病足重度感染为多种病原体感染,轻度感染病原体单一。浅部感染以革兰阳性菌居多,深部感染以革兰阴性菌居多,且常常伴有厌氧菌感染。糖尿病足感染的严重性并非以其创面大小来衡量,有的截肢后的感染可能只是轻度蜂窝织炎,而深部感染和气性坏疽的表皮创面可能微小(图2-2-2)。

六、夏科关节病

夏科关节病是一种少见、非传染性骨关节病,可导致足部畸形、溃疡甚至截肢。其典型表现是单一或多个骨与关节的无痛性肿胀,伴骨与关节损害(图 2-2-3)。糖尿病患者并发夏科关节病的病理机制是:①周围神经病变引起痛觉保护机制缺失,关节过度使用,造成损伤。②长期高血糖状态使得足部组织的胶原纤维糖基化,造成足部关节囊结构和韧带僵硬,继而关节活动受限,也被认为是导致夏科关节的潜在因素。

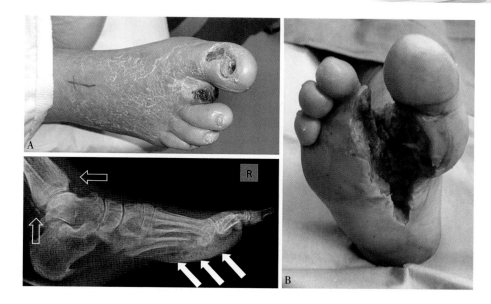

图 2-2-2 糖尿病足感染
A. 脚趾截肢感染仅为轻度蜂窝织炎;B. 创面仅为红斑,却合并气性坏疽;C. 图封闭的箭头表示皮下气体

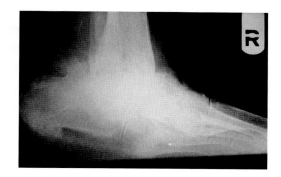

图 2-2-3 糖尿病足合并夏科关节病 X 线片
跟骨、舟状骨、软组织等均发生改变

(王海洋 姚 野)

参 考 文 献

[1] Faxon D P,Fuster V,Libby P,et al. Atherosclerotic vascular disease conference:writing group Ⅲ: pathophysiology [J].Circulation,2004,109(21):2617-2625.

[2] Libby P,Ridker P M,Hansson G K. Progress and challenges in translating the biology of atherosclerosis [J].Nature,2011,473(7347):317-325.

[3] Brownlee M. Biochemistry and molecular cell biology of diabetic complications [J].Nature, 2001,414(6865):813-820.

[4] Kahn S E,Hull R L,Utzschneider K M. Mechanisms linking obesity to insulin resistance and type 2 diabetes [J].Nature,2006,444(7121):840-846.

[5] Grant P J. Diabetes mellitus as a prothrombotic condition [J].J Intern Med,2007,262(2):157-172.

[6] Giacco F,Brownlee M. Oxidative stress and diabetic complications [J].Circ Res,2010,107(9): 1058-1070.

第三章

发 病 原 因

第一节　心脑血管疾病

　　糖尿病足是糖尿病这一疾病在发生、发展过程中出现的并发症之一,血管动脉粥样硬化和(或)神经病变是其病理生理基础。糖尿病足患者外周动脉的血管病变不仅和糖代谢异常、脂代谢异常直接相关,而且外周动脉粥样硬化本身就是全身系统性动脉粥样硬化病变一个局部的外在表现,冠状动脉和脑动脉也必定同时会不同程度地存在动脉粥样硬化而伴发心脑血管疾病。冠心病患者中75%~85%有不同程度糖代谢障碍,下肢动脉粥样硬化疾病患者合并冠心病和脑血管病的风险是无此病者的2~4倍。甚至,既往没有心肌梗死的糖尿病患者和无糖尿病但既往曾经发生过心肌梗死的患者再次发生心肌梗死的风险相同。因此,导致和诱发这些疾病的高危因素是相同的。

(史　沛　吴永杰)

第二节　不良生活方式

一、民众生活方式的变迁

　　生活方式是一个社会化概念,在英文中大致经历了从短语"style of life"到合成词"life-style",再到20世纪80年代固定为"lifestyle"。目前通常是指在一定的社会条件制约和在一定的价值观念指导下形成的满足人们自身生活需要的全部生活样式和行为特征,包括了人们的衣、食、住、行、劳动工作等物质生活和精神生活的方方面面。医学研究中的不良生活方式(unhealthy lifestyle)是人们在一定社会文化、经济、消费影响下而形成的有害身体健康的行为习惯和方式。而社会经济与人群的文化素养等,都决定了生活方式的不同。《中国心血管病预防指南2011》和美国AHA2010《心血管健康促进与疾病预防国家战略目标》定义的不良生活方式包括:吸烟、缺乏运动、过量饮酒、糖代谢异常、脂代谢异常等。大规模的研究也进一步证实了不良生活方式会危害人们身体的心脑血管健康状态,并已经取得广泛共识。

　　近30年来,我国从传统的农业化社会向工业化社会转型,人民群众的生活方式也有了很大转变,人们的日常生活和医疗条件有了很大改善,健康水平明显提高,人均寿命逐年延长。但与之伴随的是不良生活方式也逐渐增多,以至于我国的疾病谱也发生了明显改变,心血管疾病(主要是冠心病、脑卒中和周围血管病)发病率和死亡率逐年上升,并呈年轻化趋势,已经成为影响社会发展和经济发展的重要的公共卫生问题。

二、常见不良生活方式

1. **吸烟** 吸烟是代谢性疾病和心血管疾病的重要危险因素,吸烟可以使血压升高,腹围增大,总胆固醇、低密度脂蛋白水平增高,高密度脂蛋白水平下降,空腹血糖水平增高,诱发胰岛素抵抗,增加糖尿病和心脑血管疾病发生的危险。由于糖尿病患者血管病变多见于中小动脉,吸烟可以使血管内皮功能受损,血浆纤维蛋白原升高,动脉痉挛,加重患肢缺血程度,对糖尿病患者下肢动脉闭塞的危险高于对其他部位的致病风险。有研究显示,吸烟者与不吸烟者相比,发生下肢动脉疾病的危险增加 2~6 倍。

2. **缺乏运动** 超重和肥胖在世界范围内呈广泛流行的趋势,这和经济发展后带来的不良生活方式密切相关,已经成为一个社会性问题。缺乏运动易于导致肥胖和超重,使高密度脂蛋白水平下降。体脂特别是腹部脂肪是重要的内分泌器官,可以合成许多肽类和非肽类物质,过度积蓄可以引起高胰岛素血症、胰岛素抵抗、高血压和高脂血症等,因此肥胖是糖尿病和糖尿病前期的强烈相关风险因素,两者共同诱发糖脂代谢异常和功能紊乱,进而增加了糖尿病足的发生几率。适度运动本身可以维护血管内皮功能和抗氧化,增加心脑血管血流量、改善微循环、降低血糖和胰岛素抵抗,减轻血脂异常,减少体重和体内脂肪,从而降低糖尿病和心脑血管疾病发生的危险。

3. **酗酒** 既往流行病学调查显示饮酒是糖尿病的独立危险因素。循证医学证据表明,饮酒与糖尿病的发病率呈 U 形或 J 形曲线关系。少量和适度饮酒可以降低基础胰岛素分泌和空腹胰高血糖浓度,增强胰岛素敏感性;酗酒则会导致胰腺损伤,使胰岛素受体底物 RNA 表达下降,胰岛细胞分泌功能受损,空腹血糖水平增高,增加糖尿病和心脑血管疾病发生的危险。如前所述,血管病变是糖尿病足重要病理基础之一,而影响糖尿病血管并发症的风险因素不仅和饮酒量、酒的种类有关,可能更受既往乙醇摄入总量的影响。即使少量饮酒,日积月累(5~7d/wk,0.1~19.9g/d)也会使糖尿病和心血管疾病风险增加。

4. **膳食结构不良** 随着经济的发展和工作生活节奏的增快,不吃早餐,洋快餐日益普及和流行,我国人群膳食结构逐步向西方生活方式的膳食结构靠近,膳食中高饱和脂肪酸、高胆固醇、高热量的摄入较以往显著增多,能量代谢不平衡,造成超重和肥胖,血脂水平增高。统计资料显示我国糖尿病患病率城乡差别明显,城市高于农村(11.4%vs.8.2%),大城市高于小城市。糖尿病前期则呈现农村高于城市的趋势,预示着未来农村的糖尿病患病率会持续上升。

5. **精神因素** 精神压力和抑郁症是糖尿病发病的独立危险因素。一方面,糖尿病作为现代社会的慢性病,目前尚无彻底治愈的方法,降低了患者的生活质量,长期用药加大心理压力,出现悲伤、沮丧、自我否定等负面情绪以及焦虑情绪,诱发焦虑症和抑郁症。另一方面,现代生活方式工作节奏快,竞争压力大,进食不规律,体重增加,运动减少,引起肥胖和胰岛素抵抗,诱发糖尿病。罹患糖尿病后不易于遵从医嘱也使得病情加重。研究发现,精神压力过大可以使糖尿病患者发生糖尿病足的危险增加两倍。

6. 缺乏足部防护习惯 由于糖尿病患者神经系统受损害,可以出现神经血管性营养微循环障碍,出现下肢和足部感觉障碍,痛感减弱和消失,糖尿病患者失去了对自己足部的自我保护,容易受到损伤。加之糖尿病自主神经病变造成局部皮肤干裂、局部动静脉短路等,两者最终加重病情的发展并诱发糖尿病足。如果患者没有养成良好的足部保健习惯,如每日洗脚,日常鞋袜选择舒适合体,定期检查双足并采取适当养护措施等,缺乏足保健意识则可能大大增加足部外伤、感染的风险。

三、文化与社会发展

1. 教育程度 受教育程度是良好的社会经济学指标,知识层次越高,那么与之相关的肥胖、脂代谢异常、糖代谢异常、心血管疾病等暴露风险因素相对越低,糖尿病发病率也越低。反之,受教育程度越低,体力运动减少,肥胖增多,心血管疾病和糖尿病发病率明显增高。大规模流行病学调查显示,在调整其他危险因素后,文化程度在大学以下的人群中糖尿病发病风险增加5%,可能是受教育程度更高的群体更会关注自己的健康,从而采取相应的措施来预防糖尿病及糖尿病足的发生。

2. 经济收入 城市化会导致人们经济收入发生变化,经济基础也部分决定了相应的生活方式改变,其中不良生活方式使糖尿病发病率增加。研究证实,我国经济收入发达地区城乡居民之间相比较,糖尿病发病率没有明显差别,但是与中等收入和欠发达地区城乡居民的糖尿病发病率存在明显不同。很明显,城乡经济收入的不同,那么与之相关的生活方式和膳食结构存在较大区别,决定了糖尿病发病率的高低。总体来讲,高经济收入人群糖尿病患病率是低收入组的2~3倍,经济发达地区明显高于经济不发达地区,城市高于农村。

(刘 丽 史 沛)

第三节 足 溃 疡

糖尿病足溃疡(diabetic foot ulcer,DFU)和坏疽是糖尿病的严重并发症,是糖尿病患者致残致死的重要原因之一。现有资料虽然尚无法准确确定 DFU 的发病率,但通常认为约 15% 的糖尿病患者在其病程发展过程中会并发 DFU。DFU 的基础发生机制为糖尿病足的三元学说即神经病变、缺血病变和局部感染,除此之外,经过多因素回归分析显示,年龄、病程、性别、空腹血糖控制不良、足部皮肤异常、指甲畸形、足部护理知识缺乏等都是 DFU 的危险因素。而最初形成 DFU 的主要诱因是外伤,包括小的创伤、持续或反复的机械刺激、烧伤、烫伤及动物咬伤。

一、人口学特征

糖尿病患者年龄越大,病程越长,并发 DFU 的可能性就会增加 2~4 倍。DFU 主要人群为 60 岁以上的糖尿病患者,随年龄增加呈明显上升趋势,有研究表明,

50~59 岁组、60~69 岁组和 ≥70 岁组的糖尿病患者 DFU 发生率依次为 24.7%、28.6%、31.8%，提示与老年人自我足部护理能力较差可能有密切的关系。以往资料显示，缺乏足部健康知识培训的糖尿病患者 DFU 发生率高于接受过培训的糖尿病患者。

此外，研究显示，性别和 DFU 发生也有明确相关。男性糖尿病患者并发足溃疡的几率明显高于女性，发生截肢的危险性是女性的 2.8~6.5 倍。考虑其原因可能是糖尿病足变主要累及肢体中小血管，而雌激素有一定的保护血管作用，所以女性发病少于男性。

二、周围神经病变

糖尿病 PND 与 DFU 密切相关，是 DFU 的基本发生机制之一，虽然 PND 本身不会引起 DFU，但由于患者足部感觉减退、麻木甚至消失使患者自身的保护能力减退，机体对外界反应不敏感，会在无知觉的状态下容易引起损伤和继发性感染，不仅导致足溃疡发生，还是造成患者延迟就诊的重要因素。

值得注意的是，小纤维神经功能包括自主神经功能也是 DFU 发生的独立危险因素，而目前常用的诊断方法如 10g 单丝触觉检查、振动感觉阈值、神经电生理检测等针对的是大神经病变，忽略了占周围神经 70% 的小纤维神经与 DFU 的关系。因此在糖尿病 PND 的筛查中推荐使用多种感觉检查相结合，而非单一检查。

三、周围血管病变

糖尿病患者发生 PAD 受累血管的特点是易于发生在胫动脉、腓动脉及其足部的中小血管，血管基膜增厚和动脉粥样硬化，导致中小动脉和微循环的供血障碍，肢体远端发生缺血性改变，进而变性坏死，以足部改变最为明显。糖尿病患者伴发外周动脉疾病时，接近一半的患者会出现足部溃疡。缺血不仅导致轻微的伤口延迟愈合，易形成足部溃疡，而且缺血本身又进一步加剧了 DFU。研究表明足部动脉搏动减弱、ABI 水平降低是糖尿病足溃疡的独立危险因素。

四、外伤及感染

外伤及感染是 DFU 重要的危险因素，约 57.1% 的足溃疡患者是由日常生活中一些可以避免的轻微外伤诱发，如烫伤、碰伤、擦伤、鞋袜不适、钉子扎伤、瘙痒搔抓等，其中以烫伤最常见。当外伤造成皮肤保护性屏障的完整性遭到破坏，由于糖尿病患者抗感染能力低下，肢体缺血缺氧，细菌毒素等致病因子极易入侵，破坏了血浆胶体状态，白细胞贴壁游出，血小板黏附，微小血栓形成，导致严重的微循环障碍，加重干扰和影响血液与组织细胞之间的物质交换，使得组织细胞营养物质不能吸收，代谢产物不能排除，肢端缺血水肿，感染加重，而发生溃疡和坏疽。

五、血糖控制不良

较多研究显示，DFU 患者的空腹血糖显著高于无溃疡的糖尿病患者，提示 DFU 的发生同血糖控制不良密切相关。血糖水平较高也是糖尿病患者出现免疫功能低下的原因之一。临床上反映血糖控制水平的最佳实验室指标是 HbA1c。研究表明，

血糖水平 >11.1mmol/L 或 HbA1c>12% 时,人体中性粒细胞功能下降,白细胞趋化作用下降。血糖水平越高,机体自身炎性反应和免疫反应功能抑制程度越高。HbA1c水平每增加 1%,PAD 相对风险增加 25%~28%;HbA1c 水平每降低 1%,PAD 和 PND发生率下降 25%。因此,糖尿病患者应该积极控制血糖,才能减少 DFU 的发生。

六、足部皮肤异常及畸形

足部皮肤异常、趾甲及足趾畸形是 DFU 的独立危险因素。DFU 的发生位置在高压力分布区,与足部溃疡直接相关,其中跖骨溃疡发生率明显高于其他部位。由于糖尿病患者合并 PND 后导致足部及下肢肌肉萎缩和步态不稳等改变,足部压力分布发生变化,形成新的足部压力点,行走时异常压力负荷部位的皮肤反应性增厚形成胼胝和爪形足趾;由于糖尿病足患者动静脉分流导致血管收缩功能障碍,局部骨质疏松,骨结构的完整性受到破坏。轻微外伤不仅引起直接受力骨骼的骨折,还使相邻骨的负荷增加,一个或多个足部关节或骨的明显塌陷或移位形成夏科关节。持续而又明显的骨畸形又大大增加了继发性溃疡的风险。此外,肢体血管的自主神经病变,皮肤干燥、易裂以及动脉硬化等微循环障碍会导致局部组织缺血、缺氧,也是 DFU 的诱因之一。

(史　沛)

第四节　感染性病变

一、皮肤破损

据估计,大约 50% 的糖尿病足溃疡发展为感染,糖尿病足溃疡多从患足出现一处破溃开始,进而发生溃疡。造成这种破损的因素是多方面的,如糖尿病患者自主神经、运动神经和感觉神经受损;足部力学异常并导致压力和动力增加;足部结构畸形伴关节活动受限;创伤;长期穿着不合适的鞋。由皮肤破损到溃疡的根本原因是糖尿病患者的血管神经病变导致的局部缺血和营养不良,破损处不能得到足够的养分愈合,进而形成溃疡。

二、感染性病变

1. **溃疡后的感染性病变**　由于患足血供差,使溃疡区周围组织出现坏死,坏死组织分解,当有细菌侵入时即造成感染。感染可分为浅部感染和深部感染,浅部感染局限于皮肤及皮下组织;深部感染则深达肌肉深部、肌间隙、关节腔、骨质,甚至发生骨髓炎、骨坏死。

2. **坏疽后感染性病变**　湿性坏疽无疑是细菌感染。而干性坏疽也会在坏疽组织周边发生感染,由起初的红肿发展为溃烂,且这种感染极易沿坏死组织向深部发展。如果足部坏死,可能感染会逐渐深达关节腔、骨质。有时坏死组织覆盖溃疡表面,实际上感染已达深部,临床上常常不易发现,因此需要认真检查避免漏诊深部感染。同时应行细菌培养,选择应用敏感抗生素。

(徐显章　马立人)

第五节 骨骼肌及骨病变

一、骨骼肌病变

1. **胰岛素因素** 骨骼肌是胰岛素作用的靶组织,是胰岛素抵抗的主要部位,对促进葡萄糖摄取和利用具有重要作用。同时,糖尿病也可侵害骨骼肌发生糖尿病骨骼肌病变,临床可见肌无力、肌肉萎缩、肌肉疼痛表现,严重者行走困难,易跌倒。若患者同时存在糖尿病血管并发症,这种表现更明显。持续的高血糖可引起骨骼肌肌纤维萎缩、肌容积缩小等病理改变。

2. **血管性因素** 血管基底膜增厚是糖尿病微血管病变的特征性改变之一,同时血管基底膜增厚既是糖尿病性骨骼肌病变的重要病理基础,又是糖尿病骨骼肌病变的渐进性损害表现。由于基底膜增厚,加大了血液和组织间物质交换距离,阻碍氧弥散和代谢物质交换,加重骨骼肌缺氧和损伤。

3. **神经性因素** 糖尿病时骨骼肌氧化代谢减弱,能量供应下降,并且有末梢运动神经受损。

4. **代谢性因素** 氧化应激导致肌肉组织的变性、崩解,肌肉萎缩出现拱形足和爪形足趾。

5. **钙超载降低** 钙离子的缺乏使肌肉收缩的启动过程受到影响,导致了肌无力。

二、骨骼病变

糖尿病足患者可出现下肢骨骼病变,根据患者的临床表现不同可出现夏科关节病和骨髓炎。各种周围神经病变均可引起夏科关节病,糖尿病、感觉神经病变、自主神经病变、创伤以及骨代谢异常等,相互作用引起局部急性炎症反应,从而导致不同程度和类型的骨破坏、关节半脱位或脱位及畸形,典型的畸形为足中部塌陷,被称作"舟状"足,这种表现也可发生在其他关节疾病,但糖尿病性神经病变是导致本病最常见的原因。

糖尿病夏科关节病是多因素作用的结果,包括代谢因素、血管因素、自身免疫因素、氧化应激和神经激素生长因子缺陷等,另外,周围神经病变也参与其发病:①感觉神经病变:表现为压力、冷(热)和尖锐痛(钝痛)等感觉方面的缺失。②运动神经病变:大纤维神经病变导致深感觉减退或缺失、肌萎缩、肌张力降低、平衡障碍、后腿肌肉群代偿发达,造成踝关节呈马蹄状足,增加了足中部病理性压力。这种病理性压力与持续性的承重结合是弧形足底畸形的原因。同样,大纤维神经病变也引起足趾肌肉萎缩,屈肌和伸肌不平衡,导致了爪形趾。足趾关节过伸和近端趾关节的过伸抑制跖骨头,所以跖骨头感觉缺失和持续承重引起足底溃疡。③自主神经病变:自主神经系统对足部小血管和汗腺发挥作用,其功能障碍可导致水分脱失,随之影响 pH 和正常的血管反应,所以足部血流量是非糖尿病夏科关节病的 5 倍。自主神经病变产生动静脉短路,这是由于血中高浓度的氧产生快速毛细血管 - 静脉转换,出现水肿。糖尿病夏科关节病被描述为类似严重的骨关节炎,由于感觉和自主神经病变持续加重,关节承重部分的纤维断裂,韧带和肌腱张力的降低导致关节不稳定。正常时软骨通过转化成骨以代偿性地改善组织稳定性的功能减退,关节腔骨粗糙膨大,X线下可见肿大畸形的踝关节,足承重表面的破坏导致关节半脱位和全脱位。

(崔佳森　黄 渌)

参 考 文 献

［1］高丙中.西方生活方式研究的理论发展叙略[J].社会学研究,1998(3):61-72.

［2］Haffner S M,Lehto S,Rönnemaa T,et al. Mortality from coronary heart disease in subjects with type 2 diabetes and in nondiabetic subjects with and without prior myocardial infarction [J].N Engl J Med,1998,339(4):229-234.

［3］中华医学会心血管病分会,中华心血管病杂志编辑委员会.中国心血管病预防指南[J].中华心血管病杂志,2011,39(1):3-22.

［4］魏毅东,胡大一,张润峰,等.代谢综合征患者合并外周动脉疾病的临床研究[J].中华医学杂志,2006,86(30):2114-2116.

［5］Lloyd-Jones D M,Hong Y,Labarthe D,et al. Defining and setting national goals for cardiovascular health promotion and disease reduction: the American Heart Association's Strategic Impact Goal through 2020 and beyond [J].Circulation,2010,121(4):586-613.

［6］中华医学会健康管理学分会体检评估学组.我国体检人群不良生活方式与代谢指标异常的相关分析[J].中华健康管理学杂志,2012,6(1):13-17.

［7］Yu M,Xu C X,Zhu H H,et al. Associations of cigarettesmoking and alcoholconsumption with metabolicsyndrome in a maleChinesepopulation: a cross-sectionalstudy [J].J Epidemiol,2014, 24(5):361-369.

［8］Ishizaka N,Ishizaka Y,Toda E,et al. Association between cigarette smoking,metabolic syndrome, and carotid arteriosclerosis in Japanese individuals [J].Atherosclerosis,2005,181(2):381-388.

［9］Muntner P,Gu D,Wildman R P,et al. Prevalence of physical activity among Chineseadults: results from the InternationalCollaborativeStudy of Cardiovascular Disease in Asia [J].Am J Public Health,2005,95(9):1631-1636.

［10］Carr M C,Brunzell J D. Abdominal obesity and dyslipidemia in the metabolic syndrome: importance of type 2 diabetes and familial combined hyperlipidemia in coronary artery disease risk [J].J Clin Endocrinol Metab,2004,89(6):2601-2607.

［11］Howard A A,Arnsten J H,Gourevitch M N. Effect of alcohol consumption on diabetes mellitus: a systematic review [J].Ann of Intern Med,2004,140(3):211-219.

［12］Liu C,Yu Z,Li H,Wang J,et al. Associations of alcohol consumption with diabetes mellitus and impaired fasting glycemia among middle-aged and elderly Chinese [J].BMC Public Health, 2010,10: 713.

［13］Yan L L,Liu K,Daviglus M L,et al. Education,15-year risk factor progression,and coronary artery calcium in young adulthood and early middle age: the Coronary Artery Risk Development in Young Adults study [J].JAMA,2006,295(15):1793-1800.

［14］Siddiquee T,Bhowmik B,Da Vale Moreira NC,et al. Prevalence of obesity in a rural Asian Indian (Bangladeshi)population and its determinants [J].BMC Public Health,2015,15(1):860.

［15］中华医学会糖尿病学分会.中国2型糖尿病防治指南(2013年版)[J].中华糖尿病杂志, 2014,6(7):447-498.

［16］Yang W,Lu J,Weng J,et al. Prevalence of diabetes among men and women in china [J].N Engl J Med,2010,362(12):1090-1101.

［17］Williams L H,Rutter C M,Katon W J,et al. Depression and incident diabetic foot ulcers: a prospective cohort study [J].Am J Med,2010,123(8):748-754.

[18] Yildiz E,Aşti T. Determine the relationship between perceived social support and depression level of patients with diabetic foot [J].J Diabetes Metab Disord,2015,14(1):1-8.

[19] 中华医学会心血管病学分会,中国医师协会心血管内科医师分会,中国老年学学会心脑血管病专业委员会.糖代谢异常与动脉粥样硬化性心血管疾病临床诊断和治疗指南[J].中华心血管病杂志,2015,43(6):488-506.

[20] 陈伟伟,高润霖,刘力生,等.《中国心血管病报告2014》概要[J].中国循环杂志,2015,30(7):617-622.

[21] Leone S,Pascale R,Vitale M,et al. Epidemiology of diabetic foot [J].Infez Med,2012,20(Suppl 1): 8-13.

[22] Abbas Z G,Lutale J,Archibald L K. Redent bites on the feet of diabetes patients in Tanzania [J]. Diabet Med,2005,22(5):631-633.

[23] 韦华,王民登,李凤玲.高压氧对 DFU 临床效果及血浆纤溶系统的影响[J].重庆医学,2012,19(3):213-215.

[24] Leymarie F,Richard J L,Malgrange D. Factors associated with diabetic patients at high risk for foot ulceration [J].Diabetes Metab,2005,31(6):603-605.

[25] 杨群英,薛耀明,曹瑛,等.糖尿病足溃疡的临床特点及危险因素分析[J].中国糖尿病杂志,2012,20(3):189-191.

[26] Pham H,Armstrong D G,Harvey C,et al. Screening techniques to identify people at high risk for diabetic foot ulceration：a prospective multicenter trial [J].Diabetes Care,2000,23(5):606-611.

[27] Pedras S,Carvalho R,Pereira Mda G. Sociodemographic and clinical characteristics of patients with diabetic foot ulcer [J].Rev Assoc Med Bras,2016,62(2):171-178.

[28] Shahbazian H,Yazdanpanah L,Latifi S M. Risk assessment of patients with diabetes for foot ulcers according to risk classiication consensus of International Working Group on Diabetic Foot (IWGDF)[J].Pak J Med Sci,2013,29(3):730-734.

[29] 杨晓辉,于扬,隋淼,等.糖尿病足溃疡的临床特点及危险因素分析[J].中国老年学杂志,2013,33(13):3213-3214.

[30] Beckert S,Witte M,Wicke C,et al. A new wound-based severity score for diabetic foot ulcers：a prospective analysis of 1000 patients [J].Diabetes Care,2006,29(5):988-992.

[31] 刘丽,靖冬梅,王爱林,等.血管内超声消融术治疗糖尿病足的疗效观察[J].中华糖尿病杂志,2004,12(5):332-334.

[32] Prompers L,Huijberts M,Apelqvist J,et al. High Prevalence of isehaemia,infection and serious comorbidity in patients with diabetic foot disease in Europe. Baseline results from the Eurodiale study [J].Diabetologia,2007,50(1):18-25.

[33] 常宝成,潘从清,曾淑范.2 型糖尿病合并足坏疽危险因素分析[J].中国慢性病预防与控制,2004,12(5):206-208.

[34] Alavi A,Sibbald R G,Mayer D,et al. Diabetic foot ulcers：Part Ⅱ. Management [J].J Am Acad Dermatol,2014,70(1):21-24.

[35] Ledoux W R,Shofer J B,Cowley M S,et al. Diabetic foot ulcer incidence in relation to plantar pressure magnitude and measurement location [J].J Diabetes Complications,2013,27(6):621-626.

[36] Rajbhandari S M,Jenkins R C,Davies C,et al. Charcot neuroarthropathy in diabetes mellitus[J]. Diabetologia,2002,45(8):1085-1096.

[37] Iraj B,Khorvash F,Ebneshahidi A,et al. Prevention of diabetic foot ulcer [J].Int J Prev Med,2013,4(3):373-376.

[38] Aydin K,Isildak M,Karakaya J,et al. Change in amputation predictors in diabetic foot disease：effect of multidisciplinary approach [J].Endocrine,2010,38(1):87-92.

[39] Seaman S. The role of the nurse specialist in the care of patients with diabetic foot ulcers [J]. Foot Ankle Int,2005,26(1):19-26.

[40] Yazdanpanah L,Nasiri M,Adarvishi S,et al. Literature review on the management of diabetic foot ulcer [J].World J Diabetes,2015,6(1):37-53.

第四章

———— 临 床 表 现 ————

第一节 血 管 病 变

糖尿病下肢血管病变出现的早晚及病情轻重,与血管闭塞的部位、程度以及有无侧支循环建立有关。约 50% 的糖尿病患者在发病 10 年后出现下肢动脉闭塞性病变,其患病率为非糖尿病患者的 4 倍。糖尿病足具有一般肢体缺血性疾病的共同特点,如畏寒、皮肤苍白、血流减少、间歇性跛行、营养障碍等。

一、早期症状

糖尿病足早期多表现为肢体畏寒伴发凉,寒冷刺激可使小血管痉挛,导致肢体疼痛。有时可出现下肢酸胀及沉重感,患者多主诉有下肢蚁行感,抬高患肢后可诱发体位性疼痛,同时出现下肢尤其是足趾麻木感。这些症状多提示肢体缺血的存在,但均无明显特异性,且多可自行缓解,常常不被患者重视,故多数患者早期不能及时就诊。

二、间歇性跛行

随着病变程度及肢体缺血的进一步加重,继而出现间歇性跛行,表现为活动后出现下肢肌肉疼痛、痉挛及疲乏无力,必须停止活动或行走,休息数分钟后方可缓解,但继续行走后再次出现类似症状。从开始行走到出现疼痛的距离称为跛行距离,跛行距离越短,往往提示血管病变程度越重。一般认为间歇性跛行的发生机制为:动脉硬化致管腔狭窄闭塞后,血流供氧只能满足骨骼肌组织静息状态时的需要,运动后骨骼肌组织供血需求增加,但因血管狭窄、闭塞而供血不足,导致代谢产物特别是乳酸堆积而产生疼痛;休息后血流改善,代谢产物被带走,肢体疼痛缓解。

间歇性跛行的疼痛部位往往提示血管病变的水平。小腿腓肠肌是引起间歇性跛行最常见的部位,提示存在股 - 腘动脉闭塞可能;胫前动脉、胫后动脉及足趾动脉闭塞多以足趾部位疼痛为首要表现。因糖尿病血管病变以累及中、小动脉为主,故主 - 髂动脉闭塞导致的髋部、臀部及大腿部位的疼痛较少见。同时,因糖尿病患者多合并周围神经病变,故非糖尿病患者的血栓闭塞性脉管炎与动脉硬化闭塞症相比,多数患者有明显的肢体麻木等感觉异常,这是糖尿病足血管疾病的特点。

三、静息痛

病变进一步加重，而侧支循环建立严重不足，患肢处于相当严重的缺血状态，即使在休息时也出现疼痛、麻木、感觉异常，称为静息痛。疼痛部位以远端足趾为多见，可迅速累及足底或踝关节，疼痛程度重，多难以忍受，主诉患肢针刺或刀割样疼痛，以夜间为明显，下垂患肢稍有缓解，患者常常抚足而坐，彻夜难眠，严重影响生活质量。患足多颜色发绀、潮红，皮温明显下降，足背及胫后动脉搏动消失。如合并有周围神经病变，静息痛症状往往被掩盖甚至消失，仅仅以足部冰冷为主要表现，形成糖尿病性无痛足。

四、足溃疡或坏疽

单纯缺血性溃疡较少见，只占糖尿病足溃疡的 10%~15%，大约 1/3 的足部溃疡合并有神经和缺血性改变，详见本章第三节皮肤病变与溃疡。

第二节 周围神经病变

一、感觉异常

肢体麻木、疼痛等感觉异常为糖尿病周围神经病变患者的常见主诉，具体表现为肢体针刺、烧灼、刀割、虫咬或蚁性、钝痛等各种痛觉和痛觉过敏。更多的患者以感觉障碍为主要表现，初期为肢端麻木，患者多主诉如穿了一层手套、袜子，继而出现感觉减退甚至消失，尤其是保护性痛觉丧失，即为"无痛性神经病变"。无痛性神经病变是引起溃疡最主要的原因，感觉神经障碍使触觉及痛觉等保护性功能减退，以致患足经常受伤导致溃疡，严重者患足被锐器所伤而毫无知觉。

二、交感神经病变

交感神经病变在足部表现为汗腺功能丧失，使皮肤干燥和皲裂。在躯干可出现局部出汗过多或无汗；在消化系统表现为腹泻、便秘甚至恶心、呕吐等症状；在泌尿系统表现为排尿淋漓不尽、排尿困难、尿潴留、尿失禁等。

三、运动神经病变

运动神经病变主要表现为足内蚓肌的肌无力，长屈肌及伸肌肌腱不平衡，导致足部生物力学结构的改变，出现典型的弓形足，足趾呈爪形，使跖骨头及足跟部位负荷增加，局部组织长期受压形成溃疡。且糖尿病患者足部皮肤层胶原纤维及弹力纤维改变，使组织增厚、僵硬，进一步加重了关节活动受限。

糖尿病周围神经病变导致的溃疡主要为保护性感觉缺失及受压引起，但患足血供正常，多发生于足底，相当于第 1、2 和第 5 跖骨头处，其特征为溃疡较深，周围有增厚的角化组织,溃疡底部为淡红色,容易出血,无疼痛,患足皮温正常,可触及动脉搏动。详见本章第三节皮肤病变与溃疡。

(陈　兵)

第三节　皮肤病变与溃疡

一、皮肤病变

糖尿病足感染的临床症状范围较广,最轻微的发现是蜂窝织炎,可表现为皮肤发红和皮肤暖的现象,但并没有皮肤结构的缺陷。如感染侵犯到表皮层,毛细血管渗出增加,使细胞连接处液体漏出和细胞破裂,可表现为张力较高的水疱。如为产气菌所造成的软组织感染,因皮下软组织气体存在,可触及捻发感。真菌感染时,皮肤可发生足趾间裂隙、脱屑、红斑、红疹、水疱或脓疱等改变,亦会引起趾甲改变,如甲板增厚、变色、甲床剥离、趾甲向内生长等。

糖尿病周围神经病变累及交感神经时,在足部常表现为汗腺功能丧失,使皮肤干燥和皲裂。神经营养障碍性溃疡常表现为溃疡周围存在增厚的角化组织,且皮温较暖,此可与缺血性溃疡所引起的患足皮肤发凉鉴别。

二、足溃疡

1. **定义**　国际糖尿病足工作组将糖尿病足溃疡定义为糖尿病患者踝以下的累及全层皮肤的创面,而与这种创面的病程无关。糖尿病足晚期可出现营养性改变,表现为患足皮肤变薄、发亮,趾甲增厚、变形等,进而出现足部自发性的溃疡、坏疽。溃疡多发生于足趾或足根受压部位,向上累及小腿,但不超过膝关节。约有25%的糖尿病患者在其生存期内发生足部溃疡,可出现在足部、踝部和足趾的任何部位。

2. **诊断标准**　除少数神经性溃疡和干性坏疽外,大部分糖尿病足伴有不同程度的局部感染,此为导致足部溃疡不愈、截肢甚至死亡的主要原因。非愈合性溃疡仍是导致糖尿病足截肢的主要危险因素。缺血与感染更是影响溃疡预后的重要因素,合并感染的缺血性溃疡与神经性溃疡比较,前者临床预后更差。较深的急性感染截肢率最高。事实上,只有严重肢体缺血(critical limb ischemia,CLI)和较深的急性感染才是导致截肢的高风险因素。因此,TASC Ⅱ制订了CLI的诊断标准:已证实动脉闭塞性疾病引起的慢性缺血性静息痛、溃疡或坏疽,且踝动脉压力值50~70mmHg的缺血性足部溃疡;缺血性静息痛未合并足部溃疡,且踝动脉压力值30~50mmHg和(或)足趾压力<50mmHg,或经皮氧分压<30mmHg。

3. **临床分级**　糖尿病足溃疡的分期分级方法繁多,每种方法各有侧重,对临床有一定的指导意义,常用分级方法如下:

(1) 美国TEXAS大学分级方法:目前较为通用的是美国TEXAS大学糖尿病足分类、分级方法(表4-3-1),按照溃疡深度、感染和缺血程度划分,可更好地评估糖尿病足病情与判断预后。

表 4-3-1　TEXAS 大学糖尿病足分类、分级方法及各类型伤口截肢率

分期	分级			
	0 级（%）	1 级（%）	2 级（%）	3 级（%）
A	溃疡史,无溃疡	表浅伤口,未累及肌腱、筋膜或骨骼	伤口深及肌腱或筋膜	伤口深及骨骼或关节囊
B	感染（12.5）	感染（12.5）	感染（28.6）	感染（92.0）
C	缺血（25.0）	缺血（20.0）	缺血（25.0）	缺血（100.0）
D	感染 + 缺血（50.0）	感染 + 缺血（50.0）	感染 + 缺血（100.0）	感染 + 缺血（100.0）

（2）IWGDF 糖尿病足溃疡风险分级:最广为接受的糖尿病足溃疡风险分级是根据 IWGDF 的共识性建议修订的（表 4-3-2）。这套系统是从 Carville Hansen 疾病中心制订的《无知觉足分级》改编而来。足部并发症及其临床不良结局的发生随着患者群体风险预测值的升高而增加,Peters 等使用 IWGDF 风险分级证明了足部并发症的发生率随着风险标准的提高而增加;Lavery 等在研究中分出一个周围动脉疾病（peripheral arterial disease,PAD）患者亚组,证明与没有既往足部病史或 PAD 病史的神经病变和足部畸形患者相比,PAD 亚组足部溃疡、复发性溃疡、感染、截肢和住院的发生率显著提高。

表 4-3-2　糖尿病足风险分级

标准来源	0	1	2	3	4
糖尿病足国际工作组	无神经病变无 PAD	周围神经病变无畸形或 PAD	周围神经病变有畸形或 PAD	溃疡或截肢病史	—
糖尿病足国际工作组,修订后	无神经病变无 PAD	周围神经病变无畸形或 PAD	2A:周围神经病变及畸形 2B:PAD	3A:溃疡病史 3B:截肢病史	—
Lavery-Peters	—	无神经病变无 PAD	神经病变 ± 畸形无 PAD	PAD ± 神经病变	溃疡或截肢病史

（3）Meggitt-Wagner 分级系统:Meggitt-Wagner 系统是最常被参考的糖尿病足溃疡分级系统之一,最早由 Meggitt 在 1976 年提出,并由 Wagner 在 1981 年推广。该系统设有 6 个伤口等级,分级因素涉及溃疡深度、感染和 PAD（表 4-3-3）。此外,基于坏疽的终末期改变,PAD 仅出现在最高的两个等级中。该分级标准中,是否存在 PAD 不会影响感染性表浅溃疡或不同深度伤口的分级,与 PAD 相关的唯一标准是前足坏疽和全足坏疽,所以,Meggitt-Wagner 分级系统缺少对于 PAD 更精细和客观的衡量标准。

表 4-3-3　糖尿病足溃疡的 Meggitt-Wagner 分级

分级	描述	分级	描述
0	溃疡前病变	3	深部溃疡伴脓肿或骨髓炎
1	表浅溃疡	4	前足坏疽
2	深达肌腱、骨或关节的溃疡	5	全足坏疽

（4）PEDIS 分级标准：PEDIS（perfusion 灌注，extent 范围，depth 深度，infection 感染，sensation 感染）溃疡分级系统是由一个国际共识委员会基于研究目的制订的，尽管提出了有关标准的指南，但 PEDIS 系统并未得到广泛施行和验证。

综上，溃疡与感染并存是导致糖尿病足患者截肢的最主要因素。对于溃疡与感染的综合评估才能合理治疗糖尿病足溃疡，降低截肢率。目前趋向认为 TEXAS 大学分类法可较全面地反映糖尿病足的病情，较为详尽评估溃疡深度及合并感染和缺血情况。国内有研究表明，与 Meggitt-Wagner 分级方法相比，TEXAS 大学分类法与糖尿病足溃疡的截肢（趾）率及溃疡愈合时间均有较强的相关性，有更强的预测价值。但 Meggitt-Wagner 分级方法更简便实用，其临床应用更为广泛。

（崔佳森　黄　渌）

第四节　骨骼肌病变

骨骼肌病变可以导致肌肉无力、肌肉萎缩，屈肌和伸肌失去正常的牵引张力平衡，使骨头下陷造成趾间关节弯曲，形成弓形足、锤状趾、鸡爪趾，足部畸形等临床表现。

运动神经病变临床表现为足部内跗肌无力，长屈肌和伸肌肌腱不平衡，导致典型的弓形足，足趾变为爪形，而爪形足趾位于跖骨头下的脂肪垫可向远侧移动，从而减弱了趾骨头下的支撑作用，当足趾不能承受重量时，跖骨头及足跟部位的负荷也就明显增加，此处为发生溃疡的常见部位。

此外，糖尿病患者足部皮肤层胶原纤维和弹力纤维的改变，使组织增厚、僵硬，使关节活动受限，因此受压的患足在此情况下极易导致溃疡的产生。

（崔佳森　黄　渌）

第五节　骨　骼　病　变

一、夏科关节病

夏科关节病是一种累及足和踝部骨、关节及软组织的早期表现为炎症的疾病（Charcot foot），其急性期和慢性期表现不同。

1. 急性期（活动期）　通常表现为疼痛和不适感觉，但与具有正常感觉的相同程度的病变相比，夏科关节病的疼痛程度明显轻，甚至无痛。急性期远端对称性的神经病变表现为持续的血管舒张反射。保护性感觉的丧失会增加足部外伤的可能，但是运动神经病变能导致足结构的改变（高足弓和爪型足），并且不正常的足部受力会改变步态。查体可见足部红斑，但多可触及足背动脉搏动，偶因足部明显肿胀而无法触及动脉搏动。足部因创伤后充血反应可表现为红斑和发热。皮温升高，患侧和健侧之间皮温可相差 2~6℃。患者常存在不同程度感觉神经病变，包括反射、振动觉、本体觉、触觉及针刺觉减弱或消失。患者偶尔主诉局部疼痛，但与关节畸形程度不成比例，同时可存在运动神经受损表现，如足部下垂畸形和（或）萎缩。

急性夏科关节病需要与其他引起关节疼痛、肿胀的常见疾病鉴别,尤其是蜂窝织炎、外伤、扭伤、急性痛风、深静脉血栓形成和骨髓炎,早期鉴别诊断比较困难。为了鉴别红斑是夏科关节病表现还是因为合并感染,简单的方法是将患肢抬高,红斑减少,说明这是本病造成的。发热、白细胞增多、C-反应蛋白升高、红细胞沉降率加快更可提示合并感染,但有时夏科关节病本身也可能会出现这些表现,需加以鉴别。

2. 慢性期 此期患肢皮温和红斑逐渐减退,而长期的关节畸形可能开始出现,最典型的是足弓消失,足底压力重新分布,压力高的地方容易形成溃疡,最后溃疡处可能被感染,进而可能扩散到骨组织,导致骨髓炎。

夏科关节病的诊断主要依据病史、体格检查、影像学、骨扫描和磁共振(MRI)。临床表现主要为足部红、肿、热、无痛,如果患者合并糖尿病神经病变,那么在诊断时应首先考虑夏科关节病。

二、骨髓炎

大约20%糖尿病足感染患者存在骨髓炎,且临床上容易被忽视,如诊断治疗不及时常导致截肢等严重后果,有研究显示,DFI患者中并发骨髓炎导致截肢的风险是单纯软组织感染的4倍。糖尿病足骨髓炎患者感染常见于足的负重部位,如第1跖骨头部、第5跖骨头部和跟骨,此外第5跖骨及跟骨基底部也常发生。骨髓炎发生在前足者约占90%,中足和后足各占5%。临床表现可因受累部位、感染程度、死骨存在与否、伴脓肿和(或)软组织感染与否、致病菌种类、下肢血运情况而有差异。

关于骨髓炎的诊断,国际糖尿病足工作组提出了一个较完整、公认的标准:糖尿病患者有DFO存在,且以下指标中有3项或以上阳性即可诊断DFO创面有蜂窝织炎的存在:①探针可触及骨组织;②溃疡深部组织或骨组织致病菌性培养阳性;③放射学和(或)核素扫描图像提示骨组织炎症表现;④骨组织病理学活检诊断提示骨坏死及中性粒细胞和(或)慢性炎症细胞侵入。

(金 松)

第六节 感染性病变

糖尿病足感染性病变的临床表现与普通的炎症反应大致相同:局部的红、肿、皮温增高、伴随发热,溃疡面有脓性分泌物,有时伴有恶臭,外周血白细胞增高等。但由于糖尿病足患者周围神经病变,有的患者局部疼痛可能不剧烈,以致掩盖病情的严重程度。根据病变性质可分为湿性坏疽、干性坏疽和混合性坏疽3种临床类型。

一、湿性坏疽

临床所见到的糖尿病足感染约3/4为此型,多因肢端循环及微循环障碍,常伴有周围神经病变,皮肤损伤感染化脓,严重者常伴有全身中毒表现。根据病程分期:①前期(高危足期):常见肢端供血正常或不足,局部水肿,皮肤颜色发绀,麻木、感觉迟钝或丧失,部分患者有疼痛,足背动脉搏动正常或减弱。②初期:常见皮肤水疱、血疱、烫伤或冻伤、鸡眼或胼胝等引起的皮肤浅表损伤或溃疡,分泌物较少。病灶多发生在足底、足背等部位。③轻度:感染已波及皮下肌肉组织,或已形成轻度蜂窝织炎。感染可沿肌肉间隙蔓延扩大,形成窦道,脓性分泌物增多。④中度:深部感染进一步加重,蜂窝织炎融合形成大脓腔,肌肉肌腱韧带破坏严重,足部功能障碍,脓性分泌物及坏死组织增多。⑤重度:深部感染蔓延扩大,骨与关节破坏,可能形成假关节。⑥极重度:足的大部或全部感染化脓、坏死,并常波及踝关节及小腿。

二、干性坏疽

糖尿病足干性坏疽较少,仅占糖尿病足的1/20。多发生在糖尿病患者肢端动脉及小动脉粥样硬化,血管腔严重狭窄;或动脉血栓形成,致使血管腔阻塞,血流逐渐或骤然中断,但静脉血流仍然畅通,造成局部组织液减少,导致阻塞动脉所供血的远端肢体的相应区域发生干性坏疽,其坏疽的程度与血管阻塞部位和程度相关。较小动脉阻塞则坏疽面积较小,常形成灶性干性坏死,较大动脉阻塞则干性坏疽的面积较大,甚至整个肢端完全坏死。根据病程分期:①前期(高危足期):常有肢端动脉供血不足,患者怕冷,皮肤温度下降,肢端皮肤干枯,麻木刺疼或感觉丧失。间歇跛行或静息痛,多呈持续性。②初期:常见皮肤苍白,血疱或水疱、冻伤等浅表干性痂皮。多发生在足趾末端或足跟部。③轻度:足趾末端或足跟皮肤局灶性干性坏死。④中度:少数足趾及足跟局部较大块干性坏死,已波及深部组织。⑤重度:全部足趾或部分足由发绀逐渐变灰褐色,继而变为黑色坏死,并逐渐与健康皮肤界限清楚。⑥极重度:足的大部或全部变黑坏死,呈木炭样尸干,继发感染时坏疽与健康组织之间有脓性分泌物。

三、混合性坏疽

混合性坏疽是湿性坏疽和干性坏疽的病灶,同时发生在同一个肢端的不同部位,较干性坏疽稍多见,约占糖尿病足的1/6。因肢端某一部位动脉阻塞,血流不畅,引起干性坏疽;而另一部分合并感染化脓。混合坏疽患者一般病情较重,溃烂部位较多,面积较大,常涉及大部或全部手足。感染重时可有全身中毒症状,肢端干性坏疽时常合并其他部位血栓性病变。

(徐显章　马立人)

参 考 文 献

[1] Aguer C,Harper M E. Skeletal muscle mitochondrial energeticsin obesity and type 2 diabetes mellitus:endocrine aspects [J].Best Pract Res Clin Endocrinol Metab,2012,26(6):805.

[2] 蒙碧辉. 糖尿病骨骼肌病变[J].国外医学内分泌学分册,2002,22(5):336.

[3] D'Souza D M,Al Sajee D,Hawke T J. Diabetic myopathy:impact of diabetes mellitus on skeletal

muscle progenitor cells［J］.Front Physiol,2013,4:379.

［4］ 李慎军.糖尿病肾病基底膜成分的改变[J].国外医学内分泌学分册,2000,20(2):132-135.

［5］ 许樟荣.糖尿病足变[M]//陈家伦.临床内分泌学.上海:上海科学技术出版社,2011,1139-1145.

［6］ Rogers L C,Frykberg R G,Armstrong D G,et al. The Charcot foot in diabetes［J］.Diabetes Care,2011,34(9):2123-2129.

［7］ 匡洪宇,邹伟.糖尿病夏克氏足和全接触性支具[J].国外医学内分泌学分册,2003,23(1):10-12.

［8］ Warren G,Nade S. The care of neuropathic limbs［M］.New York:The Parthenon Publishing Group Inc,1999:149-157.

［9］ Petrova N L,Edmonds M E. Charcotneuro-osteoarthropathy current standards［J］.Diabetes Metab Res Rev,2008,24(Suppl 1):58-61.

［10］ van der Ven A,Chapman C B,Bowker J H. Charcot neuroarthropathy of the foot and ankle［J］.J Am Acad OrthopSurg,2009,17(9):562-571.

［11］ Bem R,Jirkovska A,Fejvarova V,et al. Intranasal calcitonin in the treatment of acute charcot neuroosteoarthropathy:a randomized controlled trial［J］.Diabetes Care,2006,29(6):1392-1394.

［12］ Boulton A J,Jeffcoate W J,Jones T L,et al. International collaborative research on charcot's disease［J］.Lancet,2009,373(9658):105-106.

［13］ Rogers L C,Frykberg R G,Armstrong D G,et al. The Charcot foot in diabetes［J］.Diabetes Care,2011,34(9):2123-2129.

［14］ Stefansky S A,Rosenblum B I. The Charcot foot:a clinical challenge［J］.Int J Low Extrem Wounds,2005,4(3):183-187.

［15］ Saltzman C L,Hagy M L,Zimmerman B,et al. How effective is intensive nonoperative initial treatment of patients with diabetes and Charcot arthropathy of the feet?［J］.Clin Orthop Relat Res,2005(435):185-190.

［16］ Lavery L A,Peters E J,Armstrong D G,et al. Riskfactorsfor developing osteomyelitis in patients with diabeticfoot wounds［J］.Diabetes Res Clin Pract,2009,83(3):347-352.

［17］ Mutluoglu M,Sivrioglu A K,Eroglu M,et al. The implicationsof the presence of osteomyelitis on outcomes ofinfected diabetic foot wounds［J］.Scand J Infect Dis,2013,45(7):497-503.

［18］ Acharya S,Soliman M,Egun A,et al. Conservative managementof diabetic foot osteomyelitis［J］.Diabetes R es Clin Pract,2013,101(3):18-20.

［19］ Lipsky B A,Peters E J,Senneville E,et al. Expert opinion on the management of infections in the diabetic foot［J］.Diabetes Metab Res Rev,2012,28(Suppl 1):63-78.

［20］ Edmonds M E,Foster A V M,Sanders L J. Diabetic Foot care［M］.Oxford:Blackwell Publishing,2004:109.

［21］ 蒋米尔,张培华.临床血管外科学[M].4版.北京:科学出版社,2015.

［22］ 林炜栋,陆树良,陈向芳,等.糖尿病大鼠皮肤的组织化学改变[J].中国病理生理杂志,21(2):230-233.

［23］ 克罗妮维特(美),约翰斯顿(加).卢瑟福血管外科学[M].7版.郭伟,符伟国,陈忠,译.北京:北京大学医学出版社有限公司,2013.

［24］ Clerici G,Faglia E. Saving the limb in diabetic patients with ischemic foot lesions complicated by acute infection［J］.Int J Low Extrem Wounds,2014,13(4):273-293.

［25］ Dormandy J A,Rutherford R B. Management of peripheral arterial disease(PAD). TASC Working Group. TransAtlantic Inter-Society Consensus(TASC)［J］.J VascSurg,2000,31(1 Pt 2):1-296.

［26］ Eneroth M,Larsson J,Apelqvist J. "Deep foot infections in patients with diabetes and foot ulcer:an entity with different characteristics,treatments,and prognosis［J］.J Diabetes Complications,1999,13(5-6):254-263.

［27］ Gupta A K,Humke S. The prevalence and management of onychomycosis in diabetic patients[J].

Eur J Dermatol, 10 (5): 379-384.

[28] Lavery L A, Armstrong D G, Harkless L B. Classification of diabetic foot wounds [J]. J Foot Ankle Surg, 1996, 35 (6): 528-531.

[29] Lobmann R, Pap T, Ambrosch A, et al. Differential effects of PDGF-BB on matrix metalloproteases and cytokine release in fibroblasts of Type 2 diabetic patients and normal controls in vitro [J]. J Diabetes Complications, 2006, 20, (2): 105-112.

[30] Norgren L, Hiatt W R, Dormandy J A, et al. Inter-Society Consensus for the Management of Peripheral Arterial Disease (TASC II) [J]. J VascSurg, 2007, 45 (Suppl S): 5-67.

[31] Papini M, Cicoletti M, Fabrizi V, et al. Skin and nail mycoses in patients with diabetic foot [J]. G Ital Dermatol Venereol, 2013, 148 (6): 603-608.

[32] Prompers L, Huijberts M, Apelqvist J, et al. High prevalence of ischaemia, infection and serious comorbidity in patients with diabetic foot disease in Europe. Baseline results from the Eurodiale study [J]. Diabetologia, 2007, 50 (1): 18-25.

[33] Uccioli L, Izzo V, Meloni M, et al. Non-healing foot ulcers in diabetic patients: general and local interfering conditions and management options with advanced wound dressings [J]. J Wound Care, 2015, 24 (4 Suppl): 35-42.

[34] Yosuf M K, Mahadi S I, Mahmoud S M, et al. Diabetic neuropathic forefoot and heel ulcers: management, clinical presentation and outcomes [J]. J Wound Care, 2015, 24, (9): 420-425.

[35] Yotsu R R, Pham N M, Oe M, et al. Comparison of characteristics and healing course of diabetic foot ulcers by etiological classification: neuropathic, ischemic, and neuro-ischemic type [J]. J Diabetes Complications, 2014, 28 (4): 528-535.

[36] Yang W, Lu J, Weng J, et al. Prevalence of diabetes among men and women in China [J]. N Engl. J Med, 2010, 362 (12): 1090-1101.

[37] Boulton A J. The diabetic foot: A global view [J]. Didbetes Metab Res Rev, 2000, 9 (16 Suppl 1): 2-5.

第五章

—————— 诊 断 流 程 ——————

第一节　常 规 检 查

一、常见症状

通过询问病史及患者主诉,全面了解患者症状。糖尿病足的常见症状为肢端皮肤瘙痒,干而无汗,肢端凉,水肿或干枯,颜色变暗及色素斑,体毛脱落;肢端刺痛、灼痛、麻木、感觉迟钝或丧失,脚踩棉絮感,鸭步行走,间歇跛行,静息痛,下蹲起立困难。

二、体格检查

1. **视诊**　患肢皮肤干燥、体毛脱落、指趾甲变形;皮肤颜色改变、消瘦、水肿。步态不稳,下蹲起立动作迟缓,常持杖跛行。可见足趾或足的畸形,如跖骨头下陷,跖趾关节弯曲形成弓形足、槌状趾、鸡爪趾、夏科关节病等;以及不同程度的皮肤病变或坏疽,如肢端皮肤干裂或水疱、血疱、糜烂、溃疡、坏疽或坏死。

2. **触诊**　患肢皮肤凉、弹性差,足背动脉搏动减弱或消失。如静脉充盈时间≥15秒说明肢端供血明显不足。肢端肌肉萎缩、张力差。

3. **叩诊**　深浅反射迟钝或消失,尤其跟腱反射减弱或消失,说明周围神经损害严重。

4. **听诊**　动脉狭窄处可闻及血管杂音,坏疽局部有产气菌感染时可闻及握雪音。

三、踝肱比指数

踝肱比指数是了解下肢胫前动脉、胫后动脉及腓动脉供血情况简便易行的方法。检查方法:取普通血压计先测定上肢肱动脉收缩压值,然后将血压计袖带置于踝关节处,听诊器置于内踝上内侧可听到胫后动脉,置于踝关节前外侧可听到胫前动脉,置于外踝后外侧可听到腓动脉。一般正常人踝动脉要比肱动脉收缩压值稍高,血压指数 = 踝 / 臂收缩压值。正常人比值为 1~1.4;如 <0.9 提示轻度供血不足;0.5~0.7 患者可有跛行;0.3~0.5 可有缺血性静息痛;<0.3 可发生肢端坏死。

四、微循环检查

皮肤微循环在早期动脉闭塞时血管祥顶扩张。盆腔内髂总静脉不全阻塞时,下肢皮肤微血管扩张并呈现螺旋状血流而且数目增多,微血流停滞时可判定有深静脉阻塞。临床常通过甲皱微循环来观察:异形管袢及袢顶淤血>30%,血流速度较慢呈粒摆流或泥沙流、串珠样断流及血管袢周围有渗出或出血斑较多,对诊断糖尿病足坏疽及监测病情变化有重要意义。

五、实验室检查

糖尿病足的常规实验室检查项目包括:①空腹血糖、餐后2小时血糖及糖化血红蛋白(HbA1c);②尿常规检查、尿糖定性及24小时定量、尿蛋白及酮体;③血常规检查;④血液动力学检查;⑤血脂、肝肾功能检查;⑥坏疽局部分泌物细菌学培养。

(汪 涛 黄智勇)

第二节　影像学检查

影像学检查是目前糖尿病足最方便且有效的早期诊断方法,可以对糖尿病足周围血管病变、周围神经病变、软组织并发症、肌肉肌腱病变、骨并发症进行直观准确的呈现,对病变的范围可以做出准确判断,从而为临床治疗方案的选择及评估提供可靠依据。

1. 周围血管病变检查手段

(1) DSA:DSA是诊断糖尿病PAD的金标准,对细小血管分辨率高,可以清晰地显示下肢动脉各个节段完整的血管树形态,还可以准确地显示血管闭塞部位、程度、范围及血流通畅情况。但DSA作为一项有创检查,费用相对昂贵,检查时间长,患者接受射线辐射量较大,且存在引发造影剂肾病(CIN)的风险。故临床上不将DSA作为诊断动脉病变的常规手段,但对于拟行介入治疗的患者,DSA为必要检查。近年使用低渗对比剂(如碘克沙醇)及下肢动脉DSA步进技术可以明显降低CIN的风险。

(2) CE-MRA:CE-MRA已广泛应用于PAD的临床诊断。其使用的对比剂较碘造影剂的肾毒性小,无X线辐射。对于狭窄程度>50%的下肢血管病变,CE-MRA诊断灵敏度为93%(95%CI:91%~95%),特异度为94%(95%CI:93%~96%);对于狭窄程度<50%的下肢血管病变,CE-MRA效果也优于CTA。相较CTA和DUS,CE-MRA不受血管壁钙化影响。但是,由于涡流、边缘放大效应、膝以下静脉污染等原因,CE-MRA有高估病变的缺陷,检查时可酌情采用大腿静脉加压法,以减少静脉干扰。

(3) CTA:CTA较MRA检查速度快,空间分辨率高,可以评估置入支架的血管。图像后处理功能可进一步确定血管狭窄程度、分析血管内斑块。对于狭窄程度>50%的下肢血管病变,CTA诊断灵敏度96%(95%CI:93%~98%),特异度95%(95%CI:92%~97%)。但是,当患者下肢动脉硬化严重,管壁钙化斑块较多时,应用去骨软件去骨时钙化易被混淆,从而影响诊断准确性,需行MRA、DSA检查进一步明确诊断。此外,CTA检查也存在一定的CIN风险。

（4）DUS：采用 B 超结合 DUS 可以明确血管狭窄位置及其程度，甚至可以评估病变处血流动力学改变。DUS 诊断 PAD 的灵敏度 84%~91%，特异度 93%~96%。DUS 重复性好，价格较低廉，无辐射，易为患者接受。对于诊断困难的病例，超声造影可作有益补充。但 DUS 仍存在一定局限性，若患者下肢动脉管壁钙化斑块较多时，图像易受钙化灶影响。此外，诊断准确性与检查者经验密切相关，且对较细小动脉、轻度狭窄影像分辨力较低，与其他检查相比缺乏整体观，可能低估病变严重程度。

DUS 检查股动静脉、腘动静脉及足背动脉，病情严重度评估：①早期病变：血管腔狭窄≤正常人的 25%，血流量≤正常人的 35%，加速度 / 减速度比值 >1.2~1.4。②轻度病变：血管腔狭窄 < 正常人的 25%~50%，血流量 < 正常人的 35%~50%，加速度 / 减速度比值 >1.4~1.6。③中度病变：血管腔狭窄 < 正常人的 50%~75%，血流量 < 正常人的 50%~70%，加速度 / 减速度比值 >1.6~1.8。④重度病变：血管腔狭窄 < 正常人的 75% 以上，血流量 < 正常人的 70% 以上，加速度 / 减速度比值 >1.8 或为 0。

2. 周围神经病变检查手段 周围神经病变（DPN）是糖尿病足发生的主要原因，目前临床上主要以临床症状及体征、神经电生理学检查等为诊断依据。但若可以应用影像学技术从形态上诊断神经病变，对临床治疗及手术方案的选择将会有重要的指导价值。目前采用的影像技术包括磁共振神经成像术（MRN）及高频超声检查。

（1）MRN：MRN 可以获得神经纤维束的高分辨率影像，但该项检查对磁场强度及其线圈要求极高，目前对周围神经疾病的应用多处在动物实验及临床试验阶段。多项动物实验证明 MRN 可以显示 DPN 轴突形态及其脱髓鞘改变，从临床实际用途来看，MRN 可以显示神经卡压、损伤以及炎性反应区域，具体损伤定位还需要依赖 MR 技术进一步明确。Pham 等发现，DPN 神经缺损评分（NDS）较高患者，MRN 表现神经内 T_2 高信号，近端多发性束状神经损伤与远端神经脱髓鞘和进展程度呈相关性。

（2）高频超声：高频超声检查可以清晰显示周围神经的形态、细微结构、走行及与周围组织的关系。有学者发现 DPN 患者受累神经（坐骨神经、腓总神经、胫神经）增粗、水肿，神经内部回声减低，且平行线状结构消失，但仍需进一步大样本的临床证据支持。

3. 软组织病变检查手段 X 线片可以显示软组织肿胀、溃疡及积气等，但特异性及灵敏度都很低；CT 在显示软组织损伤程度上优于普通 X 线；MR 是显示软组织病变的最佳成像手段，其对糖尿病足早期病变诊断价值较高。

MRI 对糖尿病足软组织病变的征象：①硬茧：由于局部压力异常，角化细胞活性增加，糖尿病患者皮肤常出现硬茧，是溃疡形成的先兆，MRI 表现为皮下脂肪层内斑片状 T_1WI 低、T_2WI 等低信号影，外周可伴包膜形成。②溃疡：皮肤连续性中断，其发生部位为最易受力且压力较高的第 1、第 5 跖趾关节、脚尖和脚跟处，与硬茧类似，因为溃疡就是由硬茧逐步发展而来。溃疡深度 >2cm 特别容易导致骨髓炎的发生。通过动态对比增强 MR（以 MR 跨膜转运常数为研究手段）可以量化了解糖尿病患者肌肉微循环状况。③肿胀：表现为 T_1WI 低信号、T_2WI 高信号，增强后若伴强化则提示为蜂窝织炎，而非单纯水肿。④脓肿：局限性 T_2WI 高信号灶（高于周围组织水肿）伴包膜强化。⑤窦道或瘘管：表现为管状 T_2WI 高信号影，需要多平面评估，避免与脓肿混淆。⑥坏疽：坏死组织与周围正常组织有明显分界，增强后无强化，邻近组织因充血可伴强化，湿性或气性坏疽可伴气体形成。

4. 肌肉肌腱病变检查手段

（1）肌腱炎：软组织感染延伸入肌腱产生的炎性反应。MRI 可见肌腱增粗，T_2WI 信号增高，增强后腱膜强化。多见于腓侧肌腱及跟腱。

（2）化脓性肌炎和坏死性筋膜炎：二者会导致糖尿病患者截肢甚至危及生命，所以在 MRI 上早期发现具有重要临床意义。化脓性肌炎变现为骨骼肌内脓肿样信号，增强后边缘不规则强化；坏死性筋膜炎 MR 表现为骨骼肌表面带样异常信号影，T_2WI 压脂像呈高信号，T_1WI 增强可见强化。

（3）肌肉失神经性萎缩：DPN 最终会引起肌肉失神经性改变，多先发生于足部骨骼肌，然后是小腿骨骼肌，与 DPN 进展程度相关。急性期在 MRI 上无特征性，亚急性期 T_2WI 可见骨骼肌水肿，病程较长的患者骨骼肌萎缩，脂肪组织增加。

5. 骨骼病变检查手段

（1）夏科关节病：多发生于中足骨（跗跖关节），影像上表现为关节畸形、骨碎片、关节积液，髓腔内骨髓水肿不多见。

（2）骨髓炎：常继发于邻近溃疡或窦道，但 X 线片能显示时往往反映患肢病理变化阶段已到必须截肢的程度。急性骨髓炎早期 X 线表现为骨小梁模糊，磨玻璃样改变，骨质增生不明显，可见骨膜反应，呈层状或形成骨膜三角，密度较淡，炎症进一步发展可形成骨膜下脓肿与周围软组织内脓肿，周围被肉芽组织包围，溶骨性骨质吸收，X 线片表现为骨密度减低，正常骨结构消失。慢性骨髓炎 X 线片可见骨质增生、硬化，骨腔不规则，有大小不等的死骨；死骨周围大量包壳骨生成，骨轮廓变粗，外形不规则，包壳骨与死骨间密度减低，包壳骨可有脓液侵蚀形成的瘘孔，有时有病理性骨折征象。亚急性期骨髓炎可表现为骨破坏区广泛骨质疏松，周围骨质疏松，密度增高，骨膜新骨形成较急性期厚而密，但尚无大片死骨出现。行窦道造影可了解窦道的深度、径向、分布范围及与死骨的关系。

目前已有足够证据证明 MRI 是诊断骨髓炎的最佳手段，MRI 在诊断骨髓炎上优于其他检查手段，灵敏度为 93%~100%，特异度为 40%~100%。骨髓炎时，MRI 呈 T_1WI 低信号、T_2WI/STIR 高信号。如患者有 MR 禁忌证时可选用骨扫描和 FDG-PET。

（3）化脓性关节炎：T_1WI 压脂像增强显示滑膜强化、关节周围滑液渗出、滑膜周围软组织水肿，伴邻近骨质骨髓水肿，借此与滑膜炎鉴别。

综上，影像学对于糖尿病足诊断有重要的临床价值，结合临床可以确定保守治疗或手术治疗，以及治疗效果的评估。相比临床常用的影像学检查手段，MRI 对糖尿病足诊断具有独特优势，不仅可以早期诊断软组织及骨质异常，而且对病变的范围可以做出准确判断。因此，对于有外伤史、软组织肿胀、足部变形等症状的糖尿病患者,X 线平片应纳入常规检查,若未见异常,应及时行 MRI 及下肢血管超声检查等,达到早诊断、早治疗的目的。

(马立人 周智勇)

第三节 无创外周动脉检查

下肢缺血是我国糖尿病足发病的主要因素之一。外周动脉疾病(peripheral artery disease,PAD)在很大程度上还处于一个灰区的危险状态,所以 PAD 的早期筛查及发现尤为重要。我们在了解 PAD 的病理机制、病史及临床表现及体征的同时,还要不断学习当前先进的诊断技术、了解治疗手段的进展。本节重点介绍无创血流动力学检测技术在 PAD 中的检测方法。无创性血管检查可评估患者是否存在显著的动脉阻塞性病变,病变的严重程度、位置以及是否存在多节段的病变。无创外周动脉检查是检测下肢缺血的重要手段,对于血管病变早期筛查,积极干预,改善预后,提供了技术依据,且因无创,患者耐受性好,可操作性强。

一、工作原理

随着心脏节律性地收缩和舒张,动脉管壁相应地出现扩张和回缩,在表浅动脉上可触到搏动称为搏波。把这种波动随时间记录成为曲线,称为脉搏波。

光电容积脉搏波描记法(photo plethysmoGraphy,PPG)是借光电手段在活体组织中检测血液容积变化的一种无创检测方法。PPG 传感器一般由一个发射光源和一个光接收器组成,光源发出的波通常为穿透力较好的红外波。当光源发出的光束照射到指端皮肤表面时,光束将通过透射或反射方式传送到光电接收器。假定皮肤肌肉组织等对光的吸收在整个血液循环中是保持恒定不变的,而皮肤内的血液容积在心脏作用下呈搏动性变化。当心脏收缩时外周血容量最多,光吸收量也最大,检测到的光强度最小;而在心脏舒张时正好相反,光吸收量最小,检测到的光强度最大。这样光接收器接收到的信号强度随之呈脉动性变化,便可获得容积脉搏血流的变化。郭娴等人将 PPG 探头直接放置于各脚趾上,测得脚趾血管容量变化,反复测量 3 次取平均值,以此值为基础可自动显示血管波形。根据各足趾波形统计分析表明,血脉瘀阻证型其危险因素比值最大,提示瘀阻为影响足趾末端动脉供血的主要危险因素。

连续波多普勒(continuous wave doppler,CW)采用两个超声换能器,一个换能器发射恒定的超声波,另一个换能器恒定地接受反射波。声束方向的血流和组织运动多普勒频移全部被接收、分析并显示出来。多普勒速度测量方法有以下几种,声频:记录多普勒的声音信号;模拟波形描记:这种方法采用了零交叉频率计,在带状图记录仪上显示波形型号;频谱分析:图像的纵轴标示频率,横轴标示时间,以及任何频率和时间反射信号的振幅,可以提供比前两种方法更多的信息。美国心脏学会建议多普勒波形分析作为诊断依据之一。

柯氏音法是最早使用的无创血压测量方法,被医学界认可超过 100 年。但是柯氏音方法对操作者有较高要求,受医师主观影响严重,不同的医生对同一被测人不同时间的测量结果是有差别的。

示波法测血压是利用充气袖带阻断动脉血流,在慢速放气过程中,检测源于血管壁的振动波,并找出振动波的包络与动脉血压之间的固有关系,进而达到测量血压的目的。开始阶段,袖带内压力即静压大于收缩压,动脉被阻断,无振动波或仅有细小的振动波;当静压小于收缩压后,动脉逐渐弹开,振动波幅逐渐增大;当静压等于平均脉压时,动脉血管壁处于无负荷状态,波幅达到最大值;静压小于平均压后,臂带逐渐放松,波幅逐渐减小;静压小于舒张压以后,动脉管腔已充分扩张,管壁刚性增加,因而波幅维持较低水平。将在放气过程中袖带内产生的一系列小脉冲提取出来,将其峰值连成曲线即得出包络线,并根据包络线的形状找出相应的特征点判别出平均压、收缩压和舒张压。

1985 年 Yamakoshi 和 Wesseling 等人先后成功地将 PPG 与手指袖带自动加压控制系统相结合,间接地检测出人体的动脉收缩压和平均压,其结果与常规的臂动脉内直接测量结果有很好的相关性。其检测原理和柯氏音法类似,PPG 描绘容积脉搏血流的变化,当袖带阻断动脉时,肢体远端的 PPG 探头不能显示脉搏变化波形。随着袖带压力降低,当袖带压力低于收缩压时,由于血流开放,PPG 探头会突然接收到信号。一般可以把这个跳变点的袖带压力值称为收缩压。

使用多普勒技术测量血压时,在血压袖带下面的肢体动脉上放置 1 个超声多普勒探头。当袖带充气到血管阻断后,血流停止,并且多普勒信号消失。当袖带压力降低到一定程度后,血液恢复流动,此时袖带压力值记录为收缩压。对于柯氏音非常微弱的患者,此种方法具有明显优势。

踝肱指数(ankle brachial index,ABI)是一种无创诊断下肢缺血的重要方法,此方法简单有效,同时与动脉造影有很高的相关性。ABI 通过测量踝部胫后动脉或胫前动脉以及肱动脉的收缩压,得到踝部动脉压与肱动脉压之间的比值。

节段性血压通常对股浅动脉、膝下腘动脉以及踝部动脉分别进行血压测量。龚剑锋对 237 例患者进行统计,结果表明节段性测压对下肢动脉硬化闭塞症的定位及定性诊断可信,但受到侧支循环建立的影响。

趾肱指数(toe brachial index,TBI)是脚趾部收缩压与前臂收缩压的比值,是评价下肢动脉到末梢的缺血状态的指标。研究表明,TBI 能精确反映主动脉与足趾间动脉硬化情况。一般来讲,TBI ≤ 0.6 则提示末梢循环缺血缺氧。在糖尿病患者中 ABI 和 TBI 具有良好的一致性,不需要测量 TBI,只有当 ABI 异常增高时需测量 TBI。美国心脏学会(AHA)指南指出,当 ABI>1.4 时,需要进一步测量 TBI。

脉搏波传导速度(pulse wave velocity,PWV)是指脉搏波在动脉内的传导速度,能很好地反映大动脉的弹性,是评价动脉硬度的经典指标。王晗等认为 PWV 的升高与糖尿病性肾脏受累情况相关。因此 PWV 的测量可用于评估糖尿病慢性并发症的患病风险和严重程度。

二、检测方法

下肢动脉狭窄和阻塞等周围血管病变(PVD)引起动脉供血不足是影响糖尿病足预后的最重要因素。完整的下肢动脉多普勒检查包括下肢动脉多普勒波形分析、节段性血压测量和大腿压力指数计算。

(一)下肢动脉多普勒波形分析

1. **多普勒波形定性分析** 由于下肢动脉行走位置较深且穿行于肌肉间,故下肢动脉的检测较上肢困难。常规的动脉检测包括股总动脉、股浅动脉、胭动脉、胫前动脉、胫后动脉和足背动脉。下肢动脉检测位点的体表投影见图5-3-1。

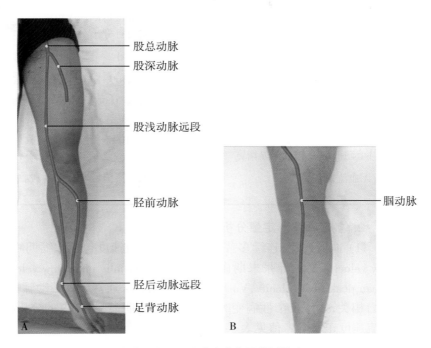

图 5-3-1 下肢动脉主要检测位点

正常下肢动脉血流频谱呈高阻力三相波(图5-3-2):第一峰是收缩期快速上升形成的正向尖峰曲线,称收缩期峰流速;第二峰是舒张早期快速下降形成高度大约为收缩峰值1/5的反向血流,该血流是由于收缩末期压力减低、血管舒张,一部分血液回流所形成的;第三峰为舒张中、晚期正向低流速曲线,称之为舒张末期流速,是由于舒张末期大动脉回弹将反流血液重新推向前进的方向所形成的。三相波的产生与心动周期及动脉本身的收缩有关,心脏收缩产生血流频谱的第一相波,第二相波的存在与否是由动脉远段循环阻力的大小所决定的,远段动脉循环阻力高时即形成第二相波,如果出现循环阻力较低、肢体温度升高、运动后远段血管扩张等情况时,正常下肢远段动脉频谱中的第二相波可消失,从而呈双相波。下肢动脉中由于股深动脉有较多分支,并且与股动脉、胭动脉等动脉分支吻合形成大量的侧支,使循环阻力减低,其频谱也

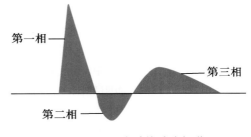

图 5-3-2 正常肢体动脉频谱

可呈双相波。当近段动脉狭窄或闭塞时,舒张早期反向血流消失,严重狭窄时第二、第三峰可以消失变成单相波同时伴有第一峰波幅减低,波峰圆钝。若动脉闭塞且侧支动脉供血差,在远段动脉可以检查不到血流。外周动脉狭窄程度与频谱形态关系见表5-3-1。

表 5-3-1　外周动脉狭窄程度与频谱形态关系

狭窄程度(%)	频谱形态	收缩期峰流速与正常比较 增快百分比	远段动脉频谱形态
无	正常三相波,频带正常	0	正常三相波或双相波
1~19	三相波,频带稍增宽	<30%	正常三相波或双相波
20~49	三相波,频窗消失,舒张早期反向流速减慢,频带增宽	30%~100%	正常三相波或双相波
50~99	单相波或低阻力波,舒张早期反向流速消失,频带明显增宽	>100%	收缩期血流速度减低的单相波或"土丘样"波
100	无血流信号	无血流信号	收缩期血流速度减低的单相波或"土丘样"波

2. 多普勒波形定量分析

(1) 血流速度:连续多普勒测量下肢血流速度包括收缩期峰流速(systolic peak flow velocity,Vs)、舒张末期血流速度(enddiastolic peak flow velocity,Vd)、平均流速(mean peak flow velocity,Vm)。近端动脉的 Vs 通常较远端动脉快,这与血管管径及压力相关;发生狭窄性病变时,Vs 改变最为明显,是重点的分析指标。下肢各动脉血流速度正常参考值见表5-3-2。

表 5-3-2　连续多普勒测量下肢动脉血流速度正常参考值

下肢动脉	Vs(cm/s)	Vd(cm/s)	Vm(cm/s)
股动脉	97.0 ± 22.3	14.0 ± 8.2	34.7 ± 8.8
股浅动脉	74.0 ± 21.3	12.5 ± 6.2	26.7 ± 8.2
腘动脉	62.0 ± 13.6	10.8 ± 6.4	22.5 ± 5.6
胫前动脉	51.0 ± 14.5	10.0 ± 5.2	19.6 ± 4.7
胫后动脉	46.0 ± 17.5	8.5 ± 4.7	16.7 ± 6.7
足背动脉	41.0 ± 11.4	6.0 ± 4.2	14.7 ± 4.5

(2) 搏动指数(pulsatility index,PI):搏动指数 =(Vs−Vd)/Vm。搏动指数和声速 - 血管夹角无关。通常情况下,从中心动脉到外周动脉,PI 值逐渐增加。当下肢动脉狭窄或闭塞时,远端血管阻力减低,PI 随之减小。因此,分析狭窄远端动脉的 PI 变化尤为重要,PI 减低常提示上游动脉有狭窄的存在。

(3) 逆阻尼因子:逆阻尼因子 = 远端动脉 PI/ 近端动脉 PI。它表示声波通过该动脉节段时,搏动减弱的程度。例如,当股 - 腘逆阻尼因子小于 0.9 时,股浅动脉通常存在严重狭窄或闭塞(正常值为 0.9~1.1)。

（4）加速时间（acceleration time，AT）：前一心动周期末至下一心动周期频谱上升至顶峰处的时间间隔。AT 可以鉴别检测部位位于阻塞性病变的近端或远端。探头处近端病变，加速时间明显延长；探头处远端病变不会引起加速时间延长。该指数可以提高检查敏感性、减少伪像。

3. **节段性血压测量** 测量下肢血压前，首先测量双侧上肢肱动脉多普勒收缩压。将袖带置于患者上臂，袖带下缘应置于肘窝上方 2~3cm 处，于肘窝动脉搏动处，放置少量耦合剂。多普勒探头探及动脉信号后将袖带充气，直到信号消失（看到最后一个多普勒信号后再施加 20~30mmHg）。袖带慢慢放气，直到又出现动脉信号，在此时记录压力。多普勒血压检测界面见图 5-3-3。

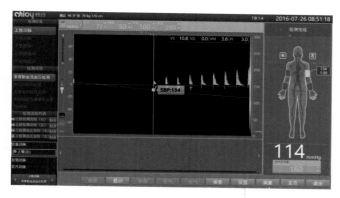

图 5-3-3 多普勒检测节段性血压工作界面

随后采用四阶段分法采用多普勒测定阶段性血压。在大腿近段、膝上、膝下、踝上放置 4 个袖带，分别检查胫后动脉、胫前动脉、足背动脉的信号，这些血管中，最强的多普勒信号作为下肢血压测量的参考信号，分别检测大腿、膝上、膝下、踝部的压力。如果多普勒探头无法找到以上血管的血流信号，则在腘窝处监测腘动脉的血流信号，检测大腿和膝上压力（图 5-3-4）。

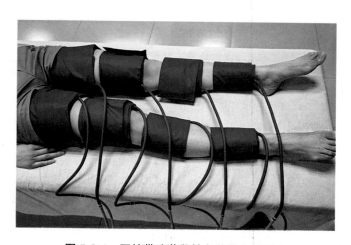

图 5-3-4 四袖带法节段性多普勒血压测定

正常情况下,大腿近段的收缩压应高于肱动脉 20~30mmHg,下肢相邻的两个节段之间的测量压差应不大于 20~30mmHg。大腿近段压力改变提示存在主髂动脉段或股总动脉阻塞性疾病。大腿近段和膝上或膝下压差增大,提示存在股浅动脉或腘动脉阻塞性疾病。膝下或踝部之间的压差增大,提示存在胫腓动脉疾病。如图 5-3-5 所示,患者大腿近段和膝上压力值差异较大(分别为 160mmHg 和 116mmHg),表示左股浅动脉闭塞。

4. **大腿压力指数** 大腿压力指数=大腿压力/肱动脉压力。大腿压力指数正常 >1.2,而 0.8~1.2 提示可能存在主髂动脉段阻塞性疾病,<0.8 表示很可能存在近端闭塞。如图 5-3-6 所示,患者双侧大腿近段压力指数偏低,提示主髂动脉段存在严重狭窄或闭塞。

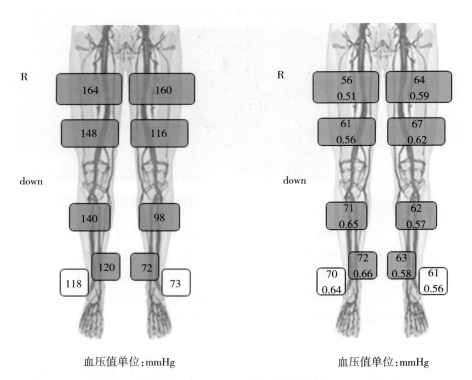

血压值单位:mmHg　　　　　　　　血压值单位:mmHg

图 5-3-5　左股浅动脉严重狭窄患者的下肢节段性收缩压　　图 5-3-6　大腿压力指数测定提示双侧大腿近段压力偏低

(二)足趾波形分析和血压测量

踝部血压变化不能作为准确预测损伤治愈的指标,糖尿病足国际临床指南建议,在有足溃疡的患者中,应使用更为末梢的血管压力(如足趾血压)测定来代替踝部血压测定。

1. **足趾光电容积描记** 光电容积描记(PPG)可以用来测量足趾动脉压和获得脉冲波形。正常的 PPG 波形可能有也可能没有重搏切迹,阻塞的波形比较圆钝,且上升支时间延长。PPG 波形是非量化的,振幅与增益设置有关,而与血流量无关。图 5-3-7 显示的是左足动脉阻塞时的 PPG 波形。

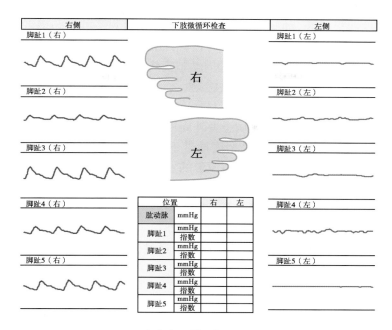

	位置		右	左
肱动脉		mmHg		
脚趾1		mmHg		
		指数		
脚趾2		mmHg		
		指数		
脚趾3		mmHg		
		指数		
脚趾4		mmHg		
		指数		
脚趾5		mmHg		
		指数		

图 5-3-7 光电容积描记提示左足动脉阻塞

2. 足趾血压测量 趾固有动脉沿足背下行,最后平行分布于每个脚趾的两侧。多普勒探头测量时,通常采用 8MHz 探头轻置于甲床外侧,探头与皮肤呈 15°~30°。将袖带环绕在近节趾骨上,其宽度应该是所测足趾直径的 1.2 倍,足趾通常的气囊为宽度 2.5~3cm。

大多数血管检查中心更愿意使用 PPG,因为使用起来方便而且耐用。测量足趾血压时,将 PPG 的电极固定在足趾末端即可。PPG 足趾血压检测的界面见图 5-3-8。

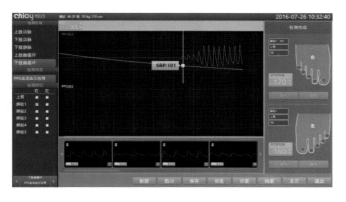

图 5-3-8 光电容积描记足趾血压检测界面

正常的足趾压力是踝部压力的 60%~80%,压力明显减少提示存在趾端动脉阻塞性疾病。足趾压力 <30mmHg 表示严重足远端缺血,足趾压力 >55mmHg 提示糖尿病足部溃疡有可能治愈。在寒冷的环境中,由于血管收缩可能使测量不准确。

3. 趾臂指数 TBI 是趾动脉收缩压与上臂肱动脉收缩压的比值。TBI 是评价下肢动脉到末梢缺血状态的指标,适用于临床怀疑下肢动脉疾病,但因为血管僵硬度明显增高,动脉中层钙化而导致 ABI 检测不可靠的患者(通常是糖尿病病史多年或者高龄患者)。TBI 0.7 为正常,TBI 在 0.6~0.7 之间为临界值,TBI<0.6 为异常值,而 TBI<0.25 提示严重的外周动脉疾病。

(三) 脉搏波传导速度检测

臂踝脉搏波传导速度(brachial ankle pulse wave velocity,baPWV)因其简单、无创而被广泛用于糖尿病患者外周动脉病变的筛查。baPWV 检测时,患者取仰卧位,静息至少 5 分钟,用高精度袖带于四肢同时记录肱动脉和胫前动脉的 PVR 波形,并确定肱动脉和胫前动脉波形的上升段起始点之间的时间间隔(ΔT)。

从胸骨上切迹到上臂、脚踝的路径长度 Lb、La 分别用下列公式计算:

Lb=0.219× 患者身高 −2.0734;

La=0.8129× 患者身高 +12.328;

臂踝脉搏波传导速度 baPWV 通过公式 baPWV=(La−Lb)/ΔT 计算(图 5-3-9)。

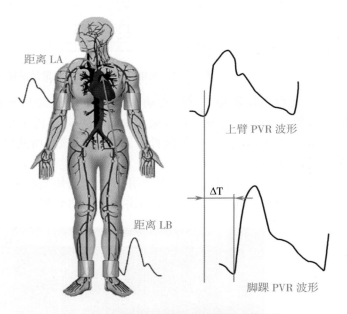

距离 LA

上臂 PVR 波形

ΔT

距离 LB

脚踝 PVR 波形

图 5-3-9　臂踝脉搏波传导速度的计算方法

三、临床意义

无创外周动脉检查成本相对低廉、使用方便,便于开展筛查。在人群中进行脉搏波传导速度和踝臂指数普查,可以发现血管壁的硬度及弹性改变,早期控制包括高血压在内的许多心血管疾病的发展进程,对心血管疾病诊治及亚健康的评价具有临床指导意义。无创外周动脉检查对疗效评价有重要意义。糖尿病足诊治指南认为踝臂指数是疗效评价的重要手段之一。龚剑锋认为节段性测压是观察动脉重建手术效果和术后随访的简单、准确和方便的方法。

无创外周动脉检查普遍应用于临床诊断。李鸿燕等人在研究了 2 型糖尿病患者 50 例后,认为糖尿病足患者具有高的股动脉分叉处动脉内中膜厚度和低的踝臂指数,二者的联合检测对于糖尿病足的早期诊断和防治具有重要的临床意义。四肢多普勒检查是早期发现糖尿病患者周围动脉疾病的有效方法,为糖尿病足的早发现、早治疗提供了可靠的临床依据。

(李佳乐　宋阜鸿)

第四节　iFlow 技术与 PBV 技术

糖尿病足的血运重建为其治疗的关键,血管腔内介入治疗逐渐成为糖尿病足血运重建的首选。能够明显减轻静息痛、加速溃疡的痊愈、延缓截肢时间、降低截肢高度。膝下血管分支多、交通支发达、毛细血管丰富,各分支血管在足部有着不同的供血区域。在膝下动脉的介入治疗中,因其自身血管直径小和血管环境较差,胫血管非常容易发生反应且其末端容易发生强烈的痉挛。传统的腔内治疗设备应用存在一定困难,需使用小的导丝系统,积极抗凝,使用血管扩张剂和适当尺寸的球囊。因此,膝下动脉的腔内治疗要想达到满意的预期,便需要获得更为精准的影像学证据,明确膝下病变血管的开通,保证足部组织灌注明显改善,进而使患者夜间静息痛、足趾或足趾以上组织破溃等症状好转,提高生活质量。

目前腔内治疗术中最常用的影像学检测技术是数字减影动脉造影(dimensional digital subtracted angiography,DSA)主要针对单支主干血管,无法显示终末血管组织灌注情况,且无法对影像学数据进行量化计算,提供定量的数据支持。故近年彩色血流编码(iFlow)技术与血流量灌注(PBV)技术开始应用于膝下动脉病变的检查与评估。

一、工作原理

彩色血流编码技术(parametric color coding of digital subtraction angiography,又称 iFlow 技术)是基于常规 DSA 造影图像进行血流量化分析的工具。通过在导管室内的一键式操作,将造影序列中的多幅动态图像信息整合在一张静止图像上,图像中每一个像素点从造影开始至造影剂达到最高浓度的时间间隔以彩色编码显示。这张彩色图像可以涵盖 DSA 造影的完整周期(如动脉期、实质期、静脉期等),或是其中任意某段连续时相。iFlow 的时间密度曲线(time-density curve,TDC)能提供非常直观的血流数值分析,在临床上能提供更及时的血流动力学信息。

血流量灌注技术(perfusion blood volume,PBV 技术),利用其得到的影像学数据三维地计算每一体素(voxel)的灌注值,并用彩色编码代表每 1000g 组织中所含血容量。PBV 技术在临床应用中具有以下优势:①一次采集同时获得血管 CTA 和血容量图像,减少患者评估所需要的造影剂剂量和放射线剂量;②观察整体组织血容量的影像,可获得术者比较感兴趣组织区域的血容量值,为腔内手术方案的制订和实施提供参考;③术后即刻定量评估治疗效果,以便与之后影像学随访资料进行比较。

二、典型病例

男,66 岁。因右下肢间歇性跛行 3 年,行走距离 70~100m,右下肢第二跖趾破

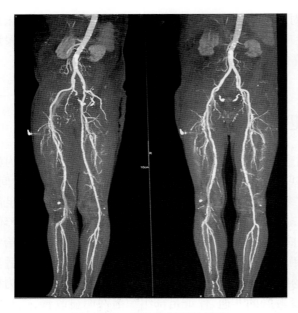

图 5-4-1　患者术前 CTA 图像
腹主动脉、髂动脉、股浅动脉、股深动脉多处严重钙化，右侧腘动脉 P1 段狭窄。右侧胫前动脉远段断续显影，局部闭塞

溃、疼痛。有糖尿病病史 37 年。查体：双下肢皮肤色素沉着，右下肢皮温下降。ABI：左侧 0.82，右侧 0.90。CTA 检查示：双下肢动脉粥样硬化性改变；多发管腔狭窄及闭塞：腹主动脉、髂动脉、股浅、股深动脉多处严重钙化；右侧腘动脉 P1 段狭窄。右侧胫前动脉远段断续显影，局部闭塞不除外（图 5-4-1）。行右胫前动脉球囊扩张术，球囊扩张前后 iFlow 图像数据比较显示，球囊扩张后膝下血流达峰时间较术前减少约 10 秒；足部 PBV 数据中，根据 angiosome 理论选取目标供血区域，计算其血流灌注值，术后较术前增加 50%（图 5-4-2、图 5-4-3）。

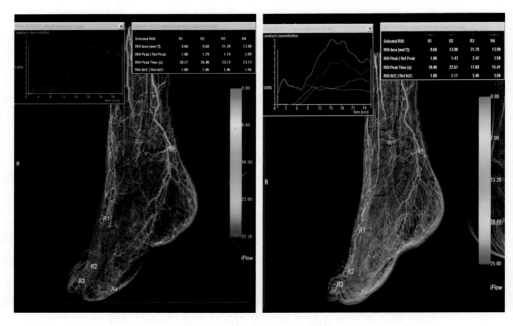

图 5-4-2　术前 - 术后 iFlow 图像对比
图上方曲线图为术前术后计算得到的血流曲线，表格为具体血流达峰时间等数据．R1，R2，R3，R4 为选取的测量点，其术前达峰时间（s）：R1=20.27，R2=26.40，R3=23.73，R4=23.73．术后：R1=10.4，R2=22.67，R3=17.6，R4=15.47

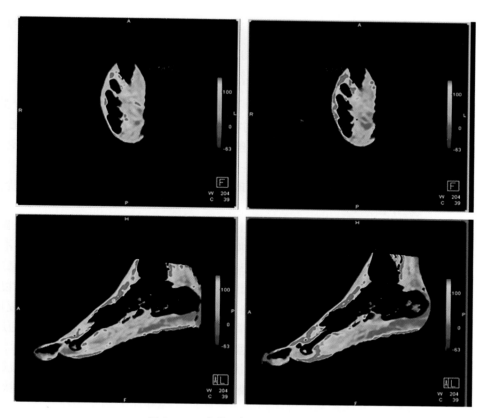

图 5-4-3　术前 - 术后足部 PBV 图像

术前、术后 PBV 值（均值 ± 标准差）分别为 74.6±68.6ml/L、108.9±90.7ml/L. 术后病变区域血流灌注值为术前的 1.5 倍

三、应用体会

　　iFlow 技术与 PBV 技术是两项新的显像技术,利用两款量化分析软件 SyngoiFlow 和 Syngo PBV neuro,通过彩色编码法计算得到相应的彩色血流图像、时间 - 浓度曲线和血流量值。弥补了 DSA 的不足,彩色图像能够更为清晰地显示主干血管、分支血管和终末血管血流和组织灌注情况。同时,将影像学数据以具体数值的形式表现出来,为病情评估、手术疗效及预后评估提供更为直观、准确的数据支持。尤其在足部破溃的患者中,结合 angiosome 理论,更为精准地评估病变和手术疗效,为膝下病变的腔内治疗评估提供强有力的数据支持。

（郑月宏　刘　暴）

第五节　病情评估及分级

一、Fontaine 分期法

　　糖尿病足周围血管病变按照 Fontaine 分期法划分为 4 个阶段:第 1 阶段无临

床症状的阻塞性动脉病变;第 2 阶段间歇性跛行;第 3 阶段缺血性静息性疼痛;第 4 阶段为溃疡或坏疽。

二、奚氏临床新分类法

单纯按照 Fontaine 分类法对糖尿病患者的周围血管病变进行分类不够精确,因为有时患者有严重缺血同时有周围神经病变,可能并无症状。因此,我国奚九一教授根据糖尿病患者皮肤、神经、肌腱、血管及趾骨等组织的不同病变,将其分为 5 型,被称为奚氏临床新分类法:

1. **皮肤变性皮损型**　表现为水疱、湿糜或浅溃、皲裂、鳞痂、跖疣或胼胝性溃疡、甲癣。

2. **肌腱筋膜变性坏死型(筋疽)**　①急性发作期:患足呈实性巨趾肿胀,张力较高,无波动感;局部色红、灼热,逐渐出现皮下积液;切开或破溃后,有不同程度的肌腱变性、水肿、坏死,病变肌腱呈帚状松散,坏死液化后形似败絮,形成窦道;大量稀薄棕褐色秽臭液体溢出,创面及周围组织红肿。病情发展急骤,有明显炎性反应,可迅速蔓延全足及小腿。高龄有心、脑、肾等并发症者可危及生命。②好转恢复期:经积极治疗后,局部坏死肌腱清除,肿胀消退,肉芽组织生长,色泽红润,创面、窦道逐渐愈合。

3. **血管闭塞缺血性坏死型**　①趾端浅瘀症:皮肤毛细血管痉挛,两足趾对称性或多个趾面,散见细小花絮状紫纹或轻度淤血,指压可褪色,但回流缓慢,渐呈茧壳状分离脱落。如无继发感染,一般不致形成溃疡。胫后及足背动脉搏动减弱或正常,下肢抬高苍白试验阴性或弱阳性。②肢体血管闭塞坏死症:大、中血管硬化狭窄、闭塞肢端缺血征明显,如趾跖苍白、发绀,趾端呈干性坏死;伴间歇性跛行,静息痛剧烈,大动脉可闻及吹风样杂音,足背及胫后动脉搏动消失,下肢抬高苍白试验强阳性。

4. **末梢神经变性麻痹型**　①寒痹症:足趾、跖踝麻木或刺痛、发凉对称性双足感觉障碍,或有单个肢体疼痛感觉明显者;患足掌踏地均有踩棉絮感;少数有肢冷、畏寒;足背动脉及胫后动脉搏动存在,下肢抬高苍白试验阴性。②热痹症(灼热性肢痛症):患肢有烧灼性疼痛,伴放射痛,夜间加剧。肢体触觉敏感,肢端无明显缺血性体征,足背动脉、胫后动脉搏动较亢进。

5. **趾跖骨变性萎缩型**　①趾骨萎缩症(骨萎):趾骨吸收,萎缩畸形,肢端畏寒,足背动脉、胫后动脉搏动存在。②趾骨骨髓炎(骨痹):多由糖尿病足坏疽感染引起趾骨骨髓炎。

三、Wagner 分级法

根据病情的严重程度对糖尿病足进行分级,最经典的是 Wagner 分级法:①0级:有发生足溃疡危险因素的足,目前无溃疡。②1 级:足皮肤表面溃疡,好发生于足突出部位即压力承受点,如足跟部、足或趾底部,溃疡被胼胝包围。无感染征象,突出表现为神经性溃疡。③2 级:较深的穿透性溃疡,常合并软组织炎,无深部脓肿或骨感染,溃疡部位可存在一些特殊的细菌,如厌氧菌、产气菌。较深的溃疡常合并软组织炎,无脓肿或骨感染。④3 级:深度感染,伴有骨组织病变或脓肿。⑤4

级:局限性坏疽(趾、足跟或前足背),特征为缺血性溃疡,局部的或足特殊部位的坏疽。通常合并神经病变,没有严重疼痛的坏疽即提示有神经病变,坏死组织的表面可有感染。⑥5级:全部坏疽。Wagner分级在临床上常用于指导制订治疗方案,0~2级进行保守治疗,3级患者在保守治疗的基础上进行清创,4级以上患者只能进行截肢(趾)处理。

四、李仕明分级方法

李仕明教授根据病变程度并参照国外标准,把糖尿病足分为6级,被称为李仕明分级法:①0级:皮肤无开放性病灶,表现为肢端供血不足,皮肤凉、发绀或苍白、麻木、感觉迟钝或丧失、肢端刺痛或灼痛,常兼有足趾或足的畸形等高危足表现。②1级:肢端皮肤有开放性病灶,水疱、血疱、鸡眼或胼胝,冻伤或烫伤及其他皮肤损伤所引起的浅表溃疡,但病灶尚未波及深部组织。③2级:感染病灶已侵犯肌肉深部组织。常有轻度蜂窝织炎、多发性脓灶及窦道形成,或感染沿肌间隙扩大,造成足底、足背贯通性溃疡或坏疽,脓性分泌物较多。足或趾皮肤局灶性干性坏疽,但肌腱韧带尚无破坏。④3级:肌腱韧带组织破坏。蜂窝织炎融合形成大脓肿,脓性分泌物及坏死组织增多,足或少数趾(指)干性坏疽,但骨质破坏尚不明显。⑤4级:严重感染及造成骨质破坏、骨髓炎、骨关节病变,或已形成假关节、夏科关节,部分趾(指)或部分手足发生湿性或干性严重坏疽或坏死。⑥5级:足的大部或全部感染或缺血,导致严重的湿性或干性坏疽,肢端变黑,尸干,常波及踝关节和小腿。

五、Texas 分级法

美国Texas大学糖尿病足分类方法(简称Texas分级法,见表5-5-1)评估了溃疡深度、感染和缺血的程度,共有16种情况,从纵横两面来进行分类,考虑了病因与程度两方面因素,注意到即便是在溃疡前也可出现感染和缺血。分级的程度从1~4级逐渐加深,而分期指的是溃疡的原因。运用该分类方法进行溃疡分类时需要把分级与分期相结合,如患者溃疡为1级A期则为高危患者,2级B期则是有感染的浅溃疡。但Texas分级法是基于灌注、范围、深度、感染及感觉进行细分等级,因分级复杂而临床较少应用,适用于科研,尤其在判断预后方面优于Wagner分级系统。

表 5-5-1 Texas 大学糖尿病足分级分期方法

	分级		分期
1	足部溃疡病史	A	无感染、缺血
2	表浅溃疡	B	合并感染
3	溃疡深及肌腱	C	合并缺血
4	溃疡累及骨、关节	D	合并感染及缺血

六、DUSS 评分系统

德国蒂宾根大学Beckert等提出了根据溃疡性质对糖尿病足严重程度进行分

级的新的糖尿病足溃疡严重程度评分(DUSS)系统,能够比较准确地预测糖尿病足溃疡患者的预后。DUSS 评分系统主要通过 4 项临床指标评分:是否可触及足动脉搏动(有为 0 分,无为 1 分);溃疡是否深达足面(否为 0 分,是为 1 分);溃疡的位置(足趾为 0 分,其他部分为 1 分);是否为多发溃疡(否为 0 分,是为 1 分)。

该评分的最高理论评分为 4 分,且总分值越高,溃疡程度越重。0 分的溃疡愈合率显著增高,高分者溃疡愈合率低,截肢率高;得分相同的不同亚组患者,溃疡愈合率存在显著性差异。进一步分析显示,得分每升高 1 分,溃疡愈合率降低 35%;同样,得分越高,初始溃疡面积越大,溃疡病史越长,需要住院或手术治疗的可能性就越大。该评分系统简单实用、易于操作,对糖尿病足溃疡患者的预后有一定的预测价值,但不能进行量化评价,对后续的治疗指导比较粗糙,仍需进一步临床验证。

七、Edmonds 和 Foster 简单分级系统

Edmonds 和 Foster 简单分级系统由 Edmonds 和 Foster 建立,该分级系统是在区分神经性病变和神经 - 缺血性病变基础上进行的,可依此分级系统选择治疗方法。分级标准:一级为低危人群,无神经病变和血管病变;二级为高危人群,有神经或者血管病变,加上胼胝、水肿和足畸形等危险因素。三级为溃疡形成;四级为足感染;五级为坏疽;六级为无法挽回的足病。该分级系统完全基于足病的自然病程,有利于根据患者危险程度制订管理及预防措施,进行分层管理。

八、S(AD)SAD 分级系统

为适应繁忙的临床工作,Macfarllane 等人提出了 S(AD)SAD 分级系统,S(AD)SAD 分别代表 5 个参数:size 即大小(area- 面积 and depth- 深度);sepsis 即脓毒症;arteriopathy 即动脉病变;denervation 即周围神经病变。S(AD)SAD 分级不需要专业技术即可进行,最高分 15 分,它同时考虑了缺血、周围神经病变、感染等对足溃疡的影响,而且和 Texas 分级不同,还将这些参数进行了细分,赋值如下:

(1) 面积:无皮肤破损,0 分;<1cm,1 分;1~3cm,2 分;>3cm,3 分。

(2) 深度:无破损,0 分;表浅溃疡,1 分;累及肌腱、关节囊、骨膜,2 分;累及骨或关节,3 分。

(3) 脓毒症:无,0 分;表面的,1 分;蜂窝织炎,2 分;骨髓炎,3 分。

(4) 动脉病变:足背动脉搏动存在,0 分;足背动脉搏动减弱或一侧消失,1 分;双侧足背动脉搏动消失,2 分;坏疽,3 分。

(5) 周围神经病变(PN):针刺感存在、减弱、消失,分别为 0、1、2 分;夏科关节病 3 分。

九、DEPA 评分系统

约旦 Jordan 大学医院足科在 2004 年提出了 DEPA 评分系统。DEPA 代表四个参数,分别是:the depth of the ulcer(D);the extent of bacterial colonization(E);the phase of ulcer he aling(P);the associated underlying etiology(A)。各参数赋值如下:①深度:皮肤层,1 分;软组织层,2 分;深及骨头,3 分。②细菌定植程度:污染,1 分;感染,2

分;感染坏死,3分。③溃疡状态:肉芽生长,1分;炎症反应,2分;不愈合,3分。④相关病因:PN,1分,骨畸形,2分;缺血,3分。将4个评分加起来再对溃疡进行分级:<6分为低级,7~9分为中级,10~12分或湿性坏疽为高级。该分级先对溃疡进行评分,再对溃疡分级,从而预测预后,采取相应的治疗,这是以前各种分级标准没有的。作者认为DEPA比Texas能更好地预测患者预后。6分以下的患者有较好的预后,愈合需4~6周;10分或更高的患者,只有15%的患者可能在20周内完全愈合,截肢比长时间非手术治疗好;7~10分的患者可进行非手术治疗,预后较好。

十、PEDIS分级系统

PEDIS分级系统是国际糖尿病足病工作组为实验研究而提出的一种糖尿病足分级方法,P、E、D、I、S分别为灌注(perfusion)、大小(extent)、深度(depth)、感染(infection)、感觉(sensation)的英文单词首字母。PEDIS分级在感染和缺血的描述上客观准确,但过于分散,且未对溃疡大小进行分级,如能将这个方面总结起来进行再分级则更有利于我们对糖尿病足患者进行对比研究。各参数赋值如下:

(1)血流灌注:1级无周围血管病变(PVD)症状和体征,足背动脉搏动可触及或踝肱指数(ABI)0.9~1.1;或趾肱指数(TBI)>0.6;或经皮氧分压(TCPO$_2$)>60mmHg。2级有PVD症状,但无严重缺血,ABI<0.9但踝部收缩压>50mmHg;或TBI<0.6,但足趾收缩压>30mmHg;或TCPO$_2$30~60mmHg;3级有严重肢体缺血,踝部收缩压<50mmHg;足趾收缩压<30mmHg;或TCPO$_2$<30mmHg。

(2)溃疡大小:可通过创面两最大垂直径的乘积来计算。

(3)深度:1级,无感染;2级,深及真皮至皮下组织;3级,足的全层,包括足和(或)关节。

(4)感染:1级,无感染;2级,感染到皮肤和皮下组织(最少有以下中的两项:水肿或硬结、围绕溃疡的红斑在0.5~2cm、局部压痛、局部皮温高、脓性分泌物);3级,红斑>2cm,加以上感染征象中的任一项;或感染比皮肤或皮下组织深;4级,有全身症状的足感染。

(5)感觉:1级,无感觉缺失;2级,保护性感觉缺失。

十一、Strauss分级系统

Strauss认为以前的分级没有一种是理想的,故而提出了Strauss分级系统,并认为该分级不仅可用于糖尿病足分级,也可用于其他伤口的评分。该分级总分12分,共4项参数:①伤口外观:发红,2分;苍白、发黄,1分;变黑,0分。②伤口大小:小于患者大拇指大小,2分;拇指到拳头大小,1分;比拳头还大,0分。③深度:皮肤或皮下组织,2分;肌肉或肌腱,1分;骨头或关节,0分。④微生物:微生物定植,2分;蜂窝织炎,1分;多普勒单相波形或没有搏动,0分。Strauss根据总分将伤口分成3种:8~10分正常;4~7分为问题伤口,需行清创、制动、高压氧等治疗,及时正确的治疗80%可以取得较好的疗效;0~3分是无效伤口,几乎都需要截肢。

(张望德 马立人)

参 考 文 献

[1] 任重阳,狄镇海,毛学群,等.DSA 步进技术在糖尿病下肢血管病变诊断中的应用[J].介入放射学杂志,2010,19(9):737-740.

[2] 梁彤,任杰,梁峭嵘,等.彩色多普勒超声与超声造影诊断糖尿病足病胫后动脉病变的对比研究[J].中国超声医学杂志,2013,29(4):358-361.

[3] 柴萌,张海涛,黄丛春,等.无创检查在糖尿病足病下肢血管病变中的诊断价值与 DSA 对照研究[J].医学影像学杂志,2008,22(3):1870-1872.

[4] 程娟,陈亚青.超声诊断糖尿病周围神经病变[J].中国医学影像技术,2011,27(5):1035-1038.

[5] BoultonA J. The diabetic foot: a global view[J].Diabetes Metab Res Rev,2000,16(Suppl 1): 2-5.

[6] 关小宏.糖尿病足发展史[J/CD].中华损伤与修复杂志:电子版,2011,6(4):509-515.

[7] 中华医学会糖尿病学分会.中国 2 型糖尿病防治指南(2013 版)[J].中国糖尿病杂志,2014,22(8):26-27.

[8] 于秀辰.糖尿病足病[M].北京:科学技术文献出版社,2001.

[9] 邢英琦.无创性血管诊断学治疗实用指南[M].3 版.北京:人民卫生出版社,2016.

[10] 唐铭一,李凯,马小铁.脉搏波信号时域特征提取与算法的研究[J].计算机与现代化,2010(4):15-17.

[11] 张俊利,蔺嫦燕.容积脉搏波的检测方法及其在评价心血管功能方面的应用[J].北京生物医学工程,2007,26(2):220-224.

[12] 郭娴,韩颐,霍凤.动脉硬化闭塞症未溃期中医辨证分型与 ABI、TBI、PPG 指标关系的探讨[C].北京:北京中医药学会 2013 年学术年会,2013.

[13] Rooke T W,Hirsch A T,Misra S,et al. 2011 ACCF/AHA Focused Update of the Guideline for the Management of Patients With Peripheral Artery Disease(Updating the 2005 Guideline)A Report of the American College of Cardiology Foundation/American Heart Association Task Force on Practice Guidelines [J]. Circulation,2011,124(18):2020-2045.

[14] 朱艳芳.无创伤性示波法测量血压的应用[J].中华现代护理杂志,2004,10(5):466-468.

[15] Pickering T G,Hall J E,Appel L J,et al. Recommendations for blood pressure measurement in humans and experimental animals:Part 1: blood pressure measurement in humans: a statement for professionals from theSubcommittee of Professional and Public Education of the American Heart AssociationCouncil on High Blood Pressure Research [J]. Hypertension,2005,111(5):697-716.

[16] 张文波,徐欣.慢性下肢缺血性疾病的诊断进展[J].骨科,2007,31(3):189-190.

[17] 龚剑锋.节段性测压在下肢动脉硬化闭塞症中的应用价值[D].上海:复旦大学,2002.

[18] 董元丽.老年高血压患者餐后血糖水平与趾臂指数的相关性研究[J].中国社区医师:医学专业,2012,14(11):77-78.

[19] 王莉,杨彩哲,王良宸,等.趾臂指数诊断早期糖尿病下肢血管病变的价值研究[J].中国全科医学,2014(17):1950-1954.

[20] 王晗,李慧,饶莉.踝臂指数及踝臂脉搏波传导速度与糖尿病慢性并发症的相关性研究[J].实用医院临床杂志,2012,9(3):51-54.

[21] 国际糖尿病足工作组.糖尿病足国际临床指南[M].北京:人民军医出版社,2004.

[22] 张雄伟.外周动脉疾病无创血流动力学检测技术[M].北京:人民卫生出版社,2010.

[23] Cutajar C L,Marston A,Newcombe J F. Value of cuff occlusion pressures in assessment of peripheral vascular disease [J].Br Med J,1973,2(5863):392-395.

[24] Bonham P A,Cappuccio M,Hulsey T,et al. Are ankle and toe brachial indices (ABI-TBI) obtained by a pocket Doppler interchangeable with those obtained by standard laboratory

equipment? [J].J Wound Ostomy Continence Nurs,2007,34(1):35-44.

[25] Williams D T,Price P,Harding K G. The influence of diabetes and lower limb arterial disease on cutaneous foot perfusion [J].J VascSurg. 2006 Oct;44(4):770-775.

[26] 朱彤,李婉媚.PWV 和 ABI 的测定在动脉硬化早期检测中的应用[J].临床医学工程,2006 (8):4-5.

[27] 李鸿燕,唐晓辉,李大海.股动脉分叉处 IMT、ABI 在糖尿病足早期诊断中的意义[J].现代预防医学,2013,40(8):1594-1595.

[28] 樊晓平,卢莱曾,刘建新,等.四肢多普勒检查对糖尿病足筛查的临床意义[J].中华全科医学,2012(1):118-119.

[29] 胡景胜,尹士男.糖尿病足病诊断与防治[M].北京:金盾出版社,2010.

[30] 谷涌泉,张建,许樟荣.糖尿病足病诊疗新进展[M].北京:人民卫生出版社,2006.

[31] 李仕明.糖尿病与相关并发症的诊治[M].北京:人民卫生出版社,2002.

[32] 廖二元,超楚生.内分泌学[M].北京:人民卫生出版社,2001.

[33] 王红菊,钱莺.糖尿病足病的分类和诊断分级[J].全科护理,2009,7(4):917-918.

[34] 许樟荣.糖尿病足病病变的分类与诊治进展[J].内科急危重症杂志,2002,8(1):32-35.

[35] 王玉珍,许樟荣.糖尿病足病的检查与诊断分级[J].中国实用内科杂志,2007,27(7):489-492.

[36] Ali Foster.糖尿病足病的流行病学和分级[J].国外医学内分泌学分册,2004,24(5):301-302.

[37] 徐洪涛,曹烨民,奚九一.糖尿病足病的临床分类法探讨[J].甘肃中医,2009,22(1):21-23.

[38] 李菁菁,韩会民,汤秀珍.糖尿病足病诊治进展概述[J].中国临床研究,2015,28(1):124-126.

[39] 中华中医药学会糖尿病分会.糖尿病足病中医诊疗标准[J].世界中西医结合杂志,2011,6(7):618-625.

[40] Jude E B,Oyibo S O,Chalmers N,et al. Peripheral arterial disease in diabetic and nondiabetic patients:a comparison of severity and outcome [J].Diabetes Care,2001,24(8):1433-1437.

[41] 刘凤,毛继萍,颜湘.多伦多临床评分系统在糖尿病周围神经病变中的应用价值[J].中南大学学报(医学版),2008,33(12):1138.

[42] 范丽凤,张小群,郝建玲,等.糖尿病患者足病预防护理知识与行为状况的调查研究[J].中华护理杂志,2005,40(7):493-496.

第六章

糖尿病足筛查

第一节 筛查意义

糖尿病足发病率高、住院时间长、花费巨大,且致残率、致死率高,故应积极贯彻"未病先防,疾病防变"的慢病防治原则,做好糖尿病足筛查工作乃为重中之重。许樟荣教授的研究提示,糖尿病足通过早期筛查和积极管理,积极预防,强化患者和医务人员教育,加强多学科协作处理足溃疡,密切监测病情变化,可使糖尿病足的截肢率下降49%~85%。

第二节 筛查内容

具体的糖尿病足筛查流程可按照中国微循环学会周围血管病专业委员会糖尿病足学组设计的"糖尿病足筛查表"进行(后附)。

一、一般资料

年龄、性别、病程、职业(文化程度)、经济状况、吸烟、饮酒史、截肢史、各种慢性并发症合并情况、血糖(空腹、餐后2小时)、糖化血红蛋白、血脂、血压、体重指数、尿微量白蛋白、肌酐(Cr)、下肢彩超、ABI、心电图、实验室化验指标等。

二、足部相关检查

足部评估内容包括足部皮肤、趾甲、足部形态、下肢大血管、感觉神经功能、运动神经功能、自主神经功能等。参照TCSS评分表进行评估,总分19分,>5分为阳性(表6-2-1)。

表 6-2-1 TCSS 评分表

症状	评分	
	有(1)	无(0)
疼痛感		
针刺感		
麻木		
乏力		
走路不稳		

续表

症状	评分	
	有(1)	无(0)
感觉		
温度觉		
针刺觉		
轻触觉	正常(0)	异常(0)
振动觉		
位置觉		
膝反射	正常(0)	减弱(1)消失(1)
踝反射		

三、危险因素评估

采用 Gavin 足危险因素加权值积分方法,1~3 分为低危足,4~8 分为中危足,9~13 分为高危足(表 6-2-2)。

表 6-2-2　Gavin 足危险因素加权值积分方法

危险因素	加权值	危险因素	加权值
血管病变	1	DM 病史 >10 年	2
足部畸形	2	DM 肾病或视网膜病变	1
保护性感觉缺失	3	以前有足溃疡或截肢史	3
心脏疾病和(或)吸烟史	3		

四、尼龙丝感觉

10g 尼龙丝又称为 Semmes-Weinstein 尼龙丝,患者足底的一个或以上的解剖部位不能感知 10g 尼龙丝的压力时,常提示较大神经纤维的功能缺失,进行该检查时患者需要闭眼。

五、患者认知行为

采用范丽风等设计的系列"DF 预防护理知识与行为状况的调查与评价表",包括患者对 DF 的认识、早期筛查知识(表 6-2-3)、日常足部护理知识与行为(表 6-2-4)、合适鞋子的选择知识与行为(表 6-2-5)、合适袜子的选择知识与行为(表 6-2-6)、正确修剪趾甲的知识与行为(表 6-2-7)及患者获取足部护理知识途径(表 6-2-8)。

表 6-2-3   患者对糖尿病足认知调查问卷表

项目	是	否
知道 DM 可合并 DF		
知道 DF 发生的原因		
知道保护双足的重要性		
了解日常足部护理知识		
希望全面了解 DF 防护知识		
愿意今后每天进行双足的检查与护理		
知道每年至少去医院 1 次行全面足部检查		
知道什么是保护性感觉丧失		
知道保护性感觉的自我检查方法		

表 6-2-4   糖尿病患者日常足部护理知识与行为调查问卷表

项目	是	否
知道每晚用 <40℃温水洗足 5~10 分钟,并擦干趾间皮肤		
知道坚持每天检查双足		
知道洗足后涂擦润肤霜保护皮肤		
知道每天按摩足、下肢皮肤、促进血液循环		
不能用热水袋等热源进行足部保暖,以免烫伤		
知道不能赤足走路,以免损伤足部皮肤		
知道不能自行修剪鸡眼、胼胝或涂腐蚀性药物		

表 6-2-5   糖尿病患者合适鞋子的选择知识与行为调查问卷表

项目	是	否
知道穿鞋不当损伤足部,会导致 DF		
知道应选择圆头、厚底鞋,如运动鞋、胶鞋等		
知道鞋面最好选择软皮、绢面、帆布面等透气性好的面料		
知道鞋子的长度要适中,鞋头距最长足趾要有 1cm 距离		
知道最好下午或傍晚去购鞋,因为活动 1 天后双脚会肿胀		
知道两脚不等大,应以自己较大脚的尺码为标准选购鞋子		
知道应避免穿凉鞋、尖头鞋、高跟鞋,以免损伤足部皮肤		
知道穿新买的鞋子时要短时间试穿,然后逐渐延长试穿时间		
知道穿鞋前要检查鞋内有无异物		

表 6-2-6　糖尿病患者合适袜子的选择知识与行为调查问卷表

项目	是	否
知道穿着袜子不当与 DF 的发病有关		
知道 DM 患者应经常穿着袜子		
知道知道棉质的袜子最能吸汗		
知道 DM 患者不可以穿着起毛头的袜子		
知道棉质或羊毛的袜子最柔软		
知道白色或其他浅色的袜子最适合 DM 患者穿着		
知道 DM 患者不宜穿着有弹性袜腰的袜子		
知道 DM 患者不宜穿带有缝边、破洞或带补丁的袜子		
知道 DM 患者需注意减低脚步所受的压力		
知道 DM 患者应每天更换 1 双干净的袜子		

表 6-2-7　糖尿病患者正确修剪趾甲的知识与行为调查问卷表

项目	是	否
知道趾甲修剪不当会造成感染,引起 DF		
知道沿趾甲平平地修剪趾甲,将两角磨圆		

表 6-2-8　患者获取足部护理知识行为途径调查问卷表

项目	是	否
从网络媒体自学相关知识		
参加糖尿病足的专科基本培训		
自己的生活常识和患病经历		

【附】糖尿病足筛查表

医院		编号 _	
患者姓名:		ID 号	
患者一般资料			
性别:	民族:		出生日期:
文化程度:文盲 [　] 小学 [　] 高中(中专)[　] 大学(以上)[　]			
职业:体力劳动 [　] 脑力劳动 [　] 家庭妇女(男士)[　] 离退休 [　] 其他 [　]			
确诊糖尿病时间:	年月		
糖尿病治疗情况			
饮食 [　] 　 运动 [　] 　 口服药物 [　] 　 胰岛素 [　]			
血糖控制情况: 空腹血糖＿＿mmol/L,餐后 2 小时血糖＿＿mmol/L, HbA1c＿＿%			

续表

既往史
高血压:否 [　] 是 [　] ＿＿＿年治疗否 [　] 是 [　]
冠心病:否 [　] 是 [　] ＿＿＿年治疗否 [　] 是 [　]
血脂异常:否 [　] 是 [　] 　　治疗否 [　] 是 [　]
CHOL＿＿＿mmol/L,TG＿＿＿mmol/L,LDL＿＿＿mmol/L,HDL＿＿＿mmol/L
脑血管病:否 [　] 是 [　] ＿＿＿年类型: TIA [　] 脑梗死 [　] 脑出血 [　]
周围血管病:否 [　] 是 [　] ＿＿＿年治疗否 [　] 是 [　] 药物名称:＿＿＿
手术:否 [　] 是 [　] 　手术肢体: 左侧 [　] 右侧 [　]
手术类型: 血管搭桥 [　] 血管成形术 [　] 干细胞移植 [　]
截肢手术: 无 [　] 是 [　]接受手术的肢体:左侧 [　] 右侧 [　]
截肢位置: 足趾 [　] 足前段 [　] 踝以下 [　] 膝以下 [　] 膝以上 [　]
体格检查:
血压＿＿＿＿＿/＿＿＿＿＿mmHg,心率＿＿＿＿min,身高＿＿＿＿m,体重＿＿＿＿kg
体重指数＿＿＿＿kg/m^2,腰围＿＿＿＿cm,臀围＿＿＿＿cm
并发症情况:
肾病:有 [　] 否 [　] 确诊时间:＿＿年＿＿月
尿微量白蛋白＿＿＿＿ [单位 mg/g(Cr)或 ug/min] 　蛋白尿:+ ++ +++ ++++
视网膜病变:有 [　] 否 [　] 确诊时间:＿＿年＿＿月
性质:
左:[　]背景性 Ⅰ Ⅱ Ⅲ [　]增殖性 Ⅳ Ⅴ Ⅵ [　]黄斑水肿
右:[　]背景性 Ⅰ Ⅱ Ⅲ [　]增殖性 Ⅳ Ⅴ Ⅵ [　]黄斑水肿
自主神经病变:卧位血压＿＿＿＿/＿＿＿＿mmHg 立位血压＿＿＿＿/＿＿＿＿mmHg
消化系泌尿生殖系出汗异常其他
周围神经病变:有 [　] 否 [　] 已＿＿＿年
下肢感觉:麻木 [　]疼痛 [　]蚁行感 [　]袜套样感觉 [　]踩棉絮感 [　]
神经系统检查:左侧　　　　　　右侧
膝反射:正常 [　]减弱 [　]未引出 [　] 　正常 [　]减弱 [　]未引出 [　]
踝反射:正常 [　]减弱 [　]未引出 [　] 　正常 [　]减弱 [　]未引出 [　]
尼龙丝感觉: 左侧　　　　　　右侧
尼龙丝感觉应测定 5 点　　　　/5　　　　/5
周围血管检查:
动脉搏动:左侧　　　　　　右侧
足背动脉正常 [　]减弱 [　]未扪及 [　] 正常 [　]减弱 [　]未扪及 [　]
肱/踝动脉压比值: (足背动脉)左侧＿＿＿＿mmHg,右侧＿＿＿＿mmHg
(胫后动脉)左侧＿＿＿＿mmHg,右侧＿＿＿＿mmHg
间歇性跛行:有 [　] 无 [　]

续表

足部检查：			
皮肤颜色　左侧		右侧	
下肢正常[　]苍白[　]暗紫[　]		正常[　]苍白[　]暗紫[　]	
足正常[　]苍白[　]暗紫[　]		正常[　]苍白[　]暗紫[　]	
下肢/足皮温：正常[　]发凉[　]升高[　]			
左侧		右侧	
大腿[　]小腿[　]足背[　]		大腿[　]小腿[　]足背[　]	
胖胀：有[　]无[　]			
畸形：有[　]无[　]			
影像学检查			
溃疡评估			
溃疡：有[　]无[　]溃疡数目：单发[　]两处[　]多发[　]			
具体部位：＿＿＿＿性质：缺血性[　]神经性[　]混合性[　]			

填表人：　　　填表日期：

填表说明

1. 所有的数据如体检和血液生化指标等均为患者入院时或门诊时即时采集数据。

2. 胰岛素或口服降糖药等治疗填写具体药名，如患者同时应用两者，则勾选两项[√]

3. 空腹和餐后 2 小时血糖均以静脉血检测为主，如果末梢血检测血糖，则需要注明；HbA1c 以静脉血测定为主，如果为快速法测定（DC-2000）则需要注明。

4. 既往史

（1）高血压病：在未使用降压药物的情况下，收缩压≥140mmHg 和（或）舒张压≥90mmHg；或血压正常但近期 1 个月内正在服用降压药者。

（2）冠心病的诊断需注明方法，如心脏 CTA、心脏血管造影等

（3）脑血管病需要注明诊断方法如脑血管彩超、脑血管造影等

（4）周围血管病：患者有间歇性跛行或静息痛；双足动脉（足背、胫后动脉）减弱或不能触及；单足或双足多普勒信号缺失或呈现单峰；ABI<0.9（足在适应温暖环境后 ABI<0.7），强烈提示周围动脉病变。

5. 并发症情况　糖尿病肾病、视网膜病变、自主神经病变和周围神经病变均遵照以往共识的诊断标准评估。

6. 尼龙丝感觉：10g 尼龙丝又称为 Semmes-Weinstein 尼龙丝，患者足底的一个或以上的解剖部位不能感知 10g 尼龙丝的压力时，常提示较大神经纤维的功能缺失。

（马立人）

参 考 文 献

[1] 许樟荣，译. 糖尿病足国际临床指南[M].北京：人民军医出版社，2003：77.

[2] 刘凤，毛继萍，颜湘. 多伦多临床评分系统在糖尿病周围神经病变中的应用价值[J].中南大学学报（医学版），2008，33（12）：1138.

[3] 范丽凤，张小群，郝建玲，等. 糖尿病患者足病预防护理知识与行为状况的调查研究[J].中华护理杂志，2005，40（7）：493-496.

第七章

分级诊疗管理

第一节　国内外现状

一、国内现状

糖尿病足的诊疗是一个需三、二、一级医院分工协作的分级诊疗系统工程,相对于其他的糖尿病并发症,足病并发症的处理更强调专业化的多学科合作,强调预防为主。各科、各层次医务人员对于糖尿病足防治应有足够认识,学会识别糖尿病足危险因素,并对已经进行手术的患者进行长期、全面的跟踪随访和教育管理。近年,糖尿病足管理的形势愈发严峻,故而也得到越来越多的专业人士重视。中华医学会糖尿病分会、中国微循环学会周围血管病委员会等若干全国性学术团队均成立了糖尿病足学组,全国各地糖尿病足专业的医护人员经过多年的临床经验积累和探索,对糖尿病足诊治模式的认识逐渐发生转变,从开始的单一诊治模式,逐渐过渡到诊断、治疗、预防一体多学科协作的全程管理模式,北京、南京、成都、重庆、杭州、温州、上海、哈尔滨、牡丹江等地已经成立了多家以多学科合作模式的糖尿病足中心。但尽管如此,由于我国幅员辽阔,人口众多,各地区社会经济水平差异很大,医疗卫生和三级诊疗制度的落实也存在较大差距,以至于各级医院糖尿病足管理存在规范性及资源配置的矛盾。

糖尿病作为我国高发的慢性病,目前各级医院均参与到糖尿病及其并发症的诊断、治疗等各个环节,但规范性较差,比如由内分泌科、肾内科、创伤科、血管外科、全科医学等各专业学术团体颁布的糖尿病及其并发症指南就多达 50 余个版本,尤其是基层全科医生常常处于"听谁的和怎么做"等迷茫之中。各个医院由于医疗技术的差距,以往国家政策倾向性等原因,资源配置的合理性也显得矛盾重重。国内跨地区前瞻性的糖尿病足调查发现,我国糖尿病足各级和各地区医疗机构治疗水平差别较大,三级甲等医院承担了近 90% 的糖尿病足诊疗工作,在三级医院住院的慢性创面患者首位病因是糖尿病足溃疡,这些患者平均住院时间超过 1 个月,其中半数患者住院时间甚至超过 3 个月。相关科室由于接收大量慢性创面患者住院,需经过较长时间的创面处理后方能手术,造成平均住院日长、效益低下的情况。而与此对应的是,基层医院医护人员对糖尿病足的认识、监控、诊治重要性普遍认识不足,确诊率低。我国糖尿病足实际发病率高,诊断晚,合并感染率高达 70%，而糖尿病足一旦合并感染，治疗难度大大增加，这与基层医疗机构在糖尿病足管理中功能缺失不无关系。

二、国际现状

相对国内糖尿病足管理发展的刚刚起步而言，发达国家经过 30 多年的发展，对糖尿病足已经形成了较为成熟的分级分工明确的系统管理体系，符合疾病发展规律及卫生经济学原则，值得我们深入学习和借鉴。

1983 年德国建立了第一个特别的糖尿病足诊室，诊室成员不仅有医生、护士等，还有经过特殊培训的修脚师、普通护士、矫形鞋业师傅，此后不断完善，成立了健全的糖尿病足室。2002 年德国设立了一个新的职业 "pldologie"，以便更好地应对糖尿病足的日常护理和社区健康教育。

目前国际上众多的创面中心提出多学科协助（multi-disciplinary team，MDT）方式处理糖尿病足创面并取得良好效果，MDT 模式的出现，整体提升了糖尿病足的诊治与管理水平。如悉尼的糖尿病足中心由内分泌医师、创伤科医师、血管外科医生、护士及足医等组成，该中心的良好运作，还要归功于将有溃疡或者截肢危险的患者按照危险程度分层管理。将有溃疡或感染的患者作为高危对象，接受由多学科糖尿病足中心专业人员的治疗。研究数据表明：为 266 个没有糖尿病神经病变或者血管病变的糖尿病患者提供服务，可以预防 1 个足溃疡；对 8 个有溃疡史或截肢史的患者提供服务就可以预防 1 个患者发生足溃疡。

欧洲依据其完善的医疗保健系统，严格进行糖尿病及其并发症的筛选，按级分次处理。英国国家卫生医疗质量标准署（National Institute for health and clinical Excellence，NICE）制订了糖尿病足风险分层管理策略。因将糖尿病患者纳入监控范围，适时干预，在卫生经济学上投入最少、效果最佳，所以欧洲的糖尿病发病率虽未有显著降低，但严重并发症率近两年显著下降。与此相反是美国，由于医疗保障体制的不同，其医疗更偏重于治，往往是门诊患者自主就医后再行相关治疗，虽然每年投入糖尿病足的治疗费用达 10 亿美元之巨，但 2000 万糖尿病患者中每年因糖尿病足截肢者达 6 万 ~8 万人。

三、MTD 模式意义

糖尿病足"防大于治"，根据国内外糖尿病足诊疗经验可见，设计一套多学科合作的，分层管理的糖尿病足管理模式是当务之急。在 MDT 综合管理模式下，患者及早获得科学合理治疗，对于有足病尤其是合并足溃疡、坏疽的患者，接受各级糖尿病及其相关专科医师的持续指导，对防止疾病恶化、降低截肢率和减低医疗费用都有非常重要的意义。

在临床实践中，加强社区医院全科医生对足病的理论和实践指导，提高其对足病的危险因素认识和处理经验，能够在社区对糖尿病患者持续开展糖尿病足相关知识的健康教育，指导患者树立预防为主的观念，早发现，早就诊，减少糖尿病足的发生，控制病情发展。和建冰等的研究通过开展糖尿病足危险因素的社区分级管理，对不同阶段、不同危险级别的患者进行评估和分级，然后分别进行持续、动态、个性化的健康管理,创建了一个严密科学的社区糖尿病足管理体系。在管理过程中,通过不断强化糖尿病足相关知识,从心理上和生理上加强了患者对糖尿病足的重视,并在医师的指导下适当进行足部按摩和下肢运动,有效地预防了糖尿病足的发生,在研究结束后,管理组患者无 1 例发生糖尿病足。

综上,国内外专家目前对糖尿病足的分级管理普遍达成了如下共识:①糖尿病足患者在病情早期或未出现创面时可通过改变生活行为、药物治疗等方式控制病情,并定期在社区医院或门诊接受检查评估。②糖尿病足患者当病情加重或出现创面并有较高转化为难愈性创面可能时,需及时转诊至有丰富经验的大型医疗机构接受进一步治疗。若实现上述策略,必须满足患者信息的共享,其基础便是建立糖尿病足患者信息综合管理平台。利用互联网技术,建立起分级诊疗网络,各级医院的影像记录、患者诊疗信息的存档管理与共享的远程医疗信息共享平台,可为患者提供连续的协同医疗服务,不仅使诊疗过程得以延续,而且减少重复检查,可大大节省医疗成本。目前,英国、加拿大和美国已分别开始 NPfIT、Healthy Infoway 和 NHIN 等国际区域医疗信息共享系统的建设,并取得良好的效益。

2015 年 9 月国务院出台了《国务院办公厅关于推进分级诊疗制度建设的指导意见》,指出:"到 2017 年,分级诊疗政策体系逐步完善,医疗卫生机构分工协作机制基本形成,优质医疗资源有序有效下沉,以全科医生为重点的基层医疗卫生人才队伍建设得到加强,医疗资源利用效率和整体效益进一步提高,基层医疗卫生机构诊疗量占总诊疗量比例明显提升,就医秩序更加合理规范。到 2020 年,分级诊疗服务能力全面提升,保障机制逐步健全,布局合理、规模适当、层级优化、职责明晰、功能完善、富有效率的医疗服务体系基本构建,基层首诊、双向转诊、急慢分治、上下联动的分级诊疗模式逐步形成,基本建立符合国情的分级诊疗制度。"其精神可理解为:到 2020 年,全面建立双向转诊、急慢分诊、上下联动的分级诊疗模式。所谓分级医疗,就是按照疾病的轻、重、缓、急及治疗的难易程度进行分级,不同级别的医疗机构承担不同疾病的治疗,各有所长,逐步实现专业化。将大中型医院承担的一般门诊、康复和护理等分流到基层医疗机构,形成"健康进家庭、小病在基层、大病到医院、康复回基层"的新格局。大医院由此可"减负",将主要精力放在疑难危重疾病方面;基层医疗机构可获得大量常见病、多发患者,也有利于基层医疗机构水平的提高。

在分级诊疗的框架下,利用"1+1+1"(一家社区医院 + 一家二级医院 + 一家三级医院)就医模式和分级诊疗制度对糖尿病进行管理,延缓甚至阻止糖尿病足的发生。初诊糖尿病患者先在签约家庭医生处进行基础健康管理;如糖尿病病情较为严重,出现糖尿病并发症时,再由患者自己选择或由家庭医生通过绿色通道转至二级或三级医院接受治疗。

分级诊疗模式恰好地解决了糖尿病足的分层管理问题。通过分级诊疗服务,一是对于糖尿病足在基层医疗机构诊治,医疗服务价格更低、起付线更低、报销比例更高,可极大地降低患者医疗费用自付总额;二是对于严重糖尿病足患者,通过大型公立医院与基层联动的预约挂号、预约床位及绿色转诊通道,可明显缩短在大医院住院候床时间和住院时间,加快三甲医院床位周转率,减少患者治疗费用。

四、MTD 模式困境

1. 患者的就医选择问题——就高不就低　目前,我国患者有选择门诊医院的完全自主权,患者就医选择"就高不就低",都趋向选择规模大且技术能力较强的医院就医,以至于形成三甲医院人满为患、社区医院门庭冷落的现象。虽然造成这种局面的因素众多,但最关键的因素是患者对医生的信任度不足,患者往往选择不必要的高等级医院就诊。鉴于一、二、三级医院处理常见病的能力问题,政府虽已尽量从资源配置和基本医疗服务均等化、医保的杠杆作用等各项制度进行引导,构建基层医疗机构与患者间的信任关系,提高患者对社区医院的信任度,以促进患者思维的转变和科学就医习惯的养成。但从目前试点来看,实际效果并不佳。

笔者认为,问题的核心在于:患者不知也不能要求患者自己对病情进行分级。解决问题的契机只能放在首诊后,即将分级诊疗落实在患者首诊后。使首诊后的患者能够接受分级诊疗的根本方法是,让患者切实感受到高质量医疗技术的全民覆盖,让患者充分享有高质量诊疗服务的权益后,患者便可自愿接受合理的分级诊疗管理。

2. 医生诊疗水平问题——两极分化　目前,我国基层医院的高素质全科医生严重缺乏,虽经近些年的大力培养和充实队伍,但仍然薄弱。由于糖尿病足是糖尿病的严重并发症,一方面基层医生存在推诿心理,不愿意诊治;另一方面患者更趋向选择三级医院,以至于长期以来90%的糖尿病足患者都由三级医院管理,基层医生对于糖尿病足的概念较为薄弱,不了解这一类患者在"上下联动"的诊疗体系中社区医师应尽的职责。于是,造成了:高等级医院医生忙于应付超量的普通疾病诊疗而无暇顾及糖尿病足患者的细致管理及预防;基层医院无患者,医生水平无法提高,不愿也无力承担糖尿病足的诊疗工作,将大量早期患者推向上级医院,从而陷入恶性循环,根本无法切实落实分级诊疗。

因此,如果要切实进行糖尿病足的管理,首先应培养一支能够承担糖尿病足基层诊疗管理的高素质的全科 + 专科医生队伍;同时,进行全流程质量控制,既能保证基层医生诊疗过程的水平,又能保证整体工作组的规范性和有序性,是分级诊疗的前提和保证。这就需要在疾病诊疗中各级医院、各级医生的互动,职能明确,而不是目前条块分割、互为沟壑的做法。

(汤敬东　冯怡雯)

第二节　分级诊疗数据平台

应用糖尿病足分级联防联治平台策略,可以有效解决目前分级诊疗推行困难的问题。利用互联网技术和大数据理念,可以低成本方便地实现"患者乐意、医生愿意、管理中意"的糖尿病足分级诊疗模式。近年,上海市第一人民医院血管外科将临床工作实践和信息工程技术紧密结合,搭建了糖尿病足分级诊疗数据平台雏形,应用互联网技术,在保留患者就医自主权和医疗同质高效的同时,利用"互联网 +"的技术,使得三级医疗机构的医生和患者可以实时共享信息,具有实时性和交互性优越的特点,使医疗资源配置最优化,真正实现三级分级诊疗模式。

一、技术特点

1. **具有一定的质控能力** ①根据已有的患者诊疗数据,设定治疗计划和随访计划,自动计算每位患者各项指标复查和随访时间,定时提醒医患双方:即通过短信形式通知患者如期完成随访,同步通知该患者的签约医师。②针对每位患者,只要设定主管医师不同的职能身份,如足病师、外科医师、内分泌科医师等,系统即可根据模块中的职能范围,作出规范化的糖尿病足诊疗建议,有助于提高各级、各专科医师的诊疗水平。③各个医疗机构将诊疗数据提交到区域医疗数据平台,实现区域内医疗信息共享与业务协同平台提供统一的数据访问服务。数据平台支持多人同时在线查阅同一患者诊疗信息,如一级医院医师诊断某患者为糖尿病足感染,将病历资料上传后经二级医院、三级医院医师复核确认;或三级医院医师首诊确诊并实施相应治疗后,将后续的治疗方案提交其他专科或二级、一级医院,共同管理同一患者。上级医院医师可以查阅经治患者的复诊随访情况,并在平台内留言或添加随访项目等方式给出指导性意见和建议;下级医院医生则可以通过平台查阅转诊患者的转归,来核实初期诊疗结果,更好地把握病情变化并及时处理。

2. **开放性环式结构** 当患者纳入糖尿病足工作小组的任何一个环节,患者可以接受涵盖一级医院到三级医院的全流程的慢病管理,得到同等高质量的、其所信赖的医疗服务。这种开放式双向环式管理的数据平台,可以实现区域内的相同质量的医疗活动。患者无论何级别医院就诊,都可进入数据库管理。数据平台为首诊医生提供辅助决策,为患者建议后续诊疗医院及医生。同时向首诊及后续管理的签约家庭医生持续提供患者病情资料,使患者得到全方位的诊疗服务,在环式结构中,高等级医院医生可以监控诊疗质量,低等级医院医生可以获得病源提高诊疗能力,可以科学合理地配置医疗资源。

3. **具有修正诊断功能** 随着大数据时代的来临,依托于建立的数据中心,找出患者与疾病的发生、发展有密切关系的生物医学指标,通过检测这些生物医学指标的变化及相关临床表现的变化,将"经验"量化并体现在指标的调整上,来评价患者的病情变化,并对原有的诊疗方案中的数据字段进行重新评价和自动修正,可使诊断治疗方案更为准确。此外,利用大数据分析,可以找出与糖尿病足的发展有密切关系的生物医学指标,整合包括遗传学数据、健康体检数据、患者生活习惯、病史、影像学数值、手术、术后用药等多元健康数据,通过统计学建模方法得到糖尿病足发展模型,通过分析相关因素与糖尿病足进展的因果关系,进一步建立统计学模型,筛选出更高优先级、高特异性和敏感性的监测因子。

4. **提供远程会诊及继续教育平台** 远程服务可以解决上下级医院复诊业务指导、治疗方案协商、随访紧急业务沟通、病例讨论等需求,实现便捷的双向发起的会诊,一方面最大限度发挥三级医院专业技术优势和核心医院的带头作用,带动一级、二级医院、辐射一片的服务模式;另一方面避免患者在不同等级医院就诊耗费的大量时间和精力。

远程服务功能包括会诊事务管理、视频交流管理。会诊事务管理提供会诊申请、会诊提醒、事务过程跟踪。视频交流：支持应用示范区域内，各医疗机构间的视频交流，满足发起医生 - 接收医生的业务讨论、病例讨论、经验分享等业务需求以及居民在就医过程中，转诊医生 - 复诊患者 - 接收医生三者之间的复诊交流。会诊及学习报告管理功能提供与会专家在线编写会诊报告、学习报告，历史报告的查询与查看，支持多条件组合查询。

二、平台构建

患者个人基础信息库是数据平台的基础内容，主要字段见图 7-2-1。其中病例项目包括基本信息、检查、诊断、治疗、随访、终止等。相关字段的内涵：①入组：患者建档，填写"基本信息流程"；②病史：患者主诉，查体；③检查：入组后患者完善医技检查阶段；④诊断：对患者所有疾病按轻重缓急作出诊断；⑤治疗：患者目前接受的治疗计划，包括药物用法、手术治疗、术后药物治疗等；⑥随访：患者病情平稳时，安排的随访项目及执行情况；⑦终止：在任何环节医生可以手动终止，显示为终止状态加原因，如终止（排除）。⑧排除：经检查后确定患者从患者记录中排除；⑨患者拒绝参与：患者拒绝继续参与检查、治疗、随访等，手动终止档案录入；⑩失访：与患者失去联系，在随访阶段可选择"失访"手动终止，恢复随访后可再添加随访；⑪死亡：患者死亡。

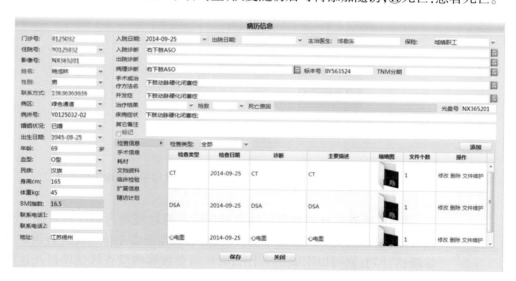

图 7-2-1　糖尿病足分级诊疗数据平台个人基础信息库

三、随访流程

结合转诊系统规则及临床路径，对所有入组的糖尿病足患者进行有序管理，建立区域内的规范化的复诊流程，流程管理示意图见图 7-2-2、图 7-2-3。

1. 专科患者管理　为不同等级医生提供不同等级的患者信息管理权限，进行患者的新增、维护、终止等操作，亦可实现浏览和查阅患者信息功能。对于没有权限查看患者专科病历的医生，可根据患者实际需求，由责任医师进行临时授权，包括查阅信息和下达治疗医嘱的临时权限。

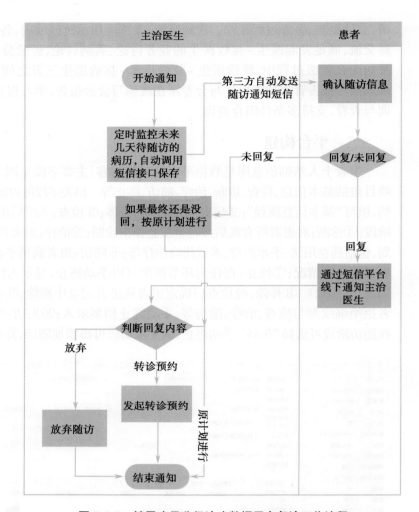

图 7-2-2　糖尿病足分级诊疗数据平台复诊工作流程

2. **复诊随访计划制定**　结合糖尿病足管理规则为每位患者制订个性化的随访计划,根据同类专科患者事先确定,然后根据患者个体情况进行再定义。有了复诊随访计划,就可以明确患者什么时候需要做哪些检查评估项目及这些检查评估项目的结果,从而可以精准跟踪患者的病情发展情况。

3. **复诊随访提醒**　根据复诊随访计划,到达复诊随访临界时间的复诊随访计划,由系统推送到各级医生工作站和各级医生个人智能移动终端,以便医生掌握门诊情况,合理安排工作。

4. **复诊随访评估管理**　在复诊随访过程中,注重信息的反馈和效果评价,对提高专科的疗效有着重要意义。责任医生根据治疗规范要求,为患者安排后续随访计划,以便观察病情发展,调整治疗方案。对病情变化者根据分组转归的差异,由首诊医疗机构主动发起随访建议,患者根据医生建议在相应等级医院完成随访检查。在后续的复诊期间,如在三级医院进行手术,术后情况平稳,可直接到安排的一级医疗机构复诊,通过和三级医疗机构之间的协同复诊服务,避免了患者占据

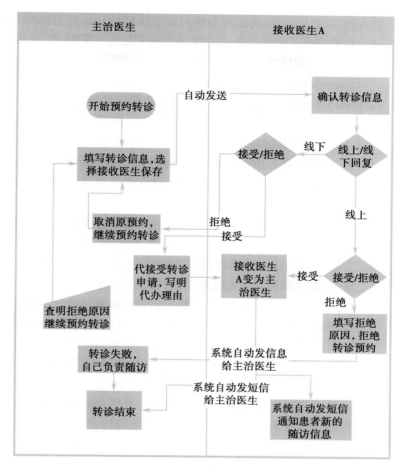

图 7-2-3 糖尿病足分级诊疗数据平台转诊工作流程

三级医院医疗资源,同时在基层医疗机构仍能接受主治医疗机构的监督随访。

(汤敬东 冯怡雯)

第三节 管 理 流 程

一、一级以下医院工作职能

1. **鉴别糖尿病足高危患者** 糖尿病足主要危险因素包括糖尿病外周神经病变、足部畸形、外周血管病变、足部形成过溃疡、足部分截肢或腿部截肢。

2. **患者健康教育** 由护士对患者及其家属进行足部保护性治疗护理方面的教育。指导患者及家属识别高危足,减少危险因素,选用合适的鞋袜,如果出现水疱、开裂、割破、抓破或疼痛,指导患者适当的自我足部护理,告诫患者及家属一旦出现感染征象或症状加重,如发热、局部创面的变化时,及时就诊。

3. **例行下肢及足部检查** 糖尿病患者应每年进行一次全面的周围血管及足部检查,由全科医师执行,尤其既往有 DFU 病史、血管检查结果异常、曾因周围血管疾病行介入治疗、或已知明确有动脉粥样硬化性血管疾病(如冠心病、脑血管或肾脏血管疾病),应每年进行一次的下肢和足部血管检查,包括血管超声、踝臂指数(ABI)和足趾血压检测等,ABI<0.7以下即应转至上级医院进行手术干预。

Semmes-Weinstein纤维丝触觉/痛觉测试用于测试糖尿病周围神经病变,具体方法:使用10g Semmes-Weinstein单丝于第1足趾底部及第1、5跖骨底部皮肤在2秒内加压至单丝弯曲2次,并进行1次模拟测试,询问患者有无感觉,如上述部位有溃疡、坏疽、胼胝或瘢痕,则在其周边皮肤测试,患者答错2次代表保护性皮肤感觉异常。

4. **血糖控制**　血糖管理达标,是控制糖尿病并发症的基本措施。社区医师负责糖尿病患者的日常血糖管理,理想糖化血红蛋白<7.0%,餐后血糖<11.1mmol/L,但老年患者指标可适当放宽。

5. **指导应用治疗性鞋靴**　对于中等风险糖尿病患者,不建议其常规穿戴个体化的治疗性鞋靴;在高危糖尿病患者中,包括具有明显的神经病变、足部畸形以及既往曾接受截肢手术的患者,推荐穿戴传统的治疗性鞋靴。

6. **控制风险因素**　①吸烟:建议糖尿病足患者戒烟,包括通过尼古丁替代治疗等辅助手段提高戒烟成功率;②高血压:糖尿病患者降压治疗目标<130/80mmHg,难治性高血压患者降压个体化治疗可交由二级医院心内科医师负责;③高血脂:主要监测胆固醇、低密度脂蛋白(LDL)、甘油三酯和脂蛋白a,控制LDL<1.8mmol/L。

7. **治疗后随访**　对于DFU已愈合的患者(包括既往曾有DFU病史者、部分足截肢者、夏科关节病患者)推荐其穿戴个体化的治疗性鞋靴,内垫减压鞋垫以防止新生溃疡或原有足部溃疡复发,同时予以抗血小板及血管活性药物治疗;再血管化术后随访患者予以抗血小板及血管活性药物治疗,穿戴治疗性足靴,每3个月复查ABI及血管多普勒超声以评估下肢血流重建情况。

二、二级医院工作职能

1. **综合性创面治疗**　推荐对于所有的糖尿病足创面,在就诊伊始即行感染危险因素评估,并对所有的感染性DFU进行初始清创处理;对于存在脓肿、气性坏疽或坏死性筋膜炎的足部感染应紧急予以相应的外科处置。对于糖尿病足感染的治疗应当遵循美国感染性疾病学会(IDSA)最新发表的治疗指南:①对于糖尿病足创面,推荐使用敷料产品以保持创面基底部湿润,控制液体的渗出,同时避免创面周围正常皮肤发生浸渍;②推荐以1~4周为间隔,对DFU进行定期外科清创,以清除所有的无活力组织及其周围的胼胝性物质;③对于经至少4周的标准化创面治疗后创面面积减小程度<50%的DFU创面,推荐选择辅助性创面治疗方法,包括负压治疗、生物治疗(血小板源性生长因子、活性细胞治疗、细胞外基质产品、生物羊膜产品)及高压氧治疗等。推荐在选择辅助性创面治疗之前对创面的血管状态、感染控制以及是否需要减压等情况进行再评估。

2. **局部减压治疗**　①足底DFU:推荐使用全接触石膏支具(TCC)或不可拆卸踝关节固定行走靴进行局部减压治疗;对于需要频繁更换着装的溃疡患者,建议其穿着可拆卸步行石膏托进行局部减压治疗,以替代全接触石膏支具和不可拆卸踝关节固定行走靴;②非足底DFU:推荐采用任意治疗方式以减轻溃疡处的压力,例如外科便鞋或足跟减压鞋。

三、三级医院工作职能

1. 骨髓炎 ①对于糖尿病足部感染（DFI）并伴有开放创面的患者，建议其进行探针骨组织检查（PTB）以辅助明确诊断；②对于所有新发的 DFI 患者，建议对受累骨骼进行一系列的 X 线片检查，以发现骨骼异常（畸形、骨质破坏）以及软组织气体影和异物影等。③对于疑似诊断软组织脓肿或骨髓炎诊断尚不明确的患者，需要进一步行敏感性和特异度更高的影像学检查者，推荐磁共振检查。④当患者需要进行骨清创术以治疗骨髓炎时，推荐将组织样本送检行细菌培养和病理学检查；⑤任何糖尿病足感染的初步评估都需要获得重要的体征、相应的实验室检查指标，以及通过切开创面探查和评估感染的深度和广度，确定感染的严重性。⑥评估动脉灌注及是否与何时进行下一步血管评估或血管再通手术。⑦蔓延的软组织感染、软组织包膜毁坏、X 线片示进行性骨破坏或溃疡中有骨突出时需要外科手术干预；深部脓肿、腔室筋膜综合征、坏死性软组织感染需要紧急外科手术干预；⑧抗生素治疗：轻至中度的感染需要 1~2 周的抗生素疗程；少部分中至重度感染需要静脉用抗生素，抗感染有效后可改为口服用药；感染骨未去除者抗生素疗程应达 6 周，感染骨去除后继续用 1 周抗生素。⑨当经上述处理，感染仍无法控制者应果断截肢以保全生命。⑩对感染已得到控制、已行外科手术后的 DFI 患者，一般在三级医院治疗 2 周后可转入二级医院继续治疗。

2. 周围动脉疾病 通过相关检查评估周围动脉血供情况，经皮氧分压（TcPO$_2$）可反映糖尿病足下肢氧代谢情况；DSA 检查明确血管病变的解剖位置、形态及范围，从而预测哪些患者可能最需要再血管化治疗以及能够从治疗中获益，对此类患者应针对临床情况、血流灌注客观性评估结果、创面大小和感染情况等综合分析，以做出合理的治疗决策。对于长段血管闭塞者，如果其肢体功能尚可且能够找到自体血管移植供体的，优先选择行血供旁路移植术治疗；对于糖尿病足合并组织缺损者，人工旁路血管移植的效果较静脉血管旁路移植效果差。

（汤敬东　冯怡雯）

参 考 文 献

［1］许曼音. 糖尿病学［M］. 上海：上海科学技术出版社，2012.

［2］Yang WY, Lu J, Weng J, et al. Prevalence of diabetes among men and women in china［J］. N Engl J Med, 2010, 362(12):1090-1101.

［3］李群，胡大一. 中国自然人群下肢外周动脉疾病患病率及相关危险因素［J］. 中华心血管病杂志，2009，37(12):1127-1131.

［4］Mackay I, Ford I, Thies F, et al. Effect of Omega-3 fatty acid supplementation on markers of platelet and endothelial function in patients with peripheral arterial disease［J］. Atherosclerosis. 2012, 221(2):514-520.

［5］许樟荣. 成就与差距——我国糖尿病足病专业发展和科学研究现状之思考［J］. 中华糖尿病杂志，2014，6(7):440-442.

［6］ 中华医学会糖尿病学分会 .2 型糖尿病患者合并下肢动脉病变的筛查及管理规范［J］. 中华糖尿病杂志,2013,5（1）:82-88.

［7］ 祁少海 . 第六版"IDF 糖尿病地图"对中国糖尿病足诊治的预警和提示［J］. 中华损伤与修复杂志(电子版),2014,9（2）:9-11.

［8］ Liu F,Bao Y,Hu R,et al. Screening and prevalence of peripheral neuropathy in type 2 diabetic outpatients:a randomized multicentre survey in 12 hospitals of China ［J］. Diebates Metab Res Rev,2010,26:481-489.

［9］ 洪静,朱虹,吴文俊,等 . 570 例糖尿病足病患者住院费用及影响因素分析［J］. 中华医院管理杂志,2014,13（6）:755-759.

［10］ Vouillarmet J,Bourron O,Gaudrie J,et al.Lower-extremity arterial revascularization: is there any evidence for diabetic foot ulcer-healing?［J］Diabetics& Metabolism,2015,42（1）:4-15.

［11］ Benjamin AL,Javier A,Mathew D,et al. The IWGDF Working Group on Foot Infection. IWGDF Guidance on the diagnosis and management of foot infections in persons with diabetes ［J］. Diabetes/metabolism Research &Reviews,2015,32.

［12］ Hicks CW,Selvarajah S,Mathioudakis N,et al. Trends and determinants of costs associated with the inpatient care of diabetic foot ulcers ［J］. J VascSurg,2014,60（5）:1247-1254.

［13］ 和建冰,曾卫芳,谢伟媚,等 . 社区分级管理在控制糖尿病足危险因素的应用［J］. 现代诊断与治疗,2015,26（13）:3073-3074.

［14］ 郑英,代涛,李力 . 部分国家卫生服务体系规划的经验与启示［J］. 中国卫生政策研究,2015,7（5）:8-12.

［15］ 周瑞,肖月,赵琨,等 . 分级诊疗工作进展及问题浅析［J］. 中华医院管理杂志,2015,31（9）:648-650.

第八章

药 物 治 疗

第一节　内分泌治疗

长期血糖控制不佳是糖尿病患者足溃疡的危险因素,同时血糖控制不佳也会使已罹患糖尿病足溃疡的患者溃疡愈合减慢,因此,糖尿病足患者的血糖控制对于改善预后至关重要。

一、临床意义

高血糖通过多种机制可导致血管内皮细胞损伤,也可直接损害外周血液循环系统,产生大血管和小血管病变。即使在血糖调节异常阶段,大血管病变的发病率就已经显著增加。良好的血糖控制可以减少糖尿病患者发生并发症。糖尿病控制与并发症试验(DCCT)研究(1982-1993)在 1441 例 1 型糖尿病患者中进行,而 EDIC 研究是 DCCT 队列的一项后继观察性研究。DCCT 研究期间,强化治疗与常规治疗相比,证实血糖维持正常可阻止或延缓 1 型糖尿病微血管并发症发生,能使早期眼病、肾病及神经病变并发症的发生风险降低 76%,特别是糖尿病周围神经病变和心脏自主神经病变风险分别下降 64% 和 45%。在 EDIC 研究期间,与常规治疗组相比,强化治疗组糖尿病周围神经病变和心脏自主神经病变发病率和患病率仍显著下降。EDIC 随访 18 年的研究结果显示,强化降糖使 1 型糖尿病患者的糖尿病并发症发生率降低 50%。

英国前瞻性糖尿病研究(UKPDS)是一项探讨 2 型糖尿病患者代谢控制与并发症的关系的研究,历时 14 年,入选了超过 5000 例新诊断的 2 型糖尿病,平均随访 10 年。结果发现糖化血红蛋白(HbA1c)每降低 1%,任一糖尿病相关终点下降 21%,微血管并发症的风险降低 37%,周围血管病变下降 43%。UKPDS 后续研究显示,尽管早期血糖控制的差别已经消失,但微血管病变风险、新发心肌梗死的风险以及全因死亡的风险仍然持续降低。steno-2 研究是对伴有或不伴有 CVD 危险因素的 2 型糖尿病患者进行综合治疗的研究,3.8 年后就观察到强化治疗对微血管并发症的有益影响,7.8 年后观察到强化治疗对大血管并发症的有益影响,随访 5 年发现即使血糖、血脂、血压控制情况相似,但强化治疗仍然可以减少糖尿病患者大血管并发症及死亡率。ADVANCE 研究显示强化血糖治疗和降压治疗可使所有事件危险度下降 10%,大血管事件危险度下降 6%,微血管事件危险度下降 14%,

全因死亡危险度下降 7%。上述研究都显示,良好的血糖控制可以大大减低糖尿病血管并发症的发生率。

高血糖能够影响成纤维细胞的形态和功能,也影响细胞周围的环境,包括各种细胞生长因子的变化。糖尿病足溃疡损伤修复时,损伤组织的高糖环境对成纤维细胞的生长有着很大影响,使得创面愈合这一过程变得更为复杂。因此,对糖尿病足溃疡患者进行有效的血糖控制有助于足溃疡的愈合。

二、治疗措施

(一)胰岛素强化治疗

适用于 1 型糖尿病、胰岛功能极差的 2 型糖尿病、糖尿病足合并严重感染、糖尿病合并严重并发症、HbA1c 较高(如 HbA1c ≥9%)的患者。

1. **胰岛素泵** 胰岛素泵可模拟胰腺的分泌功能,按照人体需要的剂量将胰岛素持续地推注到使用者的皮下,保持全天血糖稳定,以达到控制糖尿病的目的。胰岛素泵由泵、注射器和与之相连的输液管组成,注射器可以容纳 3ml 胰岛素,注射器装入泵中后,将相连的输液管前端的引导针用注针器注入患者皮下(常规为腹壁),再由电池驱动胰岛素泵的螺旋马达推动小注射器的活塞,将胰岛素输注到体内。

使用胰岛素泵时,胰岛素剂量的设定按是否接受胰岛素治疗分为两种情况:①未接受过胰岛素治疗的患者,每日胰岛素剂量根据糖尿病类型设定为:1 型糖尿病全天胰岛素总量(U)= 体重(kg)× (0.4~0.5),2 型糖尿病全天胰岛素总量(U)= 体重(kg)× (0.5~0.8);②已接受胰岛素治疗的患者,全天胰岛素总量(U)= 用泵前胰岛素用量(U)× (70%~100%);血糖控制良好、无低血糖的患者,胰岛素剂量为用泵前的胰岛素总量 × (75%~85%);经常发生低血糖的患者,胰岛素剂量为用泵前的胰岛素总量 × (70%);高血糖、极少或无低血糖的患者,胰岛素剂量为用泵前的胰岛素总量 ×100%。

初始应用胰岛素泵治疗时,总剂量的 50% 为基础量,50% 为餐前大剂量。年轻患者或运动员可采用基础量 40%,餐前大剂量 60% 的方法来分配;相反,肥胖患者则可把基础剂量界定为 60%。

初始设定的餐前大剂量总量一般为初始全天胰岛素用量的 50%,按照三餐各 1/3 分配,或者 1/5、2/5、2/5 分配。特殊情况下根据饮食成分,特别是碳水化合物含量以及血糖情况个性化设定。有大剂量向导功能的胰岛素泵,还需要设定碳水化合物系数、胰岛素敏感系数、目标血糖范围及活性胰岛素代谢时间,然后在每餐前根据当前血糖值和摄入碳水化合物量进行自动计算,获得精准的所需大剂量。

基础输注率与时间段应根据患者的血糖波动情况以及生活状况来设定。基础输注率的设定模式较多,可根据血糖控制的需要设置为 1~48 个时间段,临床实际工作中大多分为 3~24 个时间段。相对 2 型糖尿病,一般而言 1 型糖尿病采用更多分段。在运动或某些特殊情况时,可相应地设定临时基础输注率。

胰岛素剂量调整的原则是根据自我血糖或动态血糖监测结果进行动态调整,以使糖尿病患者的血糖正常或接近正常。如果餐后 2 小时血糖较餐前血糖升高超过 3.3mmol/L,降低胰岛素碳水化合物敏感系数 10%~20% 或 1~2g/U;如果餐后 2 小时血糖升高低于 1.7mmol/L,增加胰岛素碳水化合物敏感系数 10%~20% 或 1~2g/U。

对于夜间基础率,需评估上半夜和下半夜的血糖控制,使基础胰岛素能配合昼夜血糖变化。若血糖上升或下降超过 1.7mmol/L,在变化前 2~3 小时调整 10%~20% 基础率。若血糖降至 3.9mmol/L 以下,需要进餐同时减少 10%~20% 基础率。

对于日间基础率:①空腹原则:需评估两餐间血糖(早餐前至午餐前、午餐前至晚餐前、晚餐前至睡前)。如果血糖水平上升或下降超过 1.7mmol/L,应在血糖水平变化前 2~3 小时调整 10%~20% 基础率。若血糖降至 3.9mmol/L 以下,需要进餐同时减少 10%~20% 基础率。②非空腹原则:需对比餐后 2 小时血糖和下餐前血糖水平,如果没有血糖升高,则这个区间不用考虑。餐后 2 小时血糖水平应该比下餐前血糖水平高 1.7~3.3mmol/L,并应逐渐下降至下餐前的目标血糖区间内。如果血糖下降超过 3.3mmol/L 或血糖降至 3.9mmol/L 以下,减少 10%~20% 基础率。如果血糖不能下降或下降小于 1.7mmol/L,则增加 10%~20% 基础率。

2. "三短一长"(1+3)胰岛素方案 此方案是指每次正餐前注射短效胰岛素或超短效胰岛素类似物,早餐前或睡前注射长效胰岛素或其类似物。具体而言,三餐前使用门冬胰岛素(诺和锐),或赖脯胰岛素(优泌乐),或生物合成人胰岛素(诺和灵 R),或重组人胰岛素(优泌林 R),或常规重组人胰岛素(甘舒霖 R),用以控制餐后血糖;睡前使用甘精胰岛素,或地特胰岛素,用以控制空腹血糖乃至全天的基础血糖。该方案可较精细、周到地调控全天血糖。理想的基础胰岛素的作用应能覆盖全天 24 小时,无明显峰值,避免空腹和餐前低血糖。长效胰岛素或其类似物较符合要求。餐时胰岛素注射后能在进餐后 30 分钟左右达到峰值,从而通过抑制肝糖输出和促进葡萄糖的利用以降低餐后高血糖。此外,理想的餐时胰岛素还能在血糖下降到正常水平时其作用降至基础水平,避免下餐前出现低血糖。此方案中采用的短效人胰岛素或超短效胰岛素类似物起效快、作用时间短,能较好地模拟生理性餐时胰岛素分泌。

胰岛素每日总量依据个体血糖等情况估计。基础餐时胰岛素分配是以胰岛素总剂量的 50% 作为基础量,剩余部分分配到餐前注射。短效胰岛素或超短效胰岛素类似物起始治疗剂量为早、中、晚餐前各 4~6U,睡前长效胰岛素或其类似物起始用量为 0.1~0.2U/kg,然后根据餐前和睡前血糖的水平分别调整三餐前和睡前的胰岛素用量,每 3~5 天调整一次,根据血糖水平每次增减的剂量为 1~4U,直到血糖达标。

胰岛素剂量调节遵循低剂量开始、小剂量增加的原则。如空腹血糖≥6.1mmol/L,基础胰岛素可增加 10%~20%;如空腹血糖 4.4~6.0mmol/L,则基础胰岛素剂量不变;如空腹血糖 <4.4mmol/L,基础胰岛素可减少 10%~20%。基础胰岛素的治疗剂量可达 0.4~0.7U/kg。如餐后 2 小时血糖 PPG>8mmol/L,则增加餐时胰岛素 1~2U;如 PPG6.0~8.0mmol/L,餐时胰岛素剂量不变。在临床上,空腹血糖过高,可能是由于前一天睡前胰岛素应用不足或过量;若中餐前血糖高(≥7.0mmol/L),提示早餐前胰岛素不够;若晚餐前血糖过高,可加中餐前胰岛素剂量;若睡前血糖过高,可加晚餐前胰岛素剂量。应根据全天血糖情况,相应调整胰岛素用量,以全面控制血糖。

(二)胰岛素补充治疗

胰岛素补充治疗适合具有一定胰岛功能的 2 型糖尿病、糖尿病足合并中轻度感染、糖尿病合并中轻度并发症的患者。

1. 长效胰岛素联合口服降糖药物(1+OAD)方案　三餐前使用DPP-Ⅳ抑制剂，或α葡萄糖苷酶抑制剂，或餐后使用二甲双胍，以控制餐后血糖；睡前使用甘精胰岛素或地特胰岛素，控制空腹血糖，乃至全天的基础血糖。根据餐后血糖值使用餐时口服药，并进行剂量调整直至血糖达标，对于始终不达标的患者可考虑追加一针餐时胰岛素。基础胰岛素起始用量为0.1~0.2U/kg，治疗剂量为0.4~0.7U/kg。根据全天血糖情况，相应调整胰岛素用量，以全面控制血糖。

2. 预混胰岛素方案　早餐前使用预混胰岛素，如诺和锐30或诺和灵30R、诺和灵50R、优泌乐25、优泌乐50、优泌林70/30；晚餐前用预混胰岛素(剂型同前)。以双时相门冬胰岛素30为例，其中含有30%门冬胰岛素，可基本满足餐时胰岛素需求；而其余的是70%精蛋白门冬胰岛素，可基本满足基础胰岛素需求，仅用一种胰岛素制剂就可以全面控制空腹及餐后血糖。早餐前剂量和晚餐前剂量比例为2:1或1:1。

应根据全天血糖情况，相应调整胰岛素用量，以全面控制血糖。预混胰岛素制剂中70%是中效胰岛素，因此需根据空腹和餐前血糖水平调整胰岛素的使用剂量，空腹血糖是晚餐前预混胰岛素30R剂量调整的依据，而晚餐前血糖是早餐前预混胰岛素30R剂量调整的参考。如餐前血糖6.2~7.8mmol/L，可增加2U；如餐前血糖7.9~10.0mmol/L，可增加4U；如餐前血糖>10.0mmol/L，可增加6U；如餐前血糖4.4~6.1mmol/L，则剂量不变；如餐前血糖<4.4mmol/L，可减少2U。但需注意下一次餐前中效胰岛素的剂量可能比较大，有造成低血糖的危险。

(三)口服降糖药治疗

口服降糖药适合初发2型糖尿病患者、胰岛功能较好的2型糖尿病患者、病程短HbA1c偏低的2型糖尿病患者。

1. 单药治疗　如无禁忌，二甲双胍是首选的一线降糖药物。二甲双胍可通过抑制糖异生和糖原分解，降低肝糖输出；改善胰岛素敏感性，改善β细胞对葡萄糖的应答；提高外周组织葡萄糖利用；降低游离脂肪酸水平；减少肠内葡萄糖吸收，增加活性GLP-1浓度，从而降低空腹和餐后血糖，全面降低血糖，单药降低HbA1c达1%~2%。此外，改善胰岛素敏感性，控制体重，轻微降低舒张压，降LDL-C。REACH注册研究显示，经相关影响因素校正后，二甲双胍治疗组较非双胍治疗组2年死亡率下降24%。荟萃分析显示，与其他降糖药物治疗比较，二甲双胍治疗组肿瘤风险降低31%。最近，美国开展使用二甲双胍延长寿命的临床研究。因此，二甲双胍具有降糖以外的多种作用，在各国糖尿病指南中均列为一线药物。二甲双胍用量每次250~500mg，每日3~4次。禁忌证是乳酸性酸中毒、严重缺氧、心力衰竭、严重肝病和肾病、哺乳期。

如果存在二甲双胍禁忌证，可以选用其他药物。DPP-Ⅳ抑制剂可葡萄糖依赖性刺激胰岛β细胞分泌胰岛素、抑制α细胞分泌胰高血糖素。以西格列汀为例，可升高胰岛素水平22%，降低胰高血糖素14%，血糖下降26%，注册研究中HbA1c降低1.0%，在基线HbA1c≥10%的亚组人群中HbA1c降低1.4%，特别是单药治疗可促进T_2DM患者胰岛功能指标的恢复。在低血糖风险较高时，可以选用二甲双胍、

DPP-Ⅳ抑制剂、GLP-1 受体激动剂、噻唑烷二酮类药物。AACE 糖尿病降糖治疗流程分析了各种降糖药物的风险,DPP-Ⅳ 抑制剂无低血糖风险、胃肠道症状、充血性心衰,对体重、心血管疾病、骨骼是中性作用,在肾脏 / 泌尿生殖系统患者中可能需要调整剂量,较为安全。在 IDF "老年 2 型糖尿病防治全球指南"、中国老年医学会 "老年糖尿病诊疗措施专家共识" 中列为一线药物。EXAMINE、SAVOR-TIMI、TECOS 研究显示阿格列汀、沙格列汀、西格列汀的主要复合心血管终点结果均达到非劣效,而在 EXAMINE 研究中阿格列汀与安慰剂相比,心衰致住院风险组间无显著差异,在 SAVOR-TIMI 研究中沙格列汀与安慰剂相比,显著增加心衰致住院的风险 HR1.27(1.07~1.51),在 TECOS 研究中西格列汀与安慰剂相比,心衰致住院风险组间无显著差异,因此应选用心血管安全性高的 DPP-Ⅳ抑制剂。

其他降糖药物包括 α- 葡萄糖苷酶、促进胰岛素分泌剂(磺脲类、非磺脲类)、噻唑烷二酮类。α- 葡萄糖苷酶(如葡萄糖淀粉酶、蔗糖酶、麦芽糖酶、异麦芽糖酶)位于小肠内皮细胞刷状缘内,其主要作用是促进肠道对淀粉糊精和多糖的吸收和分解。α- 葡萄糖苷酶抑制剂可抑制 α- 葡萄糖苷酶的活性,延缓肠道对葡萄糖和果糖的吸收,从而降低餐后高血糖。阿卡波糖用量为每次 50~100mg,每日 3 次,餐前嚼服。不良反应主要是胃肠反应,包括肠鸣音亢进、排气增多、腹胀、腹泻等。与磺脲类或胰岛素合用可发生低血糖,进食双糖或淀粉类食物无效,应直接静脉应用葡萄糖处理。磺脲类或非磺脲类的作用机制是促进胰岛素分泌,第一代中的甲苯磺丁脲和第二代中的格列本脲因半衰期长,极易引发低血糖,不建议使用;第一代中的氯磺丙脲、醋磺己脲、妥拉磺脲因不良反应已退市;第二代中的格列吡嗪、格列齐特、格列波脲、格列喹酮、格列美脲具有各自不同的特点,可以在临床上选择合适的患者使用。噻唑烷二酮类进入靶细胞后与核受体结合,激活 PPAR-γ 核转录因子,从而增强靶组织对胰岛素的敏感性,减轻胰岛素抵抗。曲格列酮、噻格列酮、嗯格列酮因不良反应已退市,罗格列酮和吡格列酮需选择合适的患者使用。

在更需要考虑控制体重时可选择二甲双胍、DPP-Ⅳ抑制剂或 GLP-1 受体激动剂。GLP-1 可葡萄糖依赖性刺激胰岛 β 细胞分泌胰岛素、抑制 α 细胞分泌胰高血糖素,降低肝葡萄糖生成,延缓胃排空,增加饱腹感,因此除降糖之外,还可以减轻体重,轻度降低血压。对利拉鲁肽而言,97% 的氨基酸序列与人 GLP-1 同源,而艾塞那肽只有 53% 的氨基酸序列与人 GLP-1 同源,因此二者产生的抗体不同。以利拉鲁肽为例,可降低 HbA1c1.2%~1.6%,降低体重可达 3.4kg,减轻体重主要是减少内脏脂肪,特别适合体重指数较大的糖尿病患者使用。

2. 联合用药　如果单药治疗 3 个月后 HbA1c 仍 >7%,可以加用第二种口服降糖药物。再经过 3 个月治疗,如果 HbA1c 仍 >7%,可以加用第三种药物。需要注意的是,合用药物需选择作用机制不同的两类药物。如 HbA1c>9% 时可考虑 DPP-Ⅳ抑制剂联合二甲双胍、磺脲类联合二甲双胍等。以捷诺达为例,西格列汀联用二甲双胍与二甲双胍相比,继续下降空腹血糖 1.4mmol/L,餐后血糖降低 3.0mmol/L,HbA1c 下降 1.8%。固定复方制剂提高了患者依从性,因此可在临床上选用固定复方制剂,如二甲双胍西格列汀合剂等。

(四) 血糖监测

血糖监测是糖尿病管理中的重要组成部分,毛细血管血糖是通过一次性试纸检测毛细血管全血的即时血糖;HbA1c反映了既往2~3个月平均血糖水平,是评估长期血糖控制状况的金标准;而糖化血清蛋白(GSP)是血中葡萄糖与蛋白发生非酶促反应的产物,由于白蛋白在体内的半衰期约17~19天,所以GSP能反映糖尿病患者检测前2~3周的平均血糖水平;1,5-脱水葡萄糖醇(1,5-AG)可准确而迅速地反映1~2周内的血糖控制情况,尤其对餐后血糖波动具有明显优越性;动态血糖监测(CGM)是指通过葡萄糖感应器监测皮下组织间液的葡萄糖浓度,可提供连续、全面、可靠的全天血糖信息,了解血糖波动的趋势,发现不易被传统监测方法所探测的隐匿性高血糖和低血糖,因而CGM成为传统血糖监测方法的一种有效补充。由此可见,不同的监测方法所反映的血糖含义各不相同,因此需要根据患者实际病情,点-线-面结合才能把握血糖的全景。

对于使用胰岛素强化治疗方案的患者,应在三餐前和餐后、睡前进行自我血糖监测(SMBG),并根据血糖监测结果,调整胰岛素用量;对应用基础胰岛素使用者,监测空腹血糖并据之调整睡前胰岛素剂量;对应用餐时胰岛素使用者,监测餐后或餐前血糖,据餐后血糖和下一餐前血糖调整上一餐前胰岛素剂量;对应用预混胰岛素使用者,监测空腹+晚餐前血糖,据空腹血糖调整晚餐前胰岛素剂量、据晚餐前血糖调整早餐前胰岛素剂量;对于使用口服降糖药的患者,每周监测2~4次空腹或餐后血糖,或在就诊前一周内连续监测3天,每天监测7个时间点血糖。如果空腹血糖达标后,注意监测餐后血糖以优化治疗方案。

对于血糖控制稳定的患者,建议每年应该至少两次检测HbA1c。对血糖控制未达标的患者,每年应检测HbA1c 4次,也可以使用动态血糖监测(CGM)监测血糖。血糖监测在糖尿病管理中具有重要作用,有助于医师了解糖尿病患者血糖情况,优化患者治疗方案,改善患者的血糖控制,延缓糖尿病并发症进展,减少医疗支出,对于医院、患者均有巨大的潜在利益。

总之,良好的血糖控制可减少糖尿病患者并发症的发生,同时,对糖尿病足溃疡患者进行有效的血糖控制也有助于糖尿病足溃疡的愈合,因此,不论从预防的角度还是治疗的角度,均应进行有效的血糖控制,依据胰岛功能、HbA1c水平、并发症等情况选择胰岛素强化治疗、胰岛素补充治疗或口服药物治疗,辅以医学营养治疗和运动锻炼,配合血糖监测,切实将血糖控制到良好水平。

(李 强　郭 琳)

第二节　微循环治疗

一、临床意义

微循环障碍是包括血管内皮细胞损伤、白细胞与血管内皮细胞的黏附、白蛋白外漏、血管外肥大细胞脱颗粒等一系列变化的复杂过程,包括血流动力学异常、微血管病变和血液流变学改变。糖尿病患者,血糖升高、糖蛋白增多、内皮细胞增生及毛细血管基底膜增厚,使血管腔变小、内皮粗糙、血管壁弹性差和收缩力的减弱。同时血小板聚集增强、血液黏稠度增高、红细胞变形能力降低,使血流减慢、血栓形成进而阻塞微动脉,故糖尿病患者均存在不同程度的微循环障碍。糖尿病微循环的特征是血管通透性增加,自身调节受损,动脉分流增多,应激下血管的舒张也受损。微血管病变、微循环障碍与糖尿病慢性并发症的发生发展有密切关系。

糖尿病微循环障碍特异性并发症包括肾脏病变、视网膜病变和神经病变伴或者不伴大血管疾病,也同样累及其他末梢血管床,如四肢、皮肤、皮下组织、骨骼肌等。微循环障碍开始即出现内皮功能丧失,这也是发生动脉粥样硬化的早期改变。除大血管病变外,微循环障碍亦是糖尿病足的病理生理学基础之一,糖尿病性足坏疽就是其严重并发症之一。即使总体微循环表现正常,糖尿病足的滋养毛细血管也已经严重受损。

鉴于以上,糖尿病足患者的改善微循环治疗具有重要意义。内皮细胞结构和功能的完整是稳定微循环的关键。在微循环障碍病理过程中均有内皮功能障碍,内皮功能紊乱在微循环障碍的发病机制中起着重要作用。内皮功能异常是糖尿病微血管疾病的标志。内皮功能障碍及外周血流动力学的改变加重糖尿病足患者坏死病灶的产生、延缓愈合。提高血管内皮功能的药物对改善微循环具有积极作用。无论是药物性干预抑或非药物性干预均可改善内皮功能障碍从而纠正微循环障碍。随着对内皮在微循环障碍疾病中的作用认识的不断提高,治疗性干预逐渐成为人们关注的焦点。改善微循环障碍的治疗是糖尿病足的基础治疗,包括抗血小板治疗、血管扩张药物治疗、抗凝治疗等。糖尿病足患者微循环障碍一方面影响创伤愈合,使溃疡愈合慢且容易复发,另一方面对坏死物质的吸收及控制局部感染也起重要作用。因此,改善微循环障碍对于糖尿病足创面愈合具有重要意义。

二、治疗措施

1. **前列地尔(前列腺素 E_1,prostaglandin E_1,PGE_1)** 前列地尔是对血管具有生物学作用的前列腺素物质之一,其作用极其广泛。PGE_1 可通过增加血管平滑肌细胞内环磷酸腺苷(cAMP)含量,发挥强大的扩血管作用,尤其对阻塞部位的血管作用显著。PGE_1 亦能强烈抑制血小板凝集,降低血小板的高反应性及血栓素 A_2(TXA_2)水平,可抑制血小板活化,改善红细胞的变形能力。PGE_1 还可激活脂蛋白酶和促进甘油三酯水解,降低血小板黏稠度,抑制血栓形成,改善血液流变学。此外,前列地尔还可以刺激血管内皮细胞产生组织型纤溶酶激活物(tPA)。一般常用脂微球包裹的前列地尔(Lipo-PGE_1)10~20μg 加入 0.9% 氯化钠溶液中静脉滴注或静脉注射,疗程在 2~3 周。使用前列地尔后可以明显减轻下肢疼痛,显著增加无痛行走距离和最大行走距离,增加双下肢各动脉血流量和血管搏动指数,降低阻力指数;同时对受损神经功能的恢复也有促进作用,并可使创口处新鲜肉芽开始生长,改善末梢循环。

2. **盐酸沙格雷酯(sarpogrelate,5- 羟色胺 2A 受体拮抗剂)** 盐酸沙格雷酯是一种多靶点循环改善剂,其对糖尿病足的治疗作用主要有以下几方面:①改善侧支循环:各种原因导致的慢性动脉主干狭窄和闭塞后,由于侧支循环的存在,该区域内组织仍可存活,躯干的侧支循环对肢体动脉闭塞性疾病的代偿作用尤为明显。

侧支血管对 5- 羟色胺的感受性高,糖尿病患者血管的 5- 羟色胺引起的反应性更强,因此 5- 羟色胺受体拮抗剂可改善侧支循环。②抑制血小板凝集:在血小板凝集过程中由浓染颗粒释放出的 5- 羟色胺,会增强血小板凝集。盐酸沙格雷酯可显著抑制同时添加 5- 羟色胺与胶原诱发的血小板凝集,其抑制作用在服药后 1.5 小时即可达到最高峰,并持续 4~8 小时。③抑制病变血管收缩:该药可抑制 5- 羟色胺导致的血管平滑肌收缩,从而改善远端供血,靶向性高,只针对病变血管发挥作用,可以预防盗血现象。④抑制血管平滑肌细胞增殖:有研究观察盐酸沙格雷酯对添加细胞增殖因子后细胞增殖速度的影响,结果发现,加入盐酸沙格雷酯后可明显抑制细胞增殖。⑤改善红细胞变形能力:动脉硬化闭塞患者和糖尿病患者红细胞过滤速度降低,口服盐酸沙格雷酯 4 周后可改善红细胞变形能力,从而改善微循环。⑥预防外周动脉支架术后支架内再狭窄:盐酸沙格雷酯与阿司匹林联用可改善经皮腔内血管成形术后支架内再狭窄发生率,同时显著减少支架内内膜增殖。盐酸沙格雷酯改善糖尿病足的溃疡、疼痛以及冷感等缺血症状,尤其对静息痛改善效果显著。通常成人每日 3 次,每次 100mg,不良反应发生率较低。

3. 西洛他唑　西洛他唑是喹啉类衍生物。西洛他唑与其代谢产物是环磷酸腺苷磷酸二酯酶Ⅲ(cAMP-PDE Ⅲ)抑制剂,抑制磷酸二酯酶活性和阻碍 cAMP 降解和转化,导致 cAMP 在血小板和血管内升高,抑制血小板聚集,使血管扩张,防止血栓形成和血管阻塞。临床上多用于改善由于慢性动脉闭塞症引起的溃疡、肢痛、发冷及间歇性跛行等缺血性症状,其抗血小板聚集的疗效优于阿司匹林,缓解疼痛和提高患肢血压优于噻氯匹定,并且不良反应比噻氯匹定小;其治疗糖尿病下肢血管病变的疼痛和间歇性跛行症状疗效明显优于双嘧达莫。建议口服剂量为每次 100mg,每日 2 次。常见不良反应有皮疹、心悸、头痛、失眠、皮下出血、恶心、呕吐等。有出血倾向,肝功能严重障碍者禁用。

4. 己酮可可碱(pentoxifylline,PTX)　PTX 是甲基黄嘌呤的衍生物,可激活红细胞膜上磷酸二酯酶活性,使红细胞膜的顺应性恢复正常,同时减少粒细胞和血小板的聚集,刺激纤维溶解,降低纤维蛋白原水平,减轻高凝状态,可缓解血管闭塞性疾病的缺血症状如疼痛、感觉异常、跛行、痉挛、水肿及发绀。建议一次 0.4g,一日 1~2 次。饭后口服。常见不良反应有头痛、头晕、腹胀、腹泻、恶心、呕吐、过敏等症状,严重者应停药,一些人可能出现震颤、失眠等现象。患有急性心肌梗死、严重冠状动脉硬化、脑出血和视网膜出血患者以及对本品过敏者禁用。

5. 山莨菪碱(anisodam ine,654-2)　山莨菪碱为茄科植物甘青赛莨菪提取的生物碱,人工合成的称为654-2,具有明显的抗乙酰胆碱能作用。大量研究证实,莨菪碱制剂药理作用有:①使小静脉弛缓舒张,减少毛细血管阻力;增加回心血量,提高心搏出量;②增加红细胞变形能力,增强微血管自律运动,加快血流速度;③减轻红细胞聚集,降低血液黏滞度,降低纤维蛋白原水平,抑制 TXA_2 合成和血小板聚集,减少微小血栓形成;④降低微血管通透性,减少渗出;⑤有一定的舒张微动脉的作用,降低其紧张性;⑥调节微血管管径,解除红细胞聚集,减轻血管内皮细胞损伤,减少渗出,提高细胞免疫功能和补体含量,促进网状内皮细胞吞噬功能等。由于山莨菪碱具有上述多方面的药理作用,使它成为治疗微循环障碍的基本药物。

6. 胰激肽原酶　胰激肽原酶又称血管舒缓素或胰激肽释放酶,是激肽释放酶-激肽系统的重要成分,可迅速提高体内激肽水平,提高一氧化氮(NO)介导的血管内皮功能。胰激肽原酶可促进内皮中前列环素(PGI)和NO的合成,减少血浆内皮素的产生和释放。同时促使血管内皮释放TPA,提高纤溶系统和胶原水解酶活性,降低血黏稠度,改善微循环,纠正组织缺氧。扩张血管、毛细血管,使血管平滑肌舒张、改善微循环和调节血压;激活纤溶酶原成为纤溶酶,使不溶性的纤维蛋白水解成可溶性小肽,有利于血栓溶解,但作用比尿激酶缓慢且弱。临床广泛用于治疗糖尿病微血管病变和预防初老期因微循环障碍所致的各种疾病,建议每次120~240U,每日360~720U空腹口服。

7. 丁咯地尔　丁咯地尔是一种非选择性α-肾上腺能受体阻滞剂,能够扩张血管,降低周围血管阻力,改善微细血管的供应障碍,增加全身末梢组织的血流量。丁咯地尔还具有非特异性及较弱的钙拮抗作用,能增强红细胞变形能力,抑制血小板聚集、分泌及纤维蛋白原的结合,降低血液黏稠度,改善血液流动学,促进血液循环,提高组织耐氧能力,保护缺血再损伤的作用。丁咯地尔用于末梢血管疾病(如下肢微血管供血量短缺引起的行走困难或足部坏死),促进创面修复。用法及用量:口服450~600mg/d,分2~3次;注射剂50~200mg静脉注射或肌内注射,或加入葡萄糖液或0.9%氯化钠溶液中静脉滴注。注意肝病患者的剂量应适当调整。不适用于急性脑出血的患者。丁咯地尔不良反应少,剂量较大时可有胃肠不适、眩晕、头痛等。

8. 奥扎格雷钠　奥扎格雷钠为血栓烷(TX)合酶抑制剂,能阻碍前列腺素H_2(PGH_2)生成血栓烷A_2(TXA_2),促使血小板所衍生的PGH_2转向内皮细胞。内皮细胞用以合成PGI_2,从而改善TXA_2与前列腺素PGI_2的平衡异常。能够抑制血小板的聚集、具有扩张血管作用。

9. 降脂药　糖尿病可以引起血小板聚集增加,单核细胞黏附增强,氧化应激增加和NO产生减少。糖尿病微血管病中氧自由基产生增加从而引起氧化应激。氧自由基增加引起毛细血管损害和微血管并发症。糖尿病患者低密度脂蛋白是氧自由基的来源之一。低密度脂蛋白损害糖尿病患者的内皮依赖性血管舒张,因此采用他汀类或其他降胆固醇药物控制血脂能够提高内皮功能,改善微循环障碍。有资料显示,甲基戊二酰辅酶A(HMGCoA)还原酶抑制剂对高胆固醇血症患者进行治疗可减少所有心血管事件发生的危险性,其疗效至少部分是由于内皮细胞功能的提高。

10. 钙拮抗剂(CCB)　钙拮抗剂作用主要是阻止钙离子内流,防止细胞内钙超负荷,减少氧自由基的产生,解除血管痉挛。被证明可提高NO对血管平滑肌的舒血管作用,对保护内皮功能防止高血压的一些并发症非常有益。CCB共性为降低血压,改善微循环障碍。其中尼莫地平主要作用于脑血管。尼群地平主要扩张外周动脉血管,属长效CCB。氨氯地平是每天只服一次的新一代CCB,具有突出的血管选择性而对心肌收缩力无影响,对轻、中度心衰及肾功能受损者也无禁忌,是目前理想的CCB,推测其对微循环障碍也有效。

11. 血管紧张素转换酶抑制剂(ACEI)　血管紧张素转换酶抑制剂抑制血管紧张素转换酶,阻断血管紧张素Ⅰ形成血管紧张素Ⅱ,后者是强力的血管收缩剂。

具有三方面主要作用：减少外周血管系统阻力；增加心脏输出量，保持心肌收缩力；增加肾血流量，保持肾小球滤过率。可减少左室功能障碍或急性心肌梗死患者缺血事件的发生率。研究证明，ACIE 可通过增加 NO 的生成，从而提高内皮依赖性肾血管舒张作用，因而对微循环障碍有明显的改善作用。

12. 中药和中成药 我国传统的活血化瘀中药都具有改善微循环的作用。它们具有一定的扩张血管、增加血流、抗血小板聚集、抗凝的治疗作用。许多活血化瘀的方、药，如川芎、丹参、蒲黄、姜黄、红花、当归、益母草、银杏叶制剂等，以及以活血化瘀药为主组成的复方，也具有改善微循环的作用。因其种类不同，作用的侧重面和机制有一定差别。丹参、川芎具有明显解除微血管痉挛、增快血流速度的作用，从而改善组织微循环灌注。当归对微循环障碍的改善作用比较温和，次于丹参和川芎。而银杏叶制剂（主要成分为黄酮苷类和银杏苦内酯），可以清除氧自由基的生成，抑制细胞膜脂质过氧化，提高红细胞 SOD 活性，防止内皮细胞受损；能够选择性拮抗血小板活化因子，减少血小板聚集、拮抗微血栓形成和脂质代谢紊乱的作用；能够增加红细胞变形能力，降低血液黏稠度，对于改善微循环障碍具有良好作用。

糖尿病患者微循环结构可能正常，但其生理功能已经受损，存在微循环障碍。微循环障碍在糖尿病并发症的发病机制中的重要性日益显现。所以，对于糖尿病足患者，立足于微循环治疗，纠正微循环障碍，可以使糖尿病足溃疡患者更多获益，尤其对于已经恢复大血管循环后溃疡仍不能愈合的患者更为重要。

（郭 琳　李 强）

第三节　糖尿病足感染药物治疗

一、若干诊断问题

糖尿病足溃疡容易发生感染。糖尿病足感染（diabetic foot infection，DFI）是糖尿病患者常见的、复杂的和花费高的问题。如果治疗不及时和方法不恰当，足部感染很容易进展到更深的腔隙和组织，导致治疗困难，出现坏疽，常常导致截肢。据报道，至少 60% 的非创伤性截肢是由于 DFI 引起的。

（一）糖尿病足感染的判断

1. 具有高危因素 足溃疡大于 30 天、足溃疡复发、足部创伤可能受到污染、患肢出现周围血管疾病、下肢既往截肢史、保护性感觉丧失、肾功能不全、赤脚步行史等均会增加感染的可能。

2. 存在 DFI 的临床表现 临床表现是判断患者是否存在 DFI 的重要依据。糖尿病患者任一足部伤口可能发生感染。临床医师应该在患者出现典型的体征（发红、热感、肿胀、触痛或疼痛）或脓性分泌物的基础上诊断感染。但考虑到一些 DFI 患者的慢性伤口，很难确定是否感染（如足部缺血和神经病变），可能需要寻找次要感染体征，如非脓性分泌物、着色异常、臭味、易碎肉芽组织、伤口边缘破坏、突然出现的伤口疼痛或触痛、或尽管治疗适宜，但创面仍无明显好转等。

3. DFI 的分类 鉴于我国缺乏验证分类方法的 RCT 研究，国际上有关 DFI 严重程度的分类方法可做借鉴。推荐国际糖尿病足工作组(IWGDF)或美国感染学会(IDSA)等经过验证的分类方法(表 8-3-1),分析感染严重程度,帮助确定病例的预后。此分类方法定义的感染严重程度有助于指导治疗,预测临床结果。

表 8-3-1   美国感染学会和国际糖尿病足工作组 DFI 分类

感染的临床表现	IWGDF 分级	IDSA 感染严重程度分级
没有感染症状或体征	1	未感染
至少有以下两项表现: 局部肿胀或者硬结; 创面周围红肿在 0.5~2cm; 局部疼痛; 局部发热; 流脓 仅皮肤和皮下组织(没有深层组织累及,并没有下文所述的全身表现)。 排除皮肤炎症反应的其他原因(如创伤、痛风、急性神经性骨关节病、腓骨骨折、血栓形成、静脉淤血)	2	轻度
局部感染(如上所述),红斑 >2cm,或累及比皮肤深的结构和皮下组织(如脓肿、骨髓炎、化脓性关节炎、筋膜炎) 没有全身感染的症状和体征(如下所述)	3	中度
局部感染(如上所述)伴≥2 以下 SIRS 标志: 体温 >38℃或 <36℃ 心率 >90 次 / 分 呼吸频率 >20 次 / 分或 PaCO$_2$ <32mmHg 白细胞计数 >12 × 10^9/L 或 <4.0 × 10^9/L 或者不成熟(杆状核)细胞 10%	4	重度

注:PaCO$_2$,动脉血二氧化碳分压;SIRS,全身炎症反应综合征

4. 足创面的评估   评估前先清除坏死组织或胼胝,然后探测伤口,以发现脓肿、窦道、异物,以及观察骨或关节是否受累。创面评估项目:①面积:通过目测、面积法。②深度:用钝金属探测器,比如无菌的探针或者无菌镊子,包括骨探查试验(PTB)。③部位:足部各部位血供及行走时所承受的压力不同,导致预后不同。④微循环:经皮氧分压(TcPO$_2$)。⑤需要鉴别的疾病:注意从发病机制、临床表现、体征等方面,与痛风、急性神经性骨关节病、腓骨骨折、血栓形成、静脉淤血等相鉴别。

(二)病原学问题

溃疡的严重程度、抗生素应用情况、地区差异、病程长短、全身状况等对 DFI 病原学特点均有影响。

浅部足溃疡感染以革兰阳性菌为主,其次为革兰阴性菌和真菌。革兰阳性菌以金黄色葡萄球菌、表皮葡萄球菌为主,其次为溶血性葡萄球菌、其他凝固酶阴性

的葡萄球菌等;革兰阴性菌以大肠埃希菌、铜绿假单胞菌为主,其次为肺炎克雷伯杆菌、阴沟肠杆菌等;真菌以白假丝酵母菌为主。浅部感染多以单一感染为主,少数为混合感染;深部足溃疡感染以革兰阴性菌为主,其次为革兰阳性菌、真菌,且混合感染比例与浅部足溃疡相比较高。Wagner 分级越高、溃疡越深、缺血缺氧越严重,易出现混合感染和条件致病菌感染。金黄色葡萄球菌是糖尿病足感染患者重要的细菌,往往单独存在或与其他细菌合并感染;铜绿假单胞菌多见于经湿润敷料或水疗法治疗的伤口;在经头孢菌素治疗的伤口往往分离出棒状杆菌;在缺血、坏死或深部组织感染的伤口往往存在专性厌氧菌的感染。

研究显示,天津地区的 DFI 以金黄色葡萄球菌、表皮葡萄球菌、铜绿假单胞菌为主;上海地区以金黄色葡萄球菌、类白喉棒状杆菌、铜绿假单胞菌最多见;提示不同地区 DFI 菌种的流行趋势不同,应加强 DFI 病原菌的监测。

近年来随着广谱抗菌药物尤其是第三代头孢菌素的应用,临床上引起足溃疡感染的细菌谱不断发生改变:革兰阴性菌在细菌谱中所占的比例不断升高,在有些地区甚至超过革兰阳性菌,真菌所占比例亦有升高。重度感染患者多数存在抗菌药物使用前细菌培养结果与抗菌药物使用后再次取样培养结果不同,这是因为重度 DFI 患者全身状况较差,可能存在机体免疫应答能力失调,足部病变严重,病程长,肢端供血、供氧较差等不良状况,为真菌、兼性厌氧的 G⁻ 菌生长创造了条件,在原有感染的基础上易致二重感染。并且,由于抗生素的广泛应用,临床上引起感染的细菌谱发生明显改变,细菌耐药性也愈来愈严重,条件致病菌及寄生菌所致的感染也增多,在有些情况下甚至转化为致病菌。因此,不同治疗阶段患足局部感染细菌的种类,或者同种细菌对某一种抗生素的敏感性,也会发生变化,故应多次进行创面的细菌培养及药敏试验,结合细菌培养结果和创面变化情况调整用药。

多重耐药菌的出现(尤其是耐甲氧西林的金黄色葡萄球菌,MRSA)明显影响糖尿病足伤口的愈合时间。抗菌药物暴露史、暴露时间、因同一感染伤口住院次数 >2 次 / 年、神经缺血性伤口及合并骨髓炎为发生多重耐药菌感染最重要的独立危险因素。当使用抗菌药物后,原本优势菌群与劣势菌群之间转化,敏感菌群与耐药菌群感染可发生转化,最终表现出抗菌药物治疗无效。糖尿病足感染的病原体对临床常用的抗菌药物均存在不同程度的多重耐药,其中大肠埃希菌对临床常用抗菌药物均有耐药菌株发现,肠球菌和凝固酶阴性葡萄球菌除万古霉素外对其他临床常用抗菌药物也均有耐药菌株发现,大肠埃希菌、肺炎克雷伯杆菌、铜绿假单胞菌及超广谱 β- 内酰胺酶阳性的细菌有对亚胺培南耐药的报道。

(三)创面标本的采集

1. 采集时间　建议在足感染伤口或清创后、经验抗生素使用之前采集标本,并于采集后及时送检。

2. 采集方法　目前临床上常用的标本采集方法主要有棉拭子蘸取创面分泌物及刮匙、探针、无菌针等深部组织取材、脓液抽吸法等。棉拭子取材方法操作相对简便,对创面组织损伤小,但取样标本量较少,且易受到邻近的正常菌群影响,尤其对于怀疑厌氧菌感染的患者可靠性较低。虽然有相关报道,DFI 患者行表浅无菌棉拭子取样培养与深部组织活检取样的细菌培养结果有较好的一致性,表浅无菌棉拭子取样更简便、易行,但目前并不主张使用棉拭子进行取材。

脓液抽吸法主要可用于封闭性脓肿,但不适宜部分无脓性分泌物,或脓液极少的患者。深部组织取材是可靠性及灵敏性均较高的取材方法,但有时操作不当对组织可有一定的损伤。因此,我们建议尽可能从深部组织获取细菌培养标本,必要时要采集创面与健康组织交界段的适量组织进行培养,对于已经使用过抗生素数周、创面抗感染治疗效果不佳的患者,深部组织取材敏感性及可靠性更高。但对于轻度感染伤口尤其是条件不允许的医院也可采用棉拭子采集,必要时采取深部组织取材并及时送检至上级医院。

3. 结果分析 创面培养结果的分析需考虑多方面的因素,例如,定植菌与致病菌的区分,抗生素的使用、取材不当、标本送检不及时等对结果的影响。有时由于取材不规范,往往培养出多种细菌,实际上这些细菌并非是引起感染的致病菌,而有一部分为创面正常的定植菌,定植菌的过度生长有时会掩盖致病菌,导致临床医师判断错误。故临床医师应该充分了解不同部位的正常菌群分布,结果分析时应区分致病菌与定植菌。此外,采集标本应严格无菌操作,做好病灶周围部位的消毒,标本采集应先用无菌 0.9% 氯化钠溶液洗净病灶表面的污染菌,所使用的器械、盛取标本的小瓶应无菌,收集后立即送检。

由于以下几种原因,分泌物培养结果可能为阴性,应注意甄别:①在患者使用抗菌药物后送检的标本,抑制了细菌生长。②标本取材不得当,只取表面分泌物标本送检,而未获取深部组织与新鲜组织创面交界部位富含细菌的标本。③标本等待送检时间过长,导致细菌丧失活性。④可能为常规细菌培养方法无法培养出来的特殊菌群,如 L 型细菌和厌氧菌等。L 型细菌为一种细胞壁受损的细菌,生长繁殖的基本培养要求与原菌相同,但需补充 10%~20% 蔗糖或 3%~5% 的氯化钠作为稳定剂。

(四) 血清学特点

DFI 的诊断主要是基于创面局部临床表现,IDSA 的 DFI 指南一直主张存在 ≥2 个典型炎症结果(红、肿、热、痛)或者伤口存在脓性分泌物来判定 DFI。然而当患者合并神经病变和(或)血管病变时,局部炎症反应及感染症状将会变得不明显。周围神经病变会使局部疼痛减轻,外周血管病变及自主神经病变导致皮肤血流紊乱,进而使典型的感染症状减轻或消失。当患者临床表现不明显时,常需要结合一些血清学指标帮助进一步明确诊断。

对于所有 DFI 患者均需行血清炎症标志物的测定,所有炎症标志物均不能单独用于 DFI 的诊断。目前常用的血清学炎症标志物为外周血白细胞计数、超敏 C 反应蛋白(hsCRP)、红细胞沉降率(ESR)及血清降钙素原(PCT)。

1. 外周血白细胞 在机体发生感染时,外周血白细胞的增多,特别是中性粒细胞的升高,代表着中性粒细胞从骨髓中的动员及外周边集情况。高血糖及其他的一些代谢紊乱会损伤机体免疫系统。在 DFI 患者中,白细胞计数升高常常不明显。一项大型、多中心研究结果显示,在 189 例 DFI 患者中,56% 的患者入院当天白细胞计数处于正常水平,而且 84% 的患者中性粒细胞计数也处于正常水平。因此,显著升高的白细胞水平可以有助于 DFI 的诊断,但却不能作为诊断 DFI 的标准,更不能因为白细胞计数不高而排除感染。

2. hsCRP　hsCRP是一种在肝脏中产生的肽类物质,在炎症反应及感染的情况下,由IL-6的刺激产生。CRP同ESR相似,在DFI患者,特别是合并骨髓炎时,均会显著升高。一项针对216例DFI患者的临床研究提出,监测hsCRP可以作为感染的敏感指标和评价感染预后的指标,同样适用于白细胞计数不高,无发热的临床症状不典型的DFI患者及临床症状典型的患者。因此,虽然CRP不能单独作为诊断DFI的指标,但是监测hsCRP却可以作为诊断DFI及其转归的敏感指标。

3. ESR　ESR是一项间接测量急性期反应(感染/炎症)活性的指标。在DFI患者中,ESR均会不同程度的升高,特异性差。尽管如此,但是ESR>60mm/h时,还是能作为DFI,特别是骨髓炎的辅助诊断指标。

4. PCT　PCT是降钙素的一个前肽糖蛋白,由116个氨基酸组成的多肽,是一种无激素活性的糖蛋白。PCT作为细菌感染的早期标志物,已成为一个新的炎症指标,广泛应用于感染性疾病的诊断和鉴别诊断。近些年的临床研究显示,PCT较白细胞、ESR及CRP对于DFI的诊断具有更高的灵敏度及特异度。当临界值为0.08ng/ml时,PCT的灵敏度及特异度高达77%、100%;当临界值为32.1mg/dl,CRP为29%、100%;当临界值为8.6×10^9时,WBC为70%、72%;当临界值为40.5mm/h时,ESR为77%、77%。炎症标记物的结合,如CRP和PCT或ESR和PCT,能更准确地鉴定DFI。然而,这些研究所采用的样本量均较小,因此结果上存在一定的差异,需要更多的相关研究来证实目前的结果。

虽然这些炎症标志物不能单独用于诊断DFI,但是对于判断DFI的严重程度却具有一定的指导意义:随着溃疡感染严重程度的增加,WBC、CRP、ESR及PCT的水平逐渐增高。

(五)影像学特点

所有新发现DFI患者,为寻找糖尿病足溃疡深部的骨异常(畸形、破坏),以及软组织气体和可显影的异物,建议摄患足部X线片。足部X线片简便易行、花费低,常作为评估DFI的首选检查。气体的出现常常提示严重的、威胁肢体感染的出现,需及时给予外科干预。X线片主要用于确定是否存在骨异常。最近的一项大型荟萃分析显示,X线片对于骨髓炎诊断的敏感性为54%、特异性为68%。骨髓炎在X线片上的表现为骨膜反应、骨组织的吸收、骨皮质受侵袭、死骨的形成、骨硬化,且常伴随软组织的肿胀。然而,这些改变常常会延迟骨感染两周甚至更长时间出现,所以病变在早期难以做出确切诊断。连续拍片(每2周到1个月一次),动态观察,结合足部临床表现,来综合判断,诊断价值更大。

对于怀疑深部脓肿、骨髓炎但足部平片却不能判定或者抗生素治疗失败的DFI患者,应考虑行MRI的检查。MRI被认为是评估软组织感染及骨感染最有效的成像技术。一项荟萃分析显示MRI对于骨髓炎的诊断敏感性为77%~100%,特异度为40%~100%。糖尿病足骨髓炎的MRI表现主要包括受累骨T_1加权像的信号强度减弱、T_2加权像和强化后影像信号强度增强,另外还有一些非特异性及继发性的表现,如骨皮质的破坏、邻近皮肤的溃疡、软组织肿胀、窦道的形成、软组织的炎症及水肿。DFI合并深部脓肿的MRI常表现为软组织T_2加权像信号强度减弱和缺乏边缘影像增强。MRI能够有效地区分糖尿病足感染和夏科关节病。夏科关节 MRI 典型表现为:T_1 加权影像上骨组织的"消失",T_2 加权影像上骨组织的"再出现"。由于 MRI 花费较高,因此临床中并未作为 DFI 诊断的一线检查手段,但是对于怀疑深部脓肿、骨髓炎但足部平片却不能判定或者抗生素治疗失败的 DFI 患者,应该同时考虑行 MRI 的检查。

放射性核素检查包括骨扫描、白细胞标记(^{99m}锝或 ^{111}铟)或(^{99m}锝或 ^{111}铟)标记的人类免疫球蛋白 G(HIG)和粒细胞抗 Fab 片段(抗原结合片段)影像。骨扫描常采用 ^{99m}锝 -MDP(亚甲基二磷酸盐)标记的方法,该方法的敏感性高,但却是非特异性的。但是对于存在 MRI 检查禁忌证的患者,放射性核素扫描仍是一个相对不错的选择。

二、治疗措施

(一)抗生素选择原则

DFI 是糖尿病患者住院的最常见原因,并且住院天数比合并其他并发症的糖尿病患者要多。如果不能及时治疗,临床结局较差,可导致足溃疡愈合不佳,并可致截肢及治疗成本的增加。DFI 的管理是多方面的,包括血糖、血压、血脂控制、血运评估及治疗、外科干预、局部护理、减压、抗生素应用等,然而,抗生素合理有效的应用对控制 DFI 尤为重要。

1. 是否所有的 DF 创面均需应用抗生素治疗　并非所有的糖尿病足溃疡患者均需常规应用抗生素。我们主张有感染临床症状或体征和(或)细菌培养结果阳性的患者应用抗生素;无临床感染症状且细菌培养结果阴性的创面一般不主张应用抗生素。

2. DFI 患者如何合理地选择抗生素　在细菌培养结果未出来之前,应首先选择经验性抗生素治疗。此前应先对 DFI 进行评估、分级,充分了解患者的病史、抗生素的使用情况、最常见的分离菌、当地的流行菌群及感染的严重程度等。对近期未接受抗生素治疗的、溃疡时间较短的轻、中度 DFI 患者应选用对革兰阳性菌敏感的抗生素为主,对重度 DFI 患者应选择广谱抗生素为主,然后根据分泌物培养结果及药敏试验选择合适的抗生素。

(二)抗生素调整原则

细菌培养及药敏试验结果是我们合理选择及调整抗生素的重要依据,建议临床医师选择对细菌敏感的抗生素。由于 DFI 患者多为混合菌感染,培养出的细菌有可能不是主要的致病菌,或者是定植菌,并且有时由于取材方法、部位不当、使用抗生素后取材、培养不当等,培养结果可能阴性,因此,应使用抗生素 2~3 天后评估患者创面感染变化情况,并结合评价结果调整治疗方案。如果药敏试验显示对某种抗生素耐药,但临床上应用此种抗生素后患者全身感染症状及局部创面改善,如创面分泌物减少、肉芽组织生长良好等,则可继续应用,并随时根据创面变化调整治疗方案,必要时再次行分泌物培养及药敏试验。在清创不到位、下肢缺血未改善等情况下,有可能会影响抗生素使用疗效,因此要综合各种因素,决定是否需要更改抗生素。

革兰阳性葡萄球菌对万古霉素、呋喃妥因、喹奴普汀、达福普汀较敏感,对万古霉素未出现耐药现象,而对青霉素、大环内酯类及喹诺酮类药物大多显示耐药。革兰阳性链球菌(含粪肠球菌)对替考拉宁、万古霉素、呋喃妥因、青霉素、氨苄西林较敏感,而对高浓度庆大霉素和链霉素、红霉素及喹奴普汀、达福普汀大多显示耐药,未发现耐万古霉素的粪肠球菌。革兰阴性杆菌对亚胺培南及加 β_2 内酰胺酶抑制剂的抗菌药物较为敏感,对阿莫西林、头孢噻吩和头孢呋辛大多显示耐药。厌氧菌感染常用的抗菌药物为甲硝唑、克林霉素、β- 内酰胺类抗生素、大环内酯类、万古霉素等。真菌感染一般首选静脉给予两性霉素 B,也可与如伊曲康唑、特比萘芬等其他抗真菌药物联合应用。

此外,对多重耐药感染创面的治疗要加以重视。DFI 的病原体往往有多重耐药出现,较常见的菌株为耐甲氧西林金黄色葡萄球菌(MRSA)、高度耐药的铜绿假单胞菌(PA)及产超广谱 β- 内酰胺酶(ESBL)的革兰阴性菌等。DFI 患者 MRSA 的产生与骨髓炎、以往抗生素应用的种类及疗程、同一溃疡 1 年内住院治疗史、住院的频率及时间、周围动脉闭塞性疾病、神经病变、溃疡面积 >4cm、交叉感染等有关。感染 MRSA 的患者缺乏菌血症和明显的炎症反应,临床上常因未及时选用针对 MRSA 的有效抗生素而进一步加重细菌耐药性,因此用药时应首选针对 MSSA 或 MRSA 的广谱抗生素,MRSA 目前最常用也最肯定的抗生素为万古霉素、去甲万古霉素,但也有报道慎用万古霉素,避免新型耐药菌产生,必要时可选择利奈唑胺。PA 感染患者溃疡面积多大于非铜绿革兰阴性菌及革兰阳性菌感染,且此类患者多数年龄较大,其炎症标志物水平及骨髓炎发生率均较高,因此选择抗生素尤为重要。PA 对第 3 代头孢菌素、喹诺酮类、氨基糖苷类抗生素均表现出较高的耐药率,也有发现对亚胺培南耐药,而对头孢哌酮 / 舒巴坦有较高的敏感性。另外耐药菌的治疗要与外科清创处理、接触隔离处理等相结合。

(三) 使用方法

DFI 患者抗生素应用主要有口服与静脉注射两种方法,静脉给药能够使抗生素迅速地浓集在病灶部位,达到抗感染的效果,是临床医师优先考虑的给药途径。一般对合并有全身疾病、重度感染、无法口服抗生素或者怀疑感染但细菌对口服抗生素不敏感时可考虑静脉给药,在患者全身情况以及感染改善后可转换为口服抗生素治疗,如果合并骨髓炎或口服抗生素耐药的感染等则应延长静脉用药的时间。与静脉用药相比,口服用药更加方便、花费较少以及全身并发症较少,但是要考虑口服抗生素的生物利用度,某些抗生素如喹诺酮类、克林霉素等与静脉用药无明显差异,但有些因胃肠道吸收减少了其利用度。因 DFI 患者多存在周围血管病变,即使血液中抗生素达到有效利用度,在感染部位的药物浓度仍较低。因此,在临床上一般建议轻度糖尿病足感染患者给予口服抗生素,大部分中度感染和重度感染患者建议开始静脉用药,待感染症状缓解后转换为口服。

目前,对于不同程度的 DFI 使用抗生素的最佳疗程仍存在争议,由于 DFI 患者缺血与感染并存的现象很普遍,下肢缺血的程度、周围神经病变、全身营养状态、免疫功能等因素均可能影响抗生素治疗疗程。抗生素治疗时间过长不仅会增加成本、药物不良反应发生率,也会增加耐药,但抗生素治疗时间过短会增加溃疡感染复发的几率,因此合适时机停用抗生素至关重要。

轻度 DFI 患者抗生素治疗时间一般为 1~2 周,中、重度一般为 2~4 周,如果患者存在广泛感染、坏疽或坏死组织区域较大、血运较差的患者,可能需要延长抗生素的治疗时间;如果患者同时给予清创、坏死组织切除或截趾(肢)时,抗生素疗程可以缩短,一般不主张创面愈合的整个过程均应用抗生素。目前国内外对抗生素的停药时机研究较少,由于 DFI 患者临床表现缺乏特异性,因此单以足分泌物培养阴性作为停药指征并不可靠。且不同临床感染或伴有不同程度下肢缺血的患者停药后是否有增加感染复发及临床转归不佳,还有待于进一步研究。目前主要主张以临床感染症状或体征消失,足分泌物培养阴性作为辅助停药的标准。

(徐 俊 王鹏华)

第四节 神经病变治疗

糖尿病周围神经病变(diabetes peripheral neuropathy DPN)是发生糖尿病足的主要危险因素,其病因及发病机制非常复杂,与高血糖毒性、氧化应激、代谢紊乱、微血管病变、神经生长因子缺乏、自身免疫等多种致病因素相互作用导致神经损伤有关。糖尿病神经病变的发生,可以在疾病的早期糖调节异常的人群中即可出现,严重影响患者的生活,大部分患者神经病变随病程的延长而增多和加重。对糖尿病周围神经病变应早期诊断,及时治疗,以提高功能改善生活质量。

一、病因治疗

1. **严格控制血糖** 高血糖毒性与包括神经病变的微血管并发症关系密切。严格控制高血糖并保持血糖稳定是预防和治疗糖尿病神经病变的重要措施。循证医学已经证实,严格的血糖控制能够降低糖尿病微血管并发症的发生。目前大多数国际糖尿病组织将血糖控制目标为 HbA1c 控制在 6.5% 以下,对于有严重低血糖病史,预期寿命有限,年龄较小的儿童及老年人,其血糖控制的目标应适当放宽。一般而言,神经病变病程小于 6 个月,良好的血糖控制可以较好地改善神经病变。对于运动神经传导速度减慢者,早期严格血糖控制可能逆转病变,但对于感觉神经受损者效果较差。糖尿病患者有急性并发症或患有严重慢性并发症、手术前后、合并肝、肾功能不全、严重感染、急性心肌梗死、脑血管病变等情况下,应采用胰岛素治疗。

2. **抗氧化应激药物** α-硫辛酸(ALA)是线粒体脱氢酶的辅助因子,可通过直接清除活性氧和自由基,并可再生维生素 C、谷胱甘肽等其他抗氧化剂,进而改善机体高氧化应激状态。通过抑制神经组织的脂质氧化现象,增加神经营养血管的血流量;通过调节一氧化氮介导的内皮细胞依赖性血管舒张功能,保护血管内皮功能;增加神经组织 Na^+-K^+-ATP 酶活性使周围神经能量消耗的主要通路恢复,改善周围神经的营养状态和传导速度;并且可抑制醛糖还原酶,阻止葡萄糖或半乳糖转化成山梨醇,防止因高血糖造成的神经病变。α-硫辛酸用于治疗 DNP 引起的感觉异常和疼痛,可作为一线用药。口服制剂 600mg 每日 1 次口服;注射剂 300~600mg 每日静脉滴注,2~4 周为一个疗程。不宜用于儿童、青少年和妊娠妇女,静脉滴注过快偶可出现头胀和呼吸困难,应酌情减慢滴速。其他抗氧化应激药物尚有普罗布考、维生素 E、维生素 C、N- 乙酰 -L- 半胱氨酸,但临床效果并不佳。

3. 神经修复药物　主要通过增强神经细胞内核酸、蛋白质、磷脂的合成,刺激轴突再生和促进神经修复,改善神经的代谢障碍,抑制神经的异常兴奋传导,并有一定的镇痛作用。DNP 神经损伤常伴有节段性脱髓鞘和轴突变性,修复需要时间较长,修复轴突变性最长需要 18 个月。此类药物主要有甲钴胺。

甲钴胺是一种内源性的辅酶 B_{12},作为维生素 B_{12} 的衍生物,甲钴胺可渗入神经细胞内,参与核酸、蛋白质及脂质的合成,并且甲钴胺是蛋氨酸合成酶的辅酶,补充甲钴胺有利于促进周围神经髓鞘磷脂形成及轴浆转运和轴突再生,从而修复 DPN 损伤神经,使受损的神经再生,改善神经传导速度及糖尿病神经病变的症状。甲钴胺还具有通过提高神经中 cAMP 及 cGMP 的含量,而提高 Na^+-K^+-ATP 酶的活性,提高神经血管的通透性,改善神经内膜缺氧,进而改善神经传导速度。甲钴胺可改善自发性肢体疼痛、肢体麻木、皮肤感觉减退等症状,治疗后神经传导速度有显著提高。口服制剂 0.5~1.0mg,每日 3 次口服;注射剂 0.5mg 每次,肌内注射或静脉注射,每周 3 次。

4. 改善微循环的药物　周围神经血流减少是导致 DPN 发生的一个重要因素。糖尿病时血小板功能异常,红细胞变形能力下降,血液中凝血物质增多导致血液呈高凝状态,同时,神经内膜血管内皮增生,管腔增厚,伴有血小板聚集和微血栓形成导致血流量减少、管腔闭塞,进而导致神经组织缺血缺氧,出现神经病变。通过扩张血管、改善血液高凝状态和微循环,提高神经细胞的血氧供应,可有效改善 DPN 的临床症状。

(1) 前列腺素 E_1 和贝前列素钠:前列腺素 E_1 能靶向聚集于病变部位,选择性地扩张血管,抑制血小板聚集,防止血栓形成,改善红细胞变形能力,使红细胞易于通过毛细血管,改善微循环。近年来应用较多的是以脂粒微球为载体的前列地尔注射液,具有分解慢、用量小、作用持续时间长和不良反应少的特点。前列地尔注射液治疗总有效率达 90% 左右,治疗过程中未有明显不良反应。用法是前列地尔注射液 10~20μg 稀释后静脉注射或静脉滴注,每日 1 次,每疗程 14 天。与 ALA、甲钴胺等药物联合使用可取得更佳效果。

贝前列素钠通过血小板和血管平滑肌的前列环素受体,激活腺苷酸环化酶,使细胞内 cAMP 升高,抑制钙离子内流,及血栓素 A_2 生成等,从而起到抗血小板和扩张血管的作用。用法为贝前列素钠 40μg 每日 3 次口服,有出血倾向及其因素者慎用

(2) 抗血小板聚集及血管扩张药:阿司匹林、西洛他唑通过抑制血小板中 5- 羟色胺的释放,降低血栓素 A_2,抑制血小板的聚集。同时抑制血小板及血管平滑肌内的环腺苷酸磷酸二酯酶活性,从而发挥抗血小板聚集作用及血管扩张作用。阿司匹林 100mg 每日一次口服;西洛他唑 100mg 每日两次口服。有出血倾向的患者不宜使用。

α- 受体阻滞剂酚妥拉明、丁咯地尔等通过阻断血管平滑肌的 α- 受体,使动、静脉血管扩张,从而改善微循环。钙拮抗剂通过阻滞钙离子向血管平滑肌内流,使周围血管扩张,从而增加神经血流量,改善缺血;增加神经内毛细血管密度促进微

血管生长;还可以通过减轻神经细胞缺血再灌注损伤保护神经。山莨菪碱能扩张血管,改善末梢微循环和细胞缺血缺氧状态,还能降低血液黏滞性。许多中药制剂如银杏提取物、川芎嗪、丹参、红花、三七提取物等对糖尿病神经病变有效。

5. 神经营养药物

(1)神经节苷脂:神经节苷脂是神经细胞膜的成分,在神经冲动传递和神经受体功能方面起重要作用,可增强 Na^+-K^+-ATP 酶、腺苷酸环化酶及磷酸二酯酶活性,改善神经内肌醇代谢,具有强大的修复神经组织损害的能力,能加速神经支配功能的恢复。每日 20~40mg 静脉滴注。

(2)神经生长因子:神经生长因子在神经系统发育、损伤修复及正常功能的维持中起着十分重要的作用,神经生长因子的缺乏已经被视为一个导致 DN 的可能机制。神经生长因子在糖尿病神经病变治疗中曾被寄予厚望,但其疗效一直存在争议。ADA 指南关于糖尿病神经病变声明中认为神经生长因子及脑源性神经营养因子对糖尿病神经病变无效。而有些研究认为应用生长因子治疗可阻止 DPN 的发生发展,有效改善症状。国内使用较多的是鼠神经生长因子,对促进神经修复有一定的作用。临床试验显示,单一注射神经营养因子治疗 DPN 无效。因此,对于糖尿病神经病变的治疗应采用多种不同作用机制的药物联合治疗。

6. 改善代谢紊乱的药物

(1)醛糖还原酶抑制剂:多元醇旁路激活被普遍认为是 DNP 发病的主要原因之一,过多的葡萄糖被醛糖还原酶催化生成山梨醇和果糖,由于神经组织缺乏果糖激酶,不能代谢山梨醇和果糖,使二者大量沉积于周围神经,使周围神经发生水肿、脱髓鞘和坏死,导致 DNP 发生。同时山梨醇过多还影响神经组织对细胞外肌醇的摄取,改变 Na^+-K^+-ATP 酶的活性,使神经细胞肿胀、变性、生理功能降低、传导速度减慢。醛糖还原酶抑制剂可有效改变糖尿病多元醇代谢紊乱,提高 Na^+-K^+-ATP 酶活性,并纠正神经组织的一些结构和功能异常,改善神经传导速度,防止轴突变性。

依帕司他是目前最常用的醛糖还原酶抑制剂,通过可逆性地抑制醛糖还原酶,阻止葡萄糖或半乳糖转化为山梨醇,从而减少细胞内山梨醇和果糖的堆积,改善神经传导速度,长期使用依帕司他可以有效延缓 DNP 的发展和改善其症状,对那些微血管病变轻微,血糖控制良好的患者效果更好。用法为依帕司他 50mg 每次,每日 3 次餐前口服,3 个月为一疗程。

(2)糖基化产物(AGEs)抑制剂:高血糖可导致蛋白质糖基化生成糖基化产物,糖基化产物可以引起蛋白质和脂质交联,破坏蛋白质和组织的结构功能,另一方面糖基化产物与其特定的受体结合后,激活一系列信号通路,增加炎性因子的表达,启动炎症反应激活 NADPH 氧化酶类,产生氧化应激,导致一系列的神经组织功能障碍。糖基化产物抑制剂可以抑制糖基化产物的生成,抑制一氧化氮合酶和低密度脂蛋白胆固醇的氧化修饰,抑制神经微血管基底膜增厚,改善神经传导速度,减轻神经纤维脱髓鞘和轴突变性。这类药物有吡多胺、苯磷硫胺、LR-90、TM2002 等,但多数还处于临床研究阶段,尚未广泛应用于临床。

(3)蛋白激酶 C(PKC)抑制剂:高血糖可刺激甘油二酯的形成,然后激活 PKC。PKC 对于神经功能和 DN 发病机制非常重要。PKC 的活化可启动了细胞内信号级联放大效应,如导致 PAI-1、NF-κB 和 TGF-β 的超表达。它还增加了细胞外基质和细胞因子的生产。此外,它能增强收缩性、渗透性以及促进血管内皮细胞的增殖,比如激活胞质磷脂酶 A_2 和抑制 Na^+-K^+-ATP 酶活性。抗氧化剂可以结合其催化基团,抑制其活性,而促氧化剂可与调节调节基团反应刺激其活性。PKC 的活化可激活应激基因,使转录因子磷酸化,从而基因表达失衡,导致氧化应激。

鲁伯斯塔是一种特异性 PKC-β 抑制剂,其特点是耐受性好,口服有效,较多用于糖尿病视网膜病变,也可改善糖尿病神经病变患者的神经症状。

二、对症治疗

糖尿病神经病变的患者常合并疼痛、烧灼感、麻木等感觉异常,尤其是严重的痛性神经病变给患者带来巨大痛苦,及时有效的治疗能够在很大程度上减轻患者的症状。糖尿病神经病变国际共识小组推荐将三环类抗抑郁药物(阿米替林、丙米嗪、去甲替林)、5-羟色胺和去甲肾上腺素双重再摄取抑制剂(度洛西汀、文法拉辛)、抗惊厥药物(加巴喷丁、普瑞巴林)作为一线治疗药物。当一线药物单药治疗无效时,推荐一线药物联合使用,如仍不能充分控制疼痛症状,建议加用阿片类药物如曲马多、羟考酮。对于局限性神经痛患者,利多卡因贴剂或乳膏、辣椒碱乳膏可以缓解疼痛。

尽管有多种药物可被用于治疗神经病变,但没有任何一种单一用药被证明100% 有效。严格的血糖控制是治疗神经病变的基础,应根据患者的不同病情采取针对病因和对症的综合治疗措施,制订个体化的治疗方案才能有效地延缓糖尿病神经病变的进展,减轻临床症状。

(潘红艳)

参 考 文 献

[1] Diabetes Control and Complications Trial (DCCT)/Epidemiology of Diabetes Interventions and Complications (EDIC) Study Research Group. Intensive Diabetes Treatment and Cardiovascular Outcomes in Type 1 Diabetes: The DCCT/EDIC Study 30-Year Follow-up [J]. Diabetes Care, 2016, 39(5):686-693.

[2] Lenherr SM, Clemens JQ, Braffett BH, et al. DCCT/EDIC Research Group. Glycaemic control and risk of incident urinary incontinence in women with Type 1 diabetes: results from the Diabetes Control and Complications Trial and Epidemiology of Diabetes Interventions and Complications study (DCCT/EDIC) [J]. Diabet Med, 2016, 30:13126.

[3] Writing Team for the DCCT/EDIC Research Group, Gubitosi-Klug RA, Sun W, et, al. Effects of Prior Intensive Insulin Therapy and Risk Factors on Patient-Reported Visual Function Outcomes in the Diabetes Control and Complications Trial/Epidemiology of Diabetes Interventions and Complications (DCCT/EDIC) Cohort [J]. JAMA Ophthalmol, 2016, 134(2):137-145.

[4] Wind AE, Gorter KJ, van den Donk M, Rutten GE. Impact of UKPDS risk estimation added to a first subjective risk estimation on management of coronary disease risk in type 2 diabetes - An observational study [J]. Prim Care Diabetes, 2016, 10(1):27-35.

[5] Kim CJ, Kang HS, Schlenk EA, Chae SM. Assessment of cardiovascular risk in adults with type 2

diabetes and metabolic syndrome: Framingham versus UKPDS equations. Diabetes Educ [J]. 2015,41(2):203-213.

[6] Gaede P,Valentine WJ,Palmer AJ,et al.Cost-effectiveness of intensified versus conventional multifactorial intervention in type 2 diabetes: results and projections from the Steno-2 study [J]. Diabetes Care,2008,31(8):1510-1515.

[7] Hayes A,Arima H,Woodward M,et al. Changes in Quality of Life Associated with Complications of Diabetes: Results from the ADVANCE Study [J]. Value Health,2016,19(1):36-41.

[8] Lowe G,Woodward M,Hillis G,et al.Circulating inflammatory markers and the risk of vascular complications and mortality in people with type 2 diabetes and cardiovascular disease or risk factors: the ADVANCE study [J]. Diabetes,2014,63(3):1115-1123.

[9] Ades PA.A lifestyle program of exercise and weight loss is effective in preventing and treating type 2 diabetes mellitus: Why are programs not more available? [J]Prev Med,2015,80:50-52.

[10] Khazrai YM,Defeudis G,Pozzilli P. Effect of diet on type 2 diabetes mellitus: a review. Diabetes Metab Res Rev [J]. 2014,30(1):24-33.

[11] Jonker JT,Snel M,Hammer S,et al. Sustained cardiac remodeling after a short-term very low calorie diet in type 2 diabetes mellitus patients [J]. Int J Cardiovasc Imaging,2014,30(1):121-127.

[12] Balducci S,Sacchetti M,Haxhi J,et al.Physical exercise as therapy for type 2 diabetes mellitus[J]. Diabetes Metab Res Rev,2014,30(1):13-23.

[13] Pickup JC.Diabetes: insulin pump therapy for type 2 diabetes mellitus [J]. Nat Rev Endocrinol, 2014,10(11):647-649.

[14] Landau Z,Raz I,Wainstein J,et al.The role of Insulin Pump Therapy in Type 2 Diabetes Mellitus. Diabetes Metab Res Rev. 2016,5(18):2822.

[15] Chamberlain JJ,Gilgen E.Do perceptions of insulin pump usability impact attitudes toward insulin pump therapy? A pilot study of individuals with type 1 and insulin-treated type 2 diabetes [J]. J Diabetes Sci Technol,2015,9(1):105-110.

[16] David G,Gill M,Gunnarsson C,et al.Switching from multiple daily injections to CSII pump therapy: insulin expenditures in type 2 diabetes [J]. Am J Manag Care,2014,20(11):e490-497.

[17] Aronson R,Cohen O,Conget I,et al. OpT2mise: a randomized controlled trial to compare insulin pump therapy with multiple daily injections in the treatment of type 2 diabetes-research design and methods [J]. Diabetes Technol Ther,2014,16(7):414-420.

[18] Lange K,Ziegler R,Neu A,et al. Optimizing insulin pump therapy: the potential advantages of using a structured diabetes management program [J]. Curr Med Res Opin,2015,31(3):477-485.

[19] Weng J,Retnakaran R,Ariachery C A,et al. Short-term intensive insulin therapy at diagnosis in type 2 diabetes: plan for filling the gaps [J]. Diabetes Metab Res Rev,2015,31(6):537-544.

[20] Hermanns N,Kulzer B,Kohlmann T,et al. Treatment satisfaction and quality-of-life between type 2 diabetes patients initiating long- vs. intermediate-acting basal insulin therapy in combination with oral hypoglycemic agents—a randomized,prospective,crossover,open clinical trial [J]. Health Qual Life Outcomes,2015,9(13):77.

[21] Zafar MI,Ai X,Shafqat RA,et al. Effectiveness and safety of Humalog Mix 50/50 versus Humalog Mix 75/25 in Chinese patients with type 2 diabetes [J]. Ther Clin Risk Manag,2014,19(11):27-32.

[22] Lin HC,Stein JD,Nan B,et al. Association of Geroprotective Effects of Metformin and Risk of Open-Angle Glaucoma in Persons With Diabetes Mellitus[J].JAMA Ophthalmol,2015,133(8):915-923.

[23] Spratt DE,Beadle BM,Zumsteg ZS,et al.The Influence of Diabetes Mellitus and Metformin on Distant Metastases in Oropharyngeal Cancer: A Multicenter Study [J]. Int J Radiat Oncol Biol

Phys,2016,94(3):523-531.

[24] Garber AJ,Abrahamson MJ,Barzilay JI,et al.Consensus Statement by the American Association of Clinical Endocrinologists and American College of Endocrinology on the Comprehensive type 2 diabetes management algorithm - 2015 executive summary [J]. EndocrPract,2015,21(12): 1403-1414.

[25] Bethel MA,Green JB,Milton J,et al. Regional,age and sex differences in baseline characteristics of patients enrolled in the Trial Evaluating Cardiovascular Outcomes with Sitagliptin(TECOS)[J]. Diabetes Obes Metab,2015,17(4):395-402.

[26] Chen R,Yan J,Liu P,Wang Z.Effects of thiazolidinedione therapy on inflammatory markers of type 2 diabetes:a meta-analysis of randomized controlled trials [J]. PLoS One. 2015,10(4): e0123703.

[27] Riemsma R,Corro Ramos I,Birnie R,et al.Integrated sensor-augmented pump therapy systems [the MiniMed® Paradigm™ Veo system and the Vibe™ and G4® PLATINUM CGM (continuous glucose monitoring) system] for managing blood glucose levels in type 1 diabetes:a systematic review and economic evaluation [J]. Health Technol Assess. 2016 Feb;,20(17):1-252.

[28] Centers for Disease Control and Prevention,US Department of Health and Human Services. National diabetes fact sheet:general information and national estimates on diabetes in the United States,2003. Atlanta:US Centers for Disease Control and Epidemiology,2003 [book].

[29] Lipsky BA,Berendt AR,Cornia PB,et al. 2012 Infectious Diseases Society of America Clinical Practice Guideline for the Diagnosis and Treatment of Diabetic Foot Infections [J]. Clinical Infectious Diseases,2012,54: 1679-1684.

[30] 中华医学会糖尿病学分会. 中国 2 型糖尿病防治指南(2013 年版)[J]. 中国糖尿病杂志, 2014,23(8):2-42.

[31] Lazaro-Martinez JL,Aragon-Sanchez J,Garcia-Morales E,et al. Antibiotics versus conservative surgery for treating diabetic foot osteomyelitis:a randomized comparative trial [J]. Diabetes Care,2014,37:789-795.

[32] 郭婕,王鹏华,褚月颉,等.不同深度糖尿病足感染患者的临床表现、病原菌特点及耐药性研究[J].中国全科医学,2012,15(34):4012-4015.

[33] 周莹,陈杏春,农生洲.糖尿病足的病原菌分布与耐药性分析[J].中华医院感染学杂志, 2013,23(19):4826-4828.

[34] Breen JD,Karchmer AW. Staphylococcus aureus infections in diabetic patient [J].Infect Dis Clin,1995,9:11-24.

[35] 金鸿飞,蔡少平,顾慧群,等. 544 例糖尿病足感染患者的病原菌特点及药敏分析[J].检验医学,2010,25(4):356.

[36] 黄德斌,李晓行,邵芬.糖尿病足发生多重耐药菌感染的危险因素分析[J].中国全科医学, 2012,15(15):1689-1691.

[37] 刘亚军,侯健红,袁明远.糖尿病足感染病原菌分布特点研究[J].中华医院感染学杂志, 2014,24(4):833-844.

[38] 金华伟,朱麒钱,吴东东,糖尿病足的病原体分布及其耐药性分析[J].中国全科医学, 2008,11(2):142-143.

[39] 邓晓龙,肖立虎,陈大伟,等.糖尿病足溃疡伴感染无菌棉拭子擦拭取样及深部组织活检取样细菌培养的一致性研究[J].中华糖尿病杂志,2014,8(6):504-508.

[40] Frances L. Game. Osteomyelitis in the Diabetic Foot Diagnosis and Management [J]. Med Clin N Am,2013,97: 947-956.

[41] Armstrong DG,Lavery LA,Sariaya M,et al. Leukocytosis is a poor indicator of acute osteomyelitis of the foot in diabetes mellitus [J]. J Foot Ankle Surg,1996,35:280-283.

[42] 王鹏华,褚月颉,于德民,等. 216 例糖尿病足感染患者血清超敏 C 反应蛋白的变化及临床意义[J].中国糖尿病杂志,2006,15(11):429-431.

[43] Pepys MB,HirschfieldGM. C-reactive protein:a critical update. J Clin Invest.2003,111(12):

1805-1812.

［44］ JonaidiJafari N,SafaeeFirouzabadi M,Izadi M,et al. Can Procalcitonin Be an Accurate Diagnostic Marker for the Classification of Diabetic Foot Ulcers?Int J Endocrinol Metab. 2014,12（1）: e13376.

［45］ Dinh MT,Abad CL,Safdar N. Diagnostic accuracy of the physical examination and imaging tests for osteomyelitis underlying diabetic foot ulcers：meta-analysis［J］. Clin Infect Dis,2008,47: 519-527.

［46］ Loredo R,Rahal A,Garcia G,et al. Imaging of the diabetic foot diagnostic dilemmas［J］. Foot Ankle Spec,2010,3:249-264.

［47］ Sanverdi SE,Ergen BF,Oznur A. Current challenges in imaging of the diabetic foot. Diabet Foot Ankle. 2012,3:18754.

［48］ Kapoor A,Page S,Lavalley M,et al. Magnetic resonance imaging for diagnosing foot osteomyelitis：a meta-analysis. Arch Intern Med,2007,167:125-132.

［49］ Ertugrul MB,Baktiroglu S,Salman S,et al. The diagnosis of osteomyelitis of the foot in diabetes： microbiological examination vs. magnetic resonance imaging and labelled leucocyte scanning［J］. Diabet Med,2006,23:649-653.

［50］ Chatha DS,Cunningham PM,Schweitzer ME. MR imaging of the diabetic foot：diagnostic challenges［J］. Radiol Clin North Am. 2005,43:747-759.

［51］ Berendt AR,Peters EJ,Bakker K,et al. Diabetic foot osteomyelitis：a progress report on diagnosis and a systematic review of treatment［J］. Diabetes Metab Res Rev,2008,24 Suppl 1:S145-161.

［52］ Schaper NC,Dryden M,Kujath P,et al. Efficacy and safety of IV/PO moxifloxacin and IV piperacillin/tazobactam followed by PO amoxicillin/clavulanic acidin the treatment of diabetic foot infections：results of the RELIEF Study［J］. Infection,2013,41:175-186.

［53］ Nelson SB. Management of diabetic foot infections in an era of increasing microbial resistanc［J］. Curr Infect Dis Rep,2009,11:375-382.

［54］ Nicolau DP,Stein GE. Therapeutic options for diabetic foot infections：a review with an emphasis on tissue penetration characteristics［J］. J Am Podiatr Assoc,2010,100:52-63.

［55］ Lipsky BA. Medical Treatment of Diabetic Foot Infections［J］. Clin Infect Dis,2004,39:S104-114.

［56］ Gadepalli R,Dhawan B,Sreenivas V,et al.A clinico-microbio—logical study of diabetic foot ulcers in an Indian tertiary care hospital［J］.Diabetes Care,2006,29:1727-1732.

［57］ Tentolouris N,Petrikkos G,Vallianou N ,et al.Prevalence of methicillin-resistant Staphylococcus aureus in infected and uninfected diabetic foot ulcers［J］. Clin Microbiol Infect,2006,12:186-189.

［58］ Kandemir O,Akbay E,Sahin E,et al.Risk factors for infection of the diabetic foot with multi antibiotic resistant microorganisms［J］.J Infect,2007,54:439-445.

［59］ 冯书红,王鹏华,褚月颉,等.感染耐甲氧西林金黄色葡萄球菌的糖尿病足溃疡患者的临床特点及分析[J].中国糖尿病杂志,2009,17（11）:818-821.

［60］ 孙茜,王鹏华,褚月颉,等.铜绿假单胞菌感染的糖尿病足患者临床及耐药特点分析[J].中华内分泌代谢杂志,2012,28（4）:817-820.

［61］ Aragon-Sanchez J. Seminar review：A review of the basis of surgical treatment of diabetic foot infections［J］. Int J Low Extrem Wounds,2011,10:33-65.

［62］ Fisher TK,Scimeca CL,Bharara M,et al. A stepwise approach for surgical management of diabetic foot infections［J］. J Am Podiatr Med Assoc,2010,100:401-405.

［63］ Lipsky BA,Peters EJ,Senneville E,et al. Expert opinion on the management of infections in the diabetic foot［J］. Diabetes Metab Res Rev,2012,28（1）:163-178.

第九章

其他非手术治疗

第一节　中医药治疗

中医和中西医结合治疗是糖尿病足治疗领域不可忽视的部分。中医疮疡外科和周围血管病科的主要治疗对象就是下肢血管疾病相关性慢性创口,糖尿病足是最有代表性的病种。祖国医学对糖尿病足有着悠久的历史和独特的理念,积累了丰富的临床经验,并取得良好疗效。祖国医学博大精深,本节仅对糖尿病足的中医和中西医诊疗进行概要介绍。

一、传统机制

(一)历史溯源

糖尿病足溃疡和坏疽相当于祖国医学中"脱疽"的范畴。中医治疗脱疽有悠久的历史,经过历代医家的传承、总结、发展,目前已经形成较为成熟的体系。

"脱疽"最早记载于成书于战国时期的《灵枢·痈疽篇》:"发于足趾,名脱痈,其状赤黑,死不治;不赤黑,不死。治之不衰,急斩之,不则死矣。"描述了下肢缺血性坏疽的特点和治疗方法。但此时,对痈和疽两种疾病尚有混淆,故名为"脱痈"。至南北朝龚庆宣《刘涓子鬼遗方·黄父痈疽论》,则变更病名为"脱疽",更符合缺血性坏疽的本质。

汉·华佗《神医秘传》记载:"此证发于手指或足趾之端,……久则溃败,节节脱落。"详细描述了缺血性肢端坏疽的发生发展过程,并提出治疗该病的经典方剂四妙勇安汤。迄今该方依然是治疗糖尿病足肢体缺血致干性坏疽的主要方剂。

唐·孙思邈《千金翼方·卷第二十三黄父相痈疽论第一》记载"毒在肉则割,毒在骨则切"是中医外科用蚕食清创的方法治疗足部缺血和感染的最早记载。

明清之交,是中医外科大繁荣的阶段。明·陈实功《外科正宗·脱疽论》记载"脱疽者……此因平昔厚味膏粱熏蒸脏腑,丹石补药消烁肾水,房劳过度,气竭阴伤……其毒积于骨髓者,终为疽毒阴疮",其对足部坏疽的病因病机的总结已经达到了相当的高度,较现代医学认识到糖尿病造成足部坏疽,早了数百年。

清·邹五峰《外科真诠》中总结的顾步汤,是治疗下肢动脉慢性闭塞性疾病的重要方剂,现在临床上使用的"通塞脉片"即是从此方演化而来。

近年来,随着对糖尿病足认识的逐渐深入,中医对糖尿病足溃疡和坏疽的认知也在发展,在前人"脱疽"认识的基础上,结合糖尿病足的特点,1984年奚九一教授首先提出"筋疽"的概念,即"糖尿病足肌腱变性坏死症";随后又提出"肝衰型筋疽"的概念,指筋疽发展到中后期累及内脏,痈毒内陷,而形成的脏衰危象。筋疽是糖尿病足坏疽中的一种特发性类型,与缺血性脱疽不同,有自己独特的临床规律。随着研究的深入,人们对其好发部位,发病特征,发病机制,临床分型分期,治疗方法以及隐性病变等方面不断完善,逐渐形成一个相对完整的理论体系,进一步指导临床上糖尿病足的治疗,降低了糖尿病足的截肢率和死亡率。

目前,中医界已经逐渐对"筋疽证"达成共识,认为其是糖尿病足"脱疽"的一种特殊而又广泛的类型。此外,根据糖尿病足各种不同的临床表现,现代医家对糖尿病足的辨证分型,也趋于细致和深化。

(二)辨证分型

中医诊疗的核心理念是"辨证论治",通过观察疾病的外在表现,结合舌苔脉象等症候,分析疾病的病因病机,归纳为证候,进行治疗。对于糖尿病足,中医认为其主要病机为虚、瘀、邪三者相互作用的结果,在不同的患者、不同的时期,三者表现各不相同。"虚"可以是不同脏腑的气、血、阴、阳的不足;"瘀"可以是血瘀,也可以是气、痰、毒、邪的留滞;"邪"可以是外感风寒暑湿燥火等六淫邪气,也可以是内生风、痰、瘀、毒、热、湿等中间病理产物。随着疾病的发生发展,证候表现也多种多样。

中医对糖尿病足的经典分型为寒湿阻络证、血脉瘀阻证、湿热毒盛证、热毒伤阴证、气阴两虚证5个证型,分别用阳和汤、桃红四物汤、四妙勇安汤、顾步汤、黄芪鳖甲汤加减治疗。现代许多中医学家根据自己的临床经验,采用不同的方法对糖尿病足进行多种分型。用阴阳、脏腑、气血辨证合参的方法,将本病分为气阴两虚型、气虚血瘀型、湿热壅盛型;从全身与局部角度辨证分析,结合病程的发展,又分为血瘀、湿热、气阴两亏型。

还有医家通过对临床常见症状的观察,结合全身情况及客观检查结果,以局部辨证为主,整体辨证为辅,将糖尿病足分为三期5型:①未溃期:肝肾阴虚,筋脉失养;气虚血瘀,脉络阻滞。②已溃期:阴虚湿热,肉腐成脓;脾肾阳虚,腱枯骨损。③溃后期:气血阴阳俱虚。

亦有学者根据引起糖尿病足的神经病变、血管病变、感染三大因素及临床表现不同进行分型:①周围神经病变:阴虚血燥,脉络痹阻证;气阴两虚,脉络失养证;气滞血瘀,脉络瘀阻证;脾肾阳虚,寒凝经脉证。②周围血管病变:阳气亏虚,脉络瘀阻证;气血亏虚,脉络瘀滞证;气血亏虚,湿热内蕴证;气血阴阳俱虚,痰瘀互阻证。③溃疡感染:热毒炽盛证;热毒伤阴证;气血两虚,寒湿流注证。

此外,临床客观指标与糖尿病足辨证分型相关性的研究,为糖尿病辨证分型研究提供了又一研究方向。有学者将60例糖尿病足分为气血两虚瘀阻型、脉络血瘀型、脉络瘀热型、脉络热毒和气阴两虚瘀阻型5个证型,分别行下肢动脉彩超、血脂、尿酸检查,发现气阴两虚瘀阻型各下肢动脉管腔狭窄最严重,脉络血瘀型脂质代谢紊乱最严重,脉络热毒型尿酸明显升高。

由于糖尿病足的中医辨证分型,主观性较大,临床上尚未形成统一的分型标准。因此,应积极寻找具有"证型"特异性和敏感性的微观指标,为中医辨证寻找更多、更有说服力的客观指标作为佐证,提高"证型"的客观化和标准化诊断水平,达到辨证分型的规范化、客观化,以利于提高糖尿病足中医论治的疗效和水平。

二、现代机制

目前认为造成糖尿病足的危险因素主要包括感染、周围神经病变、周围血管病变,故需要综合治疗方法,包括积极控制血糖、有效的局部伤口的护理、控制感染、改善缺血症状等,中药内服外敷可以通过不同的作用机制来达到上述目的,控制糖尿病足的病情发展。随着中医规范化及中西医结合的趋势,中医药治疗糖尿病足的机制研究也成为临床与基础研究的热点问题,并取得了一定的成果。

(一)内服中药治疗机制

1. **降低血糖** 知母、五味子、大黄、土大黄、百合等通过对 α- 糖苷酶不同程度的抑制作用来发挥降低血糖的功能。单味翻白草可增加糖尿病大鼠的胰岛素敏感性,与黄芪联用作用明显增强,其促进胰岛素敏感性的途径可能类似于罗格列酮。麦冬多糖 MDG-1 通过减弱链脲佐菌素(streptozocin,STZ)对胰岛 β 细胞的损伤或改善受损伤的 β 细胞,以提高胰岛素敏感性,达到降低血糖目的。实验研究发现,当归、黄芪、白芍均能够有效降低小鼠血糖,当归中的当归多糖不仅能有效地降低血糖和糖化血红蛋白,且能降低甘油三酯和总胆固醇、高密度脂蛋白,降糖效果与罗格列酮相似。

2. **改善血液循环** 红花能抑制血小板聚集,增强纤维蛋白溶解,降低全血黏度。红花煎剂及红花黄色素可扩张周围血管,其醇提物和红花苷还可以显著提高机体耐缺氧能力。桃仁可增加股动脉血流量,降低血管阻力,改善血流动力学。牛膝能降低全血黏度、血细胞比容、红细胞聚集指数,发挥抗凝作用。桂枝的有效成分桂皮醛具有中枢性及末梢性扩张血管、改善微循环的功效。川芎能扩张脑血管,降低血管阻力,改善微循环。

近年有较多中药方剂和中成药制剂改善循环功能的研究报道。相关结果表明,当归四逆汤有良好的抗凝、降低血液黏度、抑制血栓形成、降低血小板聚集和明显的镇痛作用。复方姜黄胶囊可以降低血流变中低切变率和血液黏度、血细胞比容、红细胞聚集指数及红细胞变形指数,改善血液流变学状态,促进周围血液循环。川芎粉针剂所含的川芎嗪对腺苷二磷酸花生四烯酸及血小板活化因子诱导的人血小板聚集有抑制作用,并对已聚集的血小板有解聚作用,还可扩张动脉,改善微循环,从而改善糖尿病足患者的足部缺氧情况。

3. **改善神经症状** 研究显示,补阳还五汤、当归四逆汤可以显著提高肢体正中神经、腓总神经运动神经传导速度,以及正中神经、腓浅神经感觉神经传导速度,进而改善糖尿病足的神经症状。

4. **抗炎和镇痛** 附子中含有多种乌头碱类化合物,现代药理实验证明乌头总碱具有较强的镇痛、抗感染活性。干姜的甲醇或醚提取物以及桂油、桂皮醇、肉桂酸钠具有镇静、镇痛等作用。延胡索甲素、丑素均有显著的镇痛作用,作用较吗啡弱,但无成瘾性,并有一定的催眠、镇静作用。芍药的主要成分芍药苷通过作用于阿片受体发挥镇痛作用，白芍提取物对炎性水肿有一定的抑制作用。陈兰花冲剂可降低大鼠血清 CRP、IL-6、TNF-α 炎性因子的水平，从而减轻机体炎性反应。

（二）外用中药治疗机制

1. 控制感染 铜绿假单胞菌、鲍曼不动杆菌等革兰阴性菌是糖尿病足溃疡感染的主要致病菌种。已有研究显示，黄连、黄芩、金银花、夏枯草、川芎、苦参中药对糖尿病足感染的常见细菌均具有不同程度的抑制作用，且呈剂量依赖型，以夏枯草、黄连、黄芩效果较佳。对金黄色葡萄球菌、粪肠球菌等革兰阳性球菌作用较强的中药依次为黄连、夏枯草、黄芩；对鲍曼不动产杆菌、大肠埃希菌等革兰阴性杆菌作用较强的中药依次为夏枯草、黄芩、黄连；对铜绿假单胞菌作用较强的依次为夏枯草、黄连、黄芩。

箍围药有箍集围聚，收束疮毒的作用，如将军散，临床对照研究发现其可以显著控制糖尿病足感染，呈剂量依赖型，且无耐药性。

病原菌产生的细菌生物膜是慢性伤口感染难以去除、不易愈合的重要因素，中药可能通过抑制细菌生物膜的形成从而达到控制感染作用。用中药溻渍法治疗糖尿病足溃疡，可使药物直接作用于创面，溻渍Ⅰ号、Ⅱ号方可能通过降低 MMPs-2、MMPs-9 酶活性，控制糖尿病足溃疡创面感染，具有良好的杀灭和稀释病原菌、脱腐等作用。康复新液通过抑制细菌蛋白质及 RNA 的合成，达到抑菌抗感染的目的，使局部炎症反应减轻，渗出减少，从而促进创面愈合，且具有对皮肤刺激小、渗透力强等特点。丹黄散由丹参、大黄、沉香、没药、松香、当归等药材组成，具有活血化瘀、解毒生肌功效。现代药理表明，丹黄散局部外敷可能改善了局部循环，抑制了细菌繁殖。

2. 保持创面湿性愈合环境 糖尿病足创面处理的标准方法是保持湿润环境。中药康复新液、复方黄柏液湿敷以及生肌玉红膏、京万红软膏贴敷，在发挥药效的同时使创面处于一个湿性环境中。湿性愈合有利于坏死组织和纤维蛋白的溶解，调节创面氧张力，促进局部毛细血管形成，加快肉芽组织生长，促进创面再上皮化，且局部湿润无结痂形成，避免新生肉芽组织机械性损伤，可迅速缩小创面。

3. 改善局部微循环 珍珠粉研末治疗糖尿病足局部溃疡具有化腐托脓作用，并促进毛细血管扩张，改善微循环，促进肉芽组织生长。玉红膏刺激毛细血管生成及扩张，减少创面毛细血管微血栓形成，增加创面营养和血供，利于创面修复愈合。

三、临床应用

糖尿病足属于中医外科"脱疽"与"疮疡"的范畴，治疗的主要特色有辨证施治和内外结合。

（一）中医内治法

糖尿病足是一个全身性疾病，病情复杂，各医家对辨证分型的认识也不尽相同，现将比较常见辨证分型治疗列举如下：

1. 寒湿阻络

证候：患肢喜暖畏寒、麻木、酸胀疼痛，间歇跛行或剧痛，肤色苍白，畏寒肢凉；舌淡苔白腻，寸口脉沉迟无力或细涩，趺阳脉弱或消失。

辨证分析:素患消渴,阴伤及阳,阳气亏虚,复感寒湿之邪,气血凝滞,阳气不达四末,失于温煦,故肢体喜暖畏寒、麻木、肤色苍白;湿邪重着,故患肢酸胀不适;气血凝滞,不通则痛,故出现间歇跛行或剧痛;舌淡苔白腻,寸口脉沉迟无力或细涩,趺阳脉弱或消失皆为寒湿阻络之象。

治法:温阳通络,散寒除湿。

方药:阳和汤或当归四逆汤加减。

加减:血得热则行,得寒则凝,可随方加入桂枝、仙灵脾等温通药物;但糖尿病毕竟有阴虚内热基本病机贯穿病程始终,所以应当配合忍冬藤、黄连等,以防温燥伤阴;阳虚寒凝症状突出,肢体冷凉疼痛,或有阳痿、便溏等,可加用制川乌、制草乌等,注意从小剂量 3~6g 用起,逐渐加大药量,并久煎 1 小时以上;或配合炙甘草 6g,减轻其毒性。

2. 气虚血瘀

证候:肢端麻木、疼痛,肤色苍白或干枯发黑,患肢夜间痛甚,四肢冷凉、倦怠乏力。趺阳脉沉伏不见,舌淡暗苔白,脉沉细而涩,或弦细沉。

辨证分析:气虚不得推动血行,再者久病入络,气虚血凝,经脉阻塞,气血不能通达肢末,故肢端麻木、疼痛、皮温低、肤色苍白,肢端失于气血濡养,故干枯发黑,患肢夜间痛甚。趺阳脉沉伏不见,舌淡暗苔白,脉沉细而涩,或弦细沉皆为气虚血瘀之象。

治法:益气活血,通阳开痹。

方药:补阳还五汤或黄芪桂枝五物汤加减。

加减:可随方加入加水蛭、土鳖虫、地龙、全蝎、蜈蚣、乌梢蛇、穿山甲等通络搜风之品,以去其络脉之瘀。兼痰湿阻滞经络,肢体沉重,舌苔白腻者,则可加用白芥子、制南星、清半夏各 12g,以化痰除。

3. 湿热毒盛

证候:患肢剧痛,日轻夜重,局部肿胀,皮肤紫暗,浸淫蔓延,破溃腐烂,肉色不鲜;身热口干,便秘溲赤;舌红,苔黄腻,脉弦数。

辨证分析:寒邪久蕴,或气滞血瘀日久,郁而化热,湿热浸淫,则患趾红肿溃脓,浸淫蔓延,破溃腐烂,肉色不鲜;热邪耗伤阴津,故身热口干,便秘溲赤;舌红,苔黄腻,脉弦数皆为湿热毒盛之象。

治法:清热利湿,解毒活血。

方药:四妙勇安汤加减。

加减:可以随方加入公英、地丁、野菊花、红藤等加大清热之力。若兼发热、烦渴、舌红、脉数者,可改用白虎汤合黄连解毒汤。脓出不畅者,加用皂角刺 12g,白芷 6g,天花粉 25g,托毒透脓。大便干者,加大黄、元明粉等,清泻解热。湿毒盛,皮肤溃烂、流水不止、湿痒者,加地肤子、萆薢各 15g,土茯苓、生薏米各 30g 等祛湿解毒。

4. 气阴两虚

证候:足创面腐肉已清,肉芽生长缓慢,久不收口,周围组织红肿已消或见疮口脓汁清稀较多,经久不愈,下肢麻木、疼痛,痛不明显,足部皮肤感觉迟钝或消失,干燥脱屑,身体消瘦,四肢乏力。舌淡胖,苔薄白,寸口脉细涩或沉细无力。

辨证分析:热毒已不明显,有转虚之象,故红肿消退,脓汁减少且清稀较多,肉芽生长缓慢,久不敛口;脾气不足,肌肉失司,故生长乏源,脾主四肢,气不足,则四肢乏力,身体消瘦。阴血不足,肌肤经脉失于濡养,故足部皮肤感觉迟钝或消失,干燥脱屑。舌淡胖,脉细无力皆为气阴两虚之象。

治法:益气养阴,化瘀通络。

方药:顾步汤加减。

加减:虚证应注意扶正防变,气血亏虚不能托毒外出,脓水清稀,久不收口者,可用当归补血汤加天冬、麦冬、阿胶等,甚至可加五味子、山茱萸、芡实、金樱子等收敛之品。虽然糖尿病足坏疽皆是在气血瘀阻、经络不通的基础上不断发展而成,若患者虚象毕露,不可过用走窜之品。

(二) 中医外治法

中医外科的外治法极富特色、种类繁多,除了要进行辨证施治外,还要根据疾病的不同过程,选择不同的治疗方法。对糖尿病足溃疡的治疗,应根据局部分泌物的多寡、创面深浅、创面愈合的不同阶段,采取不同的外用药物和剂型。局部分泌物多时以散剂为主,因油膏或膏药会使溃疡分泌物淤积而至溃疡周围皮肤为湿邪所浸淫,使溃疡面积扩大;创面生长阶段使用油膏(如生肌玉红膏)使创面保持湿润,以“煨脓生肌”;箍围法有箍围聚集、收束疮毒的作用,适用于脓未成、脓已成、脓尽肌生各个不同阶段;当形成窦道或溃疡面的腐烂组织不易清除时,可用提脓祛腐的药物,但因其中多含铅、汞等重金属成分,因此使用时应中病即止。

1. **外敷法** 药物选择方案:①局部红肿热痛,外用金黄膏或青黛膏外敷;②创口较浅、创面较大者用生肌玉红膏或湿润烫伤膏外敷;③创口较深者选复方黄柏液湿敷;④腐烂发黑坏趾外用红油膏、九一丹;⑤患肢发凉、麻木、破溃的寒凝阻络者,用冲和膏外敷(荆芥150g,独活50g,赤芍60g,白芷30g,石菖蒲45g,共研细末备用,用热酒或麻油调敷,每日1次),可疏风温经、散寒、活血、生肌消肿。⑥患肢麻木、疼痛、足部破溃,疮面色暗腐肉较多,脓汁黏稠,有臭味,湿热壅盛型术者,用蚓黄散外敷(地龙30g,血竭10g,黄柏60g,共研细末备用,温水调敷,每日1次),可清热降火、破血去腐、生肌。

2. **中药浸泡熏洗法** 中药熏洗疗法或溻渍疗法是使药物作用于机体后,其挥发性成分经皮肤吸收,局部可保持较高的浓度,能长时间发挥作用,对改善血管的通透性和血液循环,加快代谢产物排泄,促进炎性致痛因子吸收,提高机体防御及免疫能力,促进功能恢复具有积极的作用。

使用中药药液适量,用6~8层纱布浸湿中药药液,以不滴水为度贴敷患处。每天熏洗1~2次,每次20~30分钟,疗程1~2个月,熏洗时应注意药液温度以免烫伤,熏洗后常规换药。脓液量较多,以及创面周围红肿的创面以湿敷治疗为主。

药物选择方案:①创面脓液多而臭秽重、引流通畅者,用清化湿毒中药(土茯苓、马齿苋、苦参、明矾、黄连、蚤休等)煎汤待温(低于40℃)浸泡患足。②患肢喜暖、麻木、酸胀疼痛、皮肤苍白、触之发凉的寒湿阻络者,用清化湿毒中药(桂枝、细辛、红花、苍术、土茯苓、黄柏、百部、苦参、毛冬青、忍冬藤等)煎汤待温浸泡患足。③患肢局部肿胀、浸淫蔓延、破溃腐烂、肉色不鲜的湿热毒盛者,用清热解毒、活血化瘀中药(大黄、毛冬青、枯矾、马勃、元明粉等)煎汤待温浸泡患足。

3. **箍围法** 箍围疗法是借助于箍围药的截毒、束毒、拔毒作用而起到清热消肿、散瘀定痛、温经化痰等治疗效应的一种敷贴方法。以箍围药物外敷创面周围红肿处,敷药范围要超过整个色红、肿胀、发热的范围约 1cm 处,药剂厚约 1~2mm,不要太厚,以免影响整个创面周围皮肤透气性,外用无菌敷料固定。

天津中医药大学第一附属医院对于局部创面周围红肿热痛显著者使用如意金黄散箍围治疗。上海中医药大学附属龙华医院对局部红肿明显,或患趾胖肿,经久难消者,使用箍围疗法。以如意金黄散或清凉油乳剂外敷创面周围红肿处,敷药范围要超过整个色红、肿胀、发热的范围约 1cm 处,药剂厚约 1~2mm,不要太厚,以免影响整个创面周围皮肤透气性,外用无菌敷料固定。

本法适用于脓未成、脓已成、脓尽肌生的不同阶段:①在尚无开放性病灶或仅有表浅溃疡时,只要有红、肿、热、痛的表现,采用清热解毒药物箍围;②在干性坏疽早期,有寒凝血瘀的表现,病情有发展之势,此时外用熏洗、油膏均易加重缺血与感染,可用化瘀止痛散(血竭、苏木、冰片、细辛等),75% 乙醇调敷围于坏死边缘皮肤,可防止坏疽发展,促进愈合,减轻疼痛;③当溃疡侵犯肌肉甚至形成窦道等,应联合应用其他外治方法。

4. **祛腐药线法** 对较深的窦道采用红纱条、九一丹祛腐药物,腐蚀深部的腐肉化为脓液排出体外,使深部的感染得到控制,缩短治疗时间。

5. **敷贴法** 即将药物敷贴在疮口表面以祛腐或拔毒外出,常用药物有红纱条、生肌玉红膏、京万红软膏等。换药时应注意保护正常皮肤,避免发生接触性皮炎。

6. **局部清创** 局部坏死组织的清除对控制感染,促进愈合十分重要。应尽早清创,切开引流减张,严重者可以多处切开减压,防止周围组织的进一步坏死。清创部位宜选择最低点(但不应超过最低点),使脓液易于排出;感染严重出现肿胀者选择张力最高点切开;足底切开部位避免承重摩擦部位,防止再次形成溃疡。创面的形状应外大里小,保持创面湿润。清创后要保持患肢的下垂姿势,以充分引流。对趾或趾间有溃疡或坏疽者在清创前应分隔各趾,避免渗液或脓液浸渍邻近组织;对湿性坏疽或界限尚未清楚时,宜采用少量、多次清除坏死组织的蚕食清创法,避免过度清创,导致创面扩大。

7. **冲洗疗法** 对疮腔较深或筋膜下,肌间隙感染灶相通,或疮口小而基底脓腐未尽者,用清热利湿解毒中药冲洗;对后期脓腐已尽,肉芽组织高凸者,用 3% 氯化钠溶液冲洗。

四、治疗展望

近年来,中药治疗糖尿病足的基础研究更趋深化,主要研究方向已经聚焦在细胞分子水平,尤其是细胞间信号通路的研究,是未来数年的研究方向,值得我们期待。随着糖尿病足机制研究和诊疗手段的不断进步,中西医结合的靶点也愈来愈多。糖尿病足的中西医结合大致分为两个层次:一是理念的结合,二是方法手段的结合。

1. **治疗理念** 中医外治法的"化腐生肌",与西医"湿性密闭环境下的自溶性清创"有相通之处。清热解毒与抗感染、活血化瘀与循环改善、补虚与营养支持等角度,也经常产生融合与碰撞。但是要做到真正意义上的中西医结合,尚需很漫长的探索。此外,应用现代医学循证的规范方法,进行中医临床试验研究,使中医的治疗效果更有说服力和易于推广。应用现代医学的基础实验方法,验证中药治疗的微观物质基础,并反过来推动中医药的进步。

2. **治疗手段** 中西医结合治疗糖尿病足已广泛应用于临床。众所周知,糖尿病足治疗最重要的两个部分是血管重建和创口修复。在血供重建角度,随着腔内血管外科技术的发展,患肢血供常可得到理想的改善;而对于因各种原因不能或不宜接受手术治疗的患者,中药在改善循环方面有明确的作用。有研究表明,中医药对腔内血管治疗术后再狭窄的防治也有一定优势,临床上常作为术后辅助治疗配合应用。

从创口重建角度,随着创伤修复外科技术的进步,以及负压、功能性敷料等产品的进步,创口愈合变得更容易。但是,中药对耐药菌的抗菌作用、对局部湿性环境的保护等方面,依然是不可或缺的,临床上也经常中西医治疗方法配合应用。

综上,中西医结合治疗应该是对疾病认识的结合,包括整体、调和、顺势等理念的融合,随着愈来愈多的临床与基础研究人员关注糖尿病足诊治领域,中西医结合治疗糖尿病足的前景会更值得期待。

（鞠　上）

第二节　疼　痛　治　疗

足部或下肢的严重疼痛可能会导致患者极度痛苦或失能,对患者的生活质量造成了极大影响。糖尿病足疼痛可来源于糖尿病神经病变、急性周围血管病变、溃疡或坏疽等原因,本节主要针对糖尿病神经病变源性疼痛的治疗进行阐述。

一、原则与适应证

根据美国糖尿病协会(American Diabetes Association,ADA)2005年发表的声明,对于有疼痛症状的糖尿病神经病变的患者,诊治建议遵从以下流程:排除非糖尿病性病因→稳定血糖控制→三环类抗抑郁药物→抗癫痫药物→阿片类药物→疼痛门诊就诊。

存在疼痛症状的糖尿病神经病变的患者应及时就诊,并进行系统、逐步的治疗。因此,疼痛科医师接诊时,应首先确认疼痛是由何种原因所导致,应对患者疼痛部位、疼痛性质、疼痛的诱发和缓解等症状进行仔细的鉴别诊断,如糖尿病神经病变疼痛部位足部要多于腿部,并且多为静息诱发、活动缓解,恰好与缺血性外周血管病相反,二者鉴别要点见表9-2-1。同时应进行仔细的体格检查,才可最终确诊疼痛来源于糖尿病神经病变。

表 9-2-1　糖尿病神经病变与周围血管病变疼痛的鉴别

特点	神经性病变	血管性病变
疼痛部位	足部多于小腿部	小腿、大腿、臀部多于足部
疼痛性质	表浅、锐痛、烧灼痛、刺痛	深部痛
静息时	常见	少见
行走时	疼痛缓解	疼痛加重
睡眠时疼痛加剧	是	否
随血糖变化改变	偶尔	否

在进行药物治疗前,医师应对患者进行健康教育,使其获得对疾病的正确认知。应告知患者,糖尿病神经病变异质性强,症状可能涉及神经系统的不同部位,并可能表现为不同症状,其中以慢性远端对称性多神经病变和自主神经病变最为常见。此外,应提醒患者,超过 50% 的患者可能症状并不明显,患者有因感觉减退而导致足部损伤的风险。80% 的截肢均继发于足部溃疡或损伤,应教育患者加强足部护理,如有不适应及时就医。

二、治疗手段

目前,糖尿病神经病变的疼痛治疗手段可分为药物治疗与非药物治疗,常用药物包括抗抑郁药物、抗癫痫药物、非甾体抗炎药物、阿片类药物及一些辅助外用药物;常用的非药物治疗包括经皮腰交感神经毁损术、经皮神经电刺激、连续周围神经阻滞等。

(一) 药物治疗

1. 抗抑郁药

(1) 三环类抗抑郁药物:现已发现阿米替林、丙米嗪等数种三环类抗抑郁药物可改善糖尿病神经病变患者的疼痛症状。比起抑郁症的治疗,三环类抗抑郁药物用于治疗糖尿病神经病变时有效治疗剂量需求更低且起效更快,通常在 2 周内即可产生显著疗效。此类药物价格低廉,缺点是抗胆碱能不良反应明显,患者容易出现口干、尿潴留等不适,故临床反应和患者耐受性是调整剂量的重要参考指标。此类药物其他的一些常见不良反应还包括疲劳、困倦,故应建议患者睡前服药。

服用阿米替林建议从 25mg 的初始剂量逐渐加量,平均有效剂量为 105mg/d,最大剂量可达 150mg/d。如果患者抗胆碱能不良反应明显,可考虑使用去甲替林治疗,去甲替林的抗胆碱能作用轻于阿米替林。地昔帕明的初始剂量 25mg,平均有效剂量 111mg/d,最大剂量 200mg/d,其药物不良反应略少于阿米替林,尤其是口干。由于一些三环类抗抑郁药物存在心脏毒性,在对罹患心脏疾病的患者治疗之前应咨询心脏科医师,或使用非三环类抗抑郁药物。

(2) 度洛西汀:度洛西汀是一种 5- 羟色胺和去甲肾上腺素再摄取的双重抑制剂,现已被证实能够有效缓解糖尿病性神经病变的疼痛。度洛西汀起效迅速,在开始服用的第一周即可明显缓解症状,对于夜间疼痛也有非常显著的疗效。镇痛效果方面与阿米替林类似。度洛西汀治疗糖尿病神经病变疼痛的常用剂量为 120mg/d

或 60mg/d,患者对小剂量的耐受性更佳。本药最常见的不良反应是恶心、嗜睡、头晕、食欲下降、便秘和空腹血糖升高,偶见潮热或阴茎勃起功能障碍,其中以恶心最为常见,因此应建议患者饭后服药。此外应注意,度洛西汀不应与其他 5- 羟色胺或去甲肾上腺素摄取抑制剂联合使用。

（3）文拉法辛:现有研究表明,高剂量的文拉法辛(150~225mg/d)可显著缓解糖尿病神经病变患者的疼痛,而低剂量(75mg/d)则无改善效果。文拉法辛最常见的不良反应是恶心和嗜睡,偶见血压、心律失常。

2. 抗癫痫药

（1）加巴喷丁:加巴喷丁是治疗神经病理性疼痛最常使用的抗癫痫药物。一般起始剂量为 300~600mg/d,睡前服用,逐渐加量,1 日 3 次,直至症状缓解,最大治疗剂量可达 1.8g/d。其主要不良反应是嗜睡、头晕和共济失调。

（2）普瑞巴林:在结构上,普瑞巴林类似于加巴喷丁的 α2-δ 配体,但对 γ 氨基丁酸(gamma aminobutyric acid,GABA)或苯二氮䓬类受体并无活性。与加巴喷丁相比较,1 日 2 次服用普瑞巴林即可达到良好的临床效果。普瑞巴林起始治疗剂量为 50mg1 日 2 次,经过 1 周或更长时间可缓慢增量至 150mg 1 日 2 次。美国食品药品监督管理局(food and drug administration,FDA)批准用于糖尿病相关神经性疼痛的最大剂量为 300mg/d。此外,也可按 100mg 1 日 3 次的方法给药。使用较高剂量治疗,在疗效增加的同时,不良反应的发生率也会增加,应加以注意。常见不良反应有头晕、嗜睡、共济失调、视物模糊、外周水肿和体重增加,但普瑞巴林引起的体重增加并不影响糖尿病血糖的控制。

（3）其他:除加巴喷丁与普瑞巴林以外,其他抗癫痫药物也被证实可有效用于神经病理性疼痛的治疗,如常应用于复杂性部分发作型癫痫的托吡酯或卡马西平。丙戊酸 500~1200mg/d 也被证实可有效减轻糖尿病神经病变所致的疼痛,然而该药存在致畸作用,育龄期女性禁用。

3. 阿片类药物　阿片类药物是糖尿病神经病变疼痛症状的有效镇痛药物,以曲马多和羟考酮控释剂最为常用。曲马多的使用剂量为 50~400mg/d,老年人应酌情减量,不推荐严重肝肾功能不全的患者或妊娠期、哺乳期妇女使用,其最常见不良反应是恶心、便秘、头痛和嗜睡。羟考酮控释剂的使用剂量为 10~60mg/d。此外,另一种弱 σ 阿片受体激动剂和 N- 甲基 -D- 天冬氨酸(N-methyl-D-aspartate,NMDA)受体拮抗剂右美沙芬现已被证实能够有效减轻糖尿病神经病变患者的中度疼痛。

糖尿病神经病变患者在长期使用阿片类药物治疗时需要警惕阿片类药物耐受、滥用、成瘾和过量使用的可能性。现有研究均缺乏这类慢性非癌痛治疗的长期疗效与风险的证据,较高剂量的治疗方案必然会增加阿片类药物过量的风险,因此,不建议此类患者长期使用大量阿片类药物镇痛。

4. 非甾体抗炎药　糖尿病患者的肌肉骨骼并发症可能是引起疼痛的另一大因素,而非甾体抗炎药(nonsteroidal antiinflammatory drugs,NSAIDs)对于糖尿病神经病变已引起肌肉骨骼或关节病变的患者尤其有效。临床常使用的 NSAIDs 如布洛芬 600mg1 日 4 次或舒林酸 200mg 1 日 2 次,可显著缓解此类患者的疼痛症状。NSAIDs 的药物不良反应除临床常见的胃肠症状、肝肾毒性、过敏反应外,还可能由于抑制前列环素合成而影响神经血供,从而进一步加重神经损伤。因此,需要仔细评估适应证并谨慎使用此类药物。

5. 其他药物

(1) α-硫辛酸(alpha-lipoic acid,ALA):ALA是一种强效抗氧化剂,可减少糖尿病神经病变发病机制中的氧化应激反应,改善神经病变的基础病理生理状态,从而减轻疼痛,数项研究已证实该药具有显著疗效。ALA最佳剂量是600mg1日1次。主要不良反应为恶心、呕吐和眩晕。加大剂量并不能增加疗效,反而增加不良反应发生率。目前尚无长期研究评估ALA对于糖尿病神经病变的治疗作用。根据目前资料,对于使用抗抑郁药物或抗癫痫药物治疗疼痛症状效果不佳或不能耐受的糖尿病神经病变患者,可考虑口服ALA600mg/d。

(2) 辣椒碱乳膏:辣椒碱是许多辣椒的天然成分,具有镇痛和止痒作用。其作用机制主要为影响C型感觉神经元上的神经传导介质P物质的释放、合成和贮藏。P物质为一种十一肽,可把疼痛和瘙痒由周围神经传入脊髓神经和高级中枢神经。目前有含这种物质的乳膏局部外用,可作用于周围神经轴突,减少来自外周和中枢神经元的P物质,对糖尿病神经病变的疼痛具有显著疗效。使用该药物后,患者可能会有局部烧灼感和皮肤刺激症状,并可能在接触温水或天气炎热时加重。对于应用上述常用治疗药物效果不佳或不能耐受的糖尿病神经病变疼痛患者,可考虑加用辣椒碱乳膏,使用方法通常为0.075%局部用,1日4次。

(二)非药物治疗

1. 经皮腰交感神经丛毁损术

(1) 概述:对于足部存在长期、广泛、严重糖尿病神经病变的患者,经皮腰交感神经丛毁损术是可选择的有效治疗措施之一,同样适用于失去血管重建手术机会的患者。使用该方法对腰交感神经丛进行化学毁损,可长期抑制下肢交感神经的缩血管作用,促进侧支循环的建立,使受损血管部分再通,从而提高下肢血流灌注水平。同时可改善患者下肢局部感染和坏疽,进而改善患者的生活质量。

(2) 技术要点:患者入室后,应仔细核对患者姓名、穿刺部位。给氧面罩或双鼻导管低流量吸氧,建立常规监测与静脉通路,予以适当镇静。患者取俯卧位,定位腰$_4$椎体左侧旁开8cm为穿刺点并标记。消毒铺巾后,CT引导下向内侧45°进针,穿刺至腰$_1$椎体左前方,回抽注射器无血,向患者尾侧置入导管15cm,注入造影剂碘海醇5ml。显示造影剂扩散至腰$_{3-5}$椎体左前方后,注入0.5%利多卡因20ml。观察20分钟,此间患肢皮温应升高,色泽转微红,患者可自觉肢体发热、痛感减轻。继续由穿刺点向躯体治疗侧打通约20cm皮下隧道,缝扎固定导管,连接镇痛泵持续输注。镇痛液配制:局部麻醉药物(如利多卡因)及糖皮质激素类药物(如地塞米松)适量加0.9%氯化钠。置管后数天,经预先置入的导管回抽导管无异常后,注入1%利多卡因10ml作为试验量观察20分钟,确认患者无下肢肌力障碍及不适后注入75%酒精4~8ml进行腰交感神经丛化学损毁,并保持俯卧位60分钟。如有必要,可于数天后进行再次毁损。

因穿刺路径靠近肾脏、肾动脉、腹主动脉和脊神经,易误伤周围组织,故影像学技术引导下经皮腰交感神经毁损术更为安全、有效。随着影像学技术的不断发展,利用术中 CT 引导可清晰地显示穿刺路径,避开脏器及大血管,也可避免腰交感神经丛毁损范围过大。在精确定位腰交感神经后置入导管,多次给药反复进行腰交感神经丛的有效化学毁损,并密切注意低血压等交感神经阻滞产生的并发症。另外,需要注意每次注入化学药物前应使用 1% 利多卡因作为实验剂量,从而判断毁损范围是否合适,以及毁损术后是否会影响下肢的运动功能。

2. 经皮电神经刺激

(1) 概述:目前,经皮电神经刺激(transcutaneous electrical nerve stimulation, TENS)并未广泛应用于临床。在 2010 年美国神经病学会(American Academy of Neurology, AAN)发表的关于神经病性疼痛的评估声明中认为,使用 TENS 每日治疗 30 分钟,持续治疗 4 周对糖尿病多神经病变所致疼痛的治疗可能有效。

(2) 技术要点:操作前应常规核对患者信息。治疗时,将两电极对置或并置于痛点相应神经节段或穴位后,根据病情及个体差异选择电流强度进行治疗,推荐单位时间为 20~60 分钟,每日治疗 1~2 次。

3. 连续周围神经阻滞

(1) 概述:如使用局部麻醉药如布比卡因、罗哌卡因进行的股后部连续坐骨神经阻滞镇痛、患者自控镇痛等,具有成功率高、禁忌证及并发症较少等优点。但由于局麻药物可能带来的肢体麻木、运动障碍,目前多用于糖尿病足患者住院期间的围术期镇痛。目前也有研究报道患者在家进行的持续坐骨神经阻滞镇痛方法可供参考。

(2) 技术要点:以超声引导下臀下入路坐骨神经阻滞为例。患者常规监护、镇静、面罩给氧,取患侧向上的侧卧位,稍屈髋屈膝。在患肢上做好标记,摆好体位,穿刺点及周围皮肤常规消毒。使用 40~60mm 曲阵探头,在坐骨结节和股骨大转子间做一连线,探头落于连线中点做短轴切面扫描。得到清晰的神经成像后,固定探头,建议常规联合使用神经刺激器,皮肤及皮下局部阻滞浸润麻醉后,在探头内侧或外侧以"平面外"方式进针,确认针尖位置后注药,使坐骨神经被药液完全包绕。如需置管则无菌要求更高,应使用专用消毒套隔离超声探头,戴消毒手套、帽子、口罩,并常规铺巾。

4. 联合治疗

在治疗糖尿病足患者的严重疼痛时,联合治疗是临床常用的治疗手段。如抗抑郁药物联合抗癫痫药物,或局部使用药物联合非药物治疗方法等。糖尿病足神经病变性疼痛联合治疗的有效性高于单药治疗,但应注意联合用药产生的不良反应种类及比例也可能随之升高。

(陈　思　徐仲煌)

第三节　创面用敷料

临床上传统使用的敷料是纱布,功能单一,无保湿作用,肉芽组织容易长入纱布网眼中致粘连结痂,敷料浸透时易导致外源性感染。随着生物技术和石化工业的发展,以高分子材料为原料的合成敷料及新型生物敷料应用逐步增多,可大致分为膜型、泡沫型、喷雾型和复合型。合成敷料与创面周围正常皮肤紧密贴合造成的局部低氧、微酸湿润环境可刺激毛细血管形成,内源性胶原酶释放和激活,使创面坏死组织溶解,为修复细胞提供良好环境。创面微环境的改善可吸引大量修复细胞和炎性细胞,这些细胞可分泌多种生长因子,生长因子与受体结合后又发挥促修复作用。

一、生物敷料

1. 蜂蜜生物敷料 蜂蜜生物敷料抗菌性能好,在极低浓度条件下仍可抑制金黄色葡萄球菌的生长。蜂蜜生物敷料用于难愈创面,一方面可以减少抗生素的使用,另一方面可以减少自体皮移植。

2. 组织工程活性皮肤 组织工程活性皮肤又称人工真皮。组织工程双层皮肤是利用组织工程技术将体外扩增的细胞作为种子细胞接种于组织工程支架材料中最终形成的具有表皮和真皮双层结构的皮肤替代物,作为覆盖物敷于创面可起到屏障作用,在创面愈合的过程中,组织工程双层皮肤的种子细胞与创面周围细胞相互刺激,从而使创面周围细胞快速地迁移以及组织工程双层皮肤中的种子细胞分泌细胞外基质,进而促进创面的愈合。

组织工程活性皮肤由健康表皮细胞和真皮细胞构成,具有与正常皮肤相似的组织结构,可分泌大量促进细胞增殖和游走的细胞因子,并有效改良了糖尿病足溃疡愈合的微环境,近来 Felder 等的系统评价提示活细胞的组织工程皮肤是糖尿病足溃疡的一种有效的辅助治疗方法。FDA 已批准并公布了 11 种组织工程皮肤产品。2007 年由第四军医大学与陕西艾尔肤组织工程有限公司联合开发的我国第一个产业化的组织工程产品"安体肤"获得批准上市,使中国成为继美国之后第二个拥有组织工程产品的国家。

肖厚安等针对糖尿病足患者的具体情况和致病机制进行了以组织工程皮肤移植为主的系统治疗,术后 1 天给予抗感染、活血治疗,并严格控制患者的血糖水平及行走。对皮肤的有效性评价表明使用安体肤可明显促进溃疡创面的修复,在经过一次移植后,溃疡已开始修复,表面覆盖有新生皮肤样组织,创面面积逐渐缩小。如此快速的表皮再生和修复表明,溃疡的愈合是从整个伤口创面开始的,而不是仅从边缘开始的。研究结果显示使用安体肤后约 28 天即达到临床治愈,创面无感染、疼痛、红肿等不良反应。与自体皮肤移植相比,减少了供皮区的治疗和疼痛,在糖尿病足溃疡修复中具有良好的应用前景。使用方法:在无菌条件下,打开内包装,小心清洗皮片,去除残余液体,然后分清正反面揭除尼龙膜,贴在创面,之后用纱布包住。应用组织工程活性皮肤最终修复后的创面还会被人体自身组织替代。

二、合成高分子敷料

1. 薄膜型敷料 主要由聚乙烯、聚丙烯腈、聚乳酸、聚四氟乙烯、聚氨酯等材料制成,敷料一侧为有黏性的材料。这类敷料具有透气性、阻菌性及贴附性好的特点,可以维持伤口湿润,促使坏死组织脱落;有弹性且透明,便于观察伤口。但由于吸收性较差,适合直接用于低渗出的表皮化伤口,如糖尿病足初期溃疡伤口,起到保护伤口防止摩擦的作用。

2. 泡沫性敷料　具有多孔结构,吸收能力强,可以吸收伤口脓血等渗出液。其特点为弹性好,可塑性强,轻便,透气性好。加有薄膜敷层的泡沫性敷料,通过薄膜敷层蒸发部分水分,进一步增加敷料的吸收能力,还可以解决在有压力状态下液体外渗的问题,适用于受体重压迫的部位,如骶骨和足跟。此类敷料可以维持湿润环境的同时而不引起组织浸渍,还可以起填充作用,对洞穴型伤口可避免伤口两壁粘合。但缺点是肉芽组织会长入敷料的孔径中,换药可能带来再次创伤,而且会遗留残屑于创面。

3. 水凝胶敷料　水凝胶是高分子物质吸水溶胀后形成的具有三维网状结构的胶状物质。可以形成水凝胶的合成高分子有聚乙烯醇、聚丙烯腈、聚丙烯酸等。它们吸收能力强,吸收渗液后可形成凝胶,与创面结合良好,易于更换,在伤口愈合的过程中,凝胶不会粘连伤口,可加速上皮细胞生长和毛细血管再生,抵抗细菌入侵,防止伤口感染,低毒甚至无毒,还可负载各种药物。较适用于糜烂和坏死性伤口。

水凝胶类贴膜还可与 ENPD 联合应用,因水凝胶类贴膜的弊端是遇湿性创面,水凝胶融化后敷料容易移动脱落,而在水凝胶类贴膜(贴膜上要剪 1~2 个小孔以利引流)外用 ENPD 则有一定的固定作用,二者巧妙结合,可谓相辅相成,取长补短。尤其对于全身状况较差、生命体征不稳定、患者不能耐受有创手术的糖尿病足晚期溃疡创面的患者,二者联合应用效果较佳。

三、复合敷料

1. 抗菌敷料　银离子具有高效抗菌性,银敷料、纳米银敷料是将银和敷料有效结合,使敷料中的银离子发挥抗菌及抑菌作用,减轻创面感染,改善局部微环境,促进伤口愈合。磺胺嘧啶银敷料不仅具有银离子的抗菌作用,又有磺胺嘧啶的抗菌作用,对铜绿假单胞菌有很强的抑制作用,同时对革兰阳性菌、革兰阴性菌、酵母菌和其他真菌亦有有良好的抗菌作用。此外,添加于敷料中的抗菌药物还有氯苯双胍己烷、二氯苯氧氯酚、庆大霉素、乳酸依沙吖啶、苯扎氯铵等。

2. 其他敷料　利多卡因是一种渗透作用快、弥散广的局麻药。包埋利多卡因的敷料具有止血、止痛功能。由于仅是接触创面的敷料部分溶解该药,因此不会出现局麻药中毒。添加于敷料中起消炎作用的药物还有吲哚美辛;也有部分中草药敷料,具有快速祛痛、止血消炎等功效。

(苏怡芳　王微微)

第四节　高压氧治疗

在常规治疗的基础上加用高压氧治疗可提高糖尿病足患者溃疡愈合率,降低高位截肢率,且不良反应少,是一种安全、有效的方法。高压氧可有效改善糖尿病足溃疡患者的供氧和营养代谢,促进皮肤修复和生长,加速溃疡愈合,缩短伤口愈合时间。

高压氧能提高肢体经皮氧分压,且在治疗后数小时仍保持较高水平。高浓度的组织氧可抑制厌氧菌的生长及毒素产生,并通过维持氧分压大于 4kPa,使巨噬细胞依赖氧的杀伤活性得以发挥。临床试验证明:创面局部高浓度氧有利于控制感染,促进组织重建和创面愈合。高压氧可明显增加创面局部一氧化氮(NO)浓度,有利于创面愈合。研究表明,在长期不愈的糖尿病足溃疡创面的 NO 浓度明显降低,且局部生长因子也是在局部内源性 NO 达到一定浓度后才发挥作用。因此,联合应用高压氧和局部生长因子可促进糖尿病足溃疡创面愈合。

(杨立娟　任补元)

参 考 文 献

[1] 刘丹,陈忠,翟梦瑶,等.药物治疗对外周动脉硬化闭塞症支架术后再狭窄的影响[J].中华普通外科杂志,2012,27(11):896-899.

[2] 韩延民,吴庆华.重视躯干侧支循环在动脉狭窄和闭塞性病变中的代偿意义[J].国际外科学杂志,2007,34(12):860-861.

[3] 高学敏.中药学[M].北京:中国中医药出版社,2006:237-240.

[4] 奚九一,赵兆琳.糖尿病足病肌腱变性坏死症(筋疽)的临床研究[J].上海中医药杂志,1996,(5):1-4.

[5] 相胜敏.奚九一老师对患肢肿胀的辨病与辨证特点分析[J].甘肃中医,2008,21(1):21-22.

[6] 张磊,柳国斌.糖尿病足病筋疽(肌腱变性坏死症)肌腱"隐性病变"的机制研究[G].中华中医药学会周围血管病分会第三次学术大会论文集,2010:132-135.

[7] 孙文亮.糖尿病足病分期分级与中医辨证分型[J].中国中西医结合外科杂志,2010,16(1):119-120.

[8] 杨博华,赵树森.糖尿病足病病变的中医治疗[J].世界医学杂志.1999,3(12):392-341.

[9] 郑学梅.糖尿病足病辨治体会[J].四川中医,2005,23(6):8.

[10] 吕培文,徐旭英.糖尿病足病证群调查及证型研究[J].中华中医药杂志,2006,21(2):96-97.

[11] 陈红梅,朱章志.糖尿病足病中医证型与下肢动脉彩超、血脂、尿酸相关性研究[J].广州中医药大学报,2006,23(2):21.

[12] 李曰庆.中医外科[M].北京:中国中医药出版社,2011:294-295.

[13] 于秀辰.糖尿病足病[M].北京:科学技术文献出版社,2011:127-132.

[14] 于秀辰,黄允瑜,邓德强,等.感染性糖尿病足病清创方法和时机探讨[J].中国临床医生,2006,34(9):4.

[15] 于秀辰.学习古代文献,拓展治疗糖尿病足病的思路[J].北京中医药大学学报(中医临床版),2013,20(3):5-9.

[16] 赵进喜.糖尿病足病的综合治疗及其实践(续)[J].浙江中西医结合杂志,2009,19(3):133-135.

[17] 李世征,吕延伟,吕延伟.中医外治糖尿病足病经验[J].辽宁中医杂志,2012,39(10):1920-1921.

[18] 王玮雨,王旭.中医药治疗糖尿病足病最新研究进展[J].时珍国医国药,2012,(10):2596-2597.

[19] 莫爵飞,姜山,倪青.糖尿病足病中医治疗研究进展[J].环球中医药,2012,5(12):947-951.

[20] 宋飞,简华刚.糖尿病足病溃疡创面床准备及清创处理[J].创伤外科杂志,2011,13(2):180-182.

[21] 刘继前.糖尿病足病发病机制与治疗研究进展[J].疑难病杂志,2007,6(6):375-377.

[22] 于秀辰,娄树静,赵博.内治法与外治法联合应用治疗感染性糖尿病足病[J],北京中医药

大学学报(中医临床版),2011,18(1):39-41

[23] 李济生.有关糖尿病足病截肢指征之探讨及意义[J],中国现代实用医学杂志,2006,5(12):54-55.

[24] 国际血管联盟中国分会糖尿病足病专业委员会.,糖尿病足病诊治指南[J].介入放射学杂志,2013,22(9):705-708.

[25] Benjamin A,Lipsky,Anthony R ,et al. Diagnosis and treatment of diabetic foot infections [J],Guidelines for Diabetic Foot Infections,2004,39(1):885-910.

[26] Game FL,Apelqvist J,Attinger C,et al.IWGDF Guidance on use of interventions to enhance the healing of chronic ulcers of the foot in diabetes [J],Diabetes Metab Res Rev,2016,32(1):75-83.

[27] Benjamin A. Lipsky,Anthony R. Berendt,et al.2012 infectious diseases society of America clinical practice guideline for the diagnosis and treatment of diabetic foot infectionsa [J],IDSA Guideline for Diabetic Foot Infections,2012,54(15):1679-1648.

[28] 朱海云,柏挺,张永秋,等.糖尿病足病介入治疗的荟萃分析[J],介入放射学杂志,2013,22(9):718-721.

[29] 曹维军,高芸,梁世博,等.糖尿病下肢血管病变暨糖尿病足病的介入治疗临床疗效分析[J],当代医学,2010,16(5):26-28.

[30] 李艳稳.糖尿病足病介入治疗的进展[J].疑难病杂志,2011,10(8):641-643.

[31] 胡照娟,柳红芳,张艳红,等.清热益气中药对初发 2 型糖尿病 KKay 小鼠胰岛素敏感性的影响[J].北京中医药大学学报,2012,35(9):607-610.

[32] 王源,王硕,王令仪,等.麦冬多糖 MDG-1 对糖尿病小鼠模型的降糖作用[J].上海中医药大学学报,2011,25(4):66-70.

[33] 黄芳,黄罗生,成俊,等.当归四逆汤活血化瘀作用的实验研究[J].中国实验方剂学杂志,1999,15(5):33-35.

[34] 喇孝瑾,韩淑英,韩刚,等.复方姜黄胶囊治疗糖尿病足病的实验研究[J].中国煤炭工业医学杂志,2010,13(10):1548-1549.

[35] 李丽芝,于凤云.康复新液联合川芎嗪粉针治疗糖尿病足病溃疡疗效观察[J].医学信息(中旬刊),2010,23(7):1858.

[36] 严传亮.中西医结合治疗糖尿病周围神经病变的疗效分析[J].实用中西医结合临床,2015,15(6):60-67.

[37] 张东萍,曹建春,奚九一.陈兰花冲剂对糖尿病足病大鼠血清 TNF-α、IL-6、CRP 的影响[J].医学研究杂志,2011,40(8):114-118.

[38] 杜丽荣,田卫,徐磊.将军散联合常规清创治疗感染为主的糖尿病足病[G].中华中医药学会周围血管病分会第六届学术大会论文集,天津:2014.

[39] 温井奎,徐丽梅,吴镝,等.中药对糖尿病足病常见细菌敏感性研究[J].中华中医药杂志,2013,28(2):535-537.

[40] 牛耀祥,高陆,姜文月.中药外用制剂治疗糖尿病足病的研究进展[J].人参研究,2015,27(1):49-54.

[41] 于一江,陈丽娟,洪兵,等.外敷生肌玉红膏治疗糖尿病足病临床观察[J].新中医,2013,(11):87-88.

[42] Boulton AJ,Vinik AI,Arezzo JC.Diabetic neuropathies:a statement by the American Diabetes Association [J].Diabetes Care,2005,28(4):956-962.

[43] Hardy T.Does treatment with duloxetine for neuropathic pain impact glycemic control? [J].Diabetes Care,2007,30(1):21.

[44] Rowbotham MC.Venlafaxine extended release in the treatment of painful diabetic neuropathy:a double-blind,placebo-controlled study [J].Pain,2004,110(3):697.

[45] Ametov AS.The sensory symptoms of diabetic polyneuropathy are improved with alpha-lipoic acid:the SYDNEY trial [J].Diabetes Care,2003,26(3):770.

[46] Dubinsky RM.Assessment:efficacy of transcutaneous electric nerve stimulation in the treatment

of pain in neurologic disorders (an evidence-based review):report of the Therapeutics and Technology Assessment Subcommittee of the American Academy of Neurology [J].Neurology, 2010,74(2):173.

[47] Brian M. Continuous Popliteal Sciatic Nerve Block for Postoperative Pain Control at Home [J]. Anesthesiology,2002,97:959-965.

[48] Fleisehmaan W,Strecker W,Bombelli M,et al. Vacuum sealing as treatment of soft tissue damage in open fractures [J].Unfallehirurg,1993,96:488-492.

[49] Argenta LC,Morykwas MJ. Vacuum-assisted closure:a new method for wound control and treatment:clinical experience [J].Ann Plast Surg,1997,38(6):563-576.

[50] 裘华德.负压封闭引流技术[M].北京:人民卫生出版社,2003:32-82.

[51] 许龙顺,陈绍宗,乔骋,等.负压对创面血流量的影响[J].第四军医大学学报,2000,21(8):966-968.

[52] 吕小星,陈绍宗,李学拥,等.封闭负压引流技术对创周组织水肿及血管通透性的影响[J].中国临床康复,2003,7(8):244-245.

[53] 肖厚安,凡孝菊,周小茜,等.利用组织工程双层皮肤修复糖尿病溃疡的研究[J].中华损伤与修复杂志(电子版),2014,9(3):34-38.

[54] 阙华发,唐汉钧,向寰宇,等.益气化瘀为主综合方案治疗糖尿病性足溃疡临床观察[J].上海中医药杂志,2010,44(1):14-17.

[55] 天津中医药学会外科专业委员会.糖尿病足溃疡Ⅱ-Ⅳ期中医综合外治方案(草案)[J].中国中西医结合外科杂志,2012,18(3):318-320.

第十章

糖尿病足围术期管理

第一节 术前管理

糖尿病足患者往往都已患病多年,伴有不同程度的心、脑血管疾病、高血压病、高血脂、呼吸道感染、肾衰等疾患,使糖尿病足的围术期管理变得十分棘手,而围术期的管理是患者能否度过危险期及手术成败的关键,同时也影响着糖尿病足患者的预后。术前管理包括以下几方面。

1. **评估机体全身状态** 首先是创面评估,包括皮肤颜色及温度、足背动脉搏动、踝部血压测定、创面的大小、伤口的外观、气味,液体的颜色、性状、量,以及疼痛的频率,必要时将取自深层组织的样本送培养。术前完善血常规、肝肾功能、电解质、凝血四项、心电图、胸片、心脏彩超、双下肢血管彩色多普勒超声检查、血管造影等各项检查,了解患者的全身情况和血管有无狭窄或闭塞,以及病变程度和范围、钙化情况、远端流出道情况。

2. **严格控制血糖** 理想的血糖控制对减轻高血糖的毒性作用,防止延缓急、慢性并发症的意义重大。血糖过高对肾脏、视网膜、神经、大血管病变甚至心脏均有毒性作用,并大大增加了手术的风险。常规术前查空腹血糖、餐后 2 小时血糖及糖化血红蛋白,并根据血糖情况调整用药。术前 1~2 天内将原来口服降糖药换成胰岛素,原用胰岛素者继续胰岛素治疗。术前 1~2 天宜停用长效胰岛素,改为早、午、晚餐前注射短效胰岛素或超短效胰岛素类似物,睡前注射低精蛋白锌胰岛素,根据血糖调整剂量。若血糖控制不理想可选用胰岛素泵持续皮下输注的方式。尽可能将血糖控制在空腹血糖 <7.8mmol/L,餐后 2 小时血糖 <10.0mmol/L。急诊手术而血糖偏高者,可采用静脉注射胰岛素的方法保证手术的顺利进行,手术时的血糖必须控制在 5~10mmol/L。

3. **积极治疗高血压** 糖尿病患者中的高血压患病率显著高于总体人群,严格控制血压与强化控制血糖同样重要,两者都与心肌梗死与脑卒中发生率下降密切相关,严格控制血压在 <150/85mmHg,可明显降低有关死亡的危险性和相关并发症的发生和发展,而目标血压控制到 <130/80mmHg,将更有利于降低心血管事件的发生,也使手术更安全。

4. **调整血脂异常** 糖尿病患者存在广泛的脂代谢异常,脂质代谢紊乱是导致心血管疾病的另一个重要危险因素。干预脂质代谢对减少心血管事件及死亡率有十分明显的益处。目前控制理想标准为：总胆固醇 <4.5mmol/L，LDL<2.5mmol/L，HDL>1.17mmol/L 及甘油三酯 <1.5mmol/L。

5. **了解心脏功能** 术前对心脏功能的了解和评估对患者能否承受手术打击和术后监护有着重要的指导意义。术前心功能不超过Ⅲ级 C，心脏彩超射血分数 >50%，对房颤患者应控制心室率在 100 次 / 分以内，理想值为 70~80 次 / 分。

6. **积极控制感染** 糖尿病足溃疡合并的感染，大多是革兰阳性菌和革兰阴性菌甚至合并有厌氧菌的混合感染。在细菌培养的基础上选择有效的抗生素治疗。要短程足量，不宜长期用药或预防性用药，以免引起正常菌群失调，诱发真菌感染。所有糖尿病患者均有不同程度的肾脏损害，应选用组织穿透力强，肾毒性小，对革兰阳性及阴性菌均有良好作用的广谱抗生素同时应用抗厌氧菌药物，尽可能在术前将血白细胞降至正常或接近正常水平。

第二节 术 中 管 理

术中管理策略包括以下若干方面：①生命体征监测：观察患者意识、血压、心率，防止发生大出血或诱发其他疾病。②血糖控制：术中每隔 1~2 小时监测 1 次血糖，血糖控制目标为 8.0~11.0mmol/L。根据需要输入一定比例的葡萄糖和胰岛素，其目的是维持基础能量并预防低血糖、酮症及蛋白质的消耗。③血供重建：通过血管旁路术或腔内治疗建立直达患肢足部的血供。④创面处理：原则上术中应彻底清除坏死组织。在此基础上，如果创面血供丰富可采取一期缝合。如果创面血供较差，可先采取负压吸引治疗（VSD），待新鲜肉芽组织生长良好后可行二期缝合或局部植皮。

第三节 术 后 管 理

（一）创面管理

术后密切观察末梢循环、皮肤温度、感觉、足背动脉搏动及创口周围有无出血、瘀斑、肿胀，保持创口敷料清洁干燥，每日或隔日换药。

（二）基础疾病管理

1. **血糖管理** 术后需继续监测血糖，根据情况及时调整胰岛素用量，使空腹血糖控制在 6.0~9.0mmol/L，餐后 2 小时血糖控制在 8.0~11.0mmol/L，术后根据病情确定是否停用胰岛素及用口服降糖药替换。

2. **抗凝处理** 糖尿病足患者大多数血液呈高凝状态，需要采用肝素抗凝治疗，用药期间观察有无皮下血肿，瘀斑，牙龈出血，黑便，血尿等出血迹象。

3. **抗血小板治疗** 口服阿司匹林或氯吡格雷阻止血小板聚集，预防血栓形成。

4. **扩血管治疗** 扩血管的目的是改善微循环，降低外周血管阻力，延长移植血管、经皮血管腔内成形术和（或）支架的通畅时间，并有利于细胞分化。

5. **降纤维蛋白原治疗** 糖尿病足患者的纤维蛋白原经常高于正常，因此降纤维蛋白原治疗尤为重要,临床上常采用纤溶酶治疗。

(三)并发症预防

术后要积极预防和治疗感染,不仅局限于创面部位,也要关注全身或局部的其他形式感染,尤其是呼吸道、泌尿道及压疮等感染。采用广谱抗生素来控制感染,必要时可联用两种抗生素。同时,近期定期复查凝血四项,判断凝血功能,降低脑、消化道、眼底等全身多脏器出血的风险。远期要防止创面经久不愈,肢体进一步发生坏疽以致出现二次截肢。

参 考 文 献

[1] 陈金虎,宋光耀.糖尿病足介入治疗围手术期的血糖控制[J].河北医药,2012,34(23):3622-3623.
[2] 王春梅,谷涌泉,李建新等.糖尿病足介入治疗围手术期处理[J].介入放射学杂志,2013,22(9):780-784.
[3] 谷涌泉.糖尿病足诊治指南[J].介入放射学杂志,2013,22(9):705-708.

(高占峰　金志宏)

第十一章

腔内血管技术治疗

第一节 概 述

1953 年,经皮穿刺动脉主干插管造影的 Seldinger 技术问世,1964 年,Dotter 首次成功施行经皮穿刺腔内血管成形术(PTA)。自 20 世纪 80 年代以来,随着影像医学、材料学及工程技术的飞速发展,血管腔内外科技术在临床上得到了广泛的应用。这些技术主要包括经皮腔内血管球囊成形术、支架置入术和机械性动脉粥样斑块切除术,以及激光辅助腔内成形术等。相对于旁路移植,血管腔内治疗具有病死率低、并发症少、能对多处病变进行干预,可重复治疗等优势,成为目前治疗动脉闭塞性病变的重要手段。

糖尿病下肢血管病变主要病理改变为动脉粥样硬化,在血流动力学改变方面,主要包含了动脉血管管壁增厚变硬,动脉狭窄、闭塞,继而血栓形成并发血栓栓塞,导致下肢动脉血供障碍等过程。与未合并糖尿病的下肢动脉硬化闭塞症相比,后者病变表现多为动脉局灶性狭窄、闭塞,多累及股动脉、腘动脉、胫腓干及胫前、胫后动脉的近端。血管钙化多位于内膜,呈斑片状、散在、偏心性分布。而糖尿病患者血管壁钙化多位于中膜,呈环形、连续性分布,其病变范围分布广泛且钙化明显,常常是膝关节以下多支血管同时受累,且缺乏有效的侧支循环,导致严重的临床症状。

经皮穿刺腔内血管成形术(PTA)是采用导管技术,以加压的球囊扩张、压迫血管壁,使内膜及粥样斑块断裂,部分中膜伸展断裂,动脉中层的弹力纤维、胶原纤维和平滑肌细胞都被过度伸展、管腔扩张,从而使血流再通,恢复远端肢体血供,改善组织缺血缺氧的状态,促进组织愈合,降低截肢率。

受技术条件及材料的限制,早期的腔内治疗多集中于髂、股动脉短段的狭窄或闭塞性病变,而糖尿病患者下肢动脉病变多以中小动脉为主,且范围广,闭塞程度重,处理起来较为棘手。并且早期介入治疗多采用普通球囊、高压力、短时间的扩张方法,容易造成内膜撕裂、血管痉挛及栓子脱落等并发症,直接影响手术效果及远期疗效,腔内治疗效果较差。目前多用专用的小口径长球囊,表面具有超滑涂层,支撑性强,通过性好,并且扩张面较长,对于病变可一次成型,扩张段管壁平滑均匀,对血管壁损伤小,能降低再狭窄率和血栓形成。对于复杂血管情况,如严重钙化或严重狭窄,可使用局部压力球囊或切割球囊。弥漫性病变或跨关节病变可考虑使用经皮腔内斑块旋切术,为防止远端动脉栓塞,可考虑远端放置保护伞提供保护。目前尚没有疗效确切和长期随访结果的膝下动脉支架,笔者认为膝下动脉支架的置入不应作为常规,针对出现影响血流的夹层或弹性回缩,首先可尝试通过延长球囊的扩张时间进行改善。

腔内治疗后的再狭窄是难以避免的问题。再狭窄的机制主要是内皮下基质和胶原纤维的暴露促进凝血或血栓形成,以及血管平滑肌细胞的增殖和迁移,导致内膜增生。但腔内治疗后的再狭窄是一个逐渐的过程,随着再狭窄的逐步形成,肢体的侧支循环也逐渐代偿建立,从而为患肢溃疡或截肢伤口的愈合赢得时间。这是腔内治疗的临床意义和价值,也是救肢率高于血管通畅率的关键。

为降低腔内治疗后的再狭窄率,越来越多的新器械被用于临床,目前应用最多、相对成熟的主要有药物涂层球囊(DEB)及药物涂层支架(DES),应用较多、较安全的涂层药物是紫杉醇。研究表明,DEB 和 DES 在术后远期通畅率及更低的远期管腔丢失率方面都要优于普通球囊和支架。

积极的血管再通治疗可保护肢体,降低截肢率,提高患者生活质量并降低死亡风险。以往的治疗策略多注重治疗技术上最适合开通的血管,而根据区域血管体(Angiosome)理论,特定的血管供应特定的三维组织结构区域,所以通过病变的体表定位,可以初步判定需开通的靶血管。行再通治疗的目标血管不一定是最容易处理的血管。相反,缺血最严重区域的供血动脉常有长段钙化、慢性闭塞或重度狭窄,而且糖尿病足患者膝下动脉血管区域常依赖侧支循环供血,在此类患者中,开通一条动脉可修复软组织区域有时难以明确,故常需开通多支动脉以保证疗效。这对手术医生提出了更高的手术技巧和器械保障上的要求。

(陈　兵)

第二节　普通球囊扩张

经皮血管腔内血管成形术(percutaneous transluminal angioplasty,PTA)是经导管等器械扩张再通动脉粥样硬化或其他原因所致的血管狭窄或闭塞性病变,这一疗法是 20 世纪 60 年代开始应用的,在 80 年代前主要采用球囊导管进行治疗,称为球囊血管成形术(balloon angioplasty)。PTA 原来主要用于肢体血管,以后扩展至内动脉,如肾动脉、冠状动脉,并且由动脉发展至静脉,如扩张治疗腔静脉狭窄,以至治疗人造血管、移植血管的狭窄或闭塞。对于糖尿病足严重缺血的患者来说,采用腔内介入技术开通闭塞的血管,从而改善足部血供,促进伤口愈合,是一种微创安全有效的方法,本节将就这一方面的问题进行阐述。

一、球囊血管成形术

(一)适应证

球囊血管成形术理想的适应证是中等大小或大血管局限、孤立性短段狭窄。其次为多发、分散的短段狭窄和闭塞。长段狭窄或闭塞、溃疡性狭窄或已有钙化的狭窄或闭塞病变进行 PTA 治疗时需评估效益风险比。当涉及保存肢体,缓解疼痛,促进溃疡愈合等严重缺血性患者时,仍应积极进行。

(二) 操作技术

在血管造影确定病变位置、程度和侧支供血情况以及狭窄上下方的血压等血流动力学改变后,将造影导管调换成球囊导管。将球囊置于狭窄区,用压力泵或手推稀释的造影剂充胀球囊。充胀的球囊作用于狭窄的血管,使之发生扩张。扩张结束后,要复查血管造影,了解血管扩张情况,同时再次测量原狭窄区上下方的血压差以确定扩张治疗的效果。为了减少并发症和预防再狭窄,从术前一周开始应用抗血小板聚集药物,如阿司匹林等。术中要用肝素抗凝,术后 6 个月内服用阿司匹林、氯吡格雷等药物,之后长期服用阿司匹林作为治疗和预防动脉硬化的常规治疗。

(三) 治疗机制

充胀的球囊压力造成了狭窄区血管壁内、中膜局限性撕裂。血管壁特别是中膜过度伸展以及动脉粥样斑块的断裂,从而导致血管壁张力减退和腔径的扩大。

(四) 疗效评估

PTA 的近期、中期疗效均较好。髂、肾动脉的 PTA 成功率在 90% 以上,五年平均血管开放率在 70% 以上。冠状动脉单支病变 PTA 成功率在 90% 以上。影响疗效的因素中,除病变部位外,病变性质、病变的解剖与病理学特征、患者全身状况、设备情况以及术者经验等也是重要因素。例如在肾动脉狭窄中,以纤维肌发育不良的疗效最好,扩张成功率在 90% ~95%,临床上高血压治愈和改善率达 93%;其次为动脉粥样硬化症;而多发性大动脉炎的疗效较差。PTA 比外科手术的优点在于对患者创伤小,并发症少,收效快,操作较简便,减少费用,一旦发生再狭窄可以重复 PTA 治疗。

(五) 再狭窄问题

PTA 虽然具有较好的疗效,但是扩张后再狭窄的发生率较高,有报道单纯 PTA 后 1 年再狭窄率可达 60%。再狭窄多发生在 PTA 后数月至 1 年之内。主要原因是球囊扩张部位内膜纤维细胞增生的结果。扩张的机制表明,成形术是一种损伤血管壁成分的机械治疗方法,术后必然会引起一系列修复反应,这就成为再狭窄的病理学基础。因此球囊扩张的结局具有两重性,内、中膜局限性撕裂造成了血管腔的扩大,血流灌注得以恢复;同时内、中膜撕裂也成为纤维组织增生导致再狭窄的原因。

再狭窄的其他原因是血管壁的弹性回缩和原有病变的进展。为了减少再狭窄,可采取以下措施:①改进设备:切割球囊、冷冻球囊等,其作用原理各不相同,本节后续将详细进行阐述。②药物治疗:减少、预防和治疗 PTA 进程中和 PTA 后出现的血管痉挛、血小板黏附、血栓形成和内膜纤维细胞增生。常用药物为阿司匹林、氯吡格雷、前列腺环素、5- 羟色胺抑制剂等。③新技术的应用:药物涂层球囊,我们将在下节进行具体阐述。

(六) 并发症

PTA 的并发症较少,资料统计发生率约为 1%~3.5% 之间。其类型主要集中于穿刺点相关并发症,与各类型血管腔内治疗时发生率相同,主要可发生穿刺局部血肿、动脉撕裂、远侧端血管栓塞以及球囊破裂等。

二、特殊球囊使用

1. 切割球囊　切割球囊是将外科的微创切开技术与介入治疗中球囊扩张技术结合起来,在球囊扩张血管前切割球囊上的刀片预先沿血管纵轴方向切开斑块纤维帽、弹力纤维和平滑肌,形成一个扩开的几何模型,然后再挤压斑块,使斑块更易于贴向血管壁内,从而减少单纯球囊扩张所致的损伤,降低再狭窄率。切割球囊扩张时,可减轻螺旋形撕裂,降低管腔的几何形态丢失,减少支架内及其边缘的再狭窄率。关于冠脉的 IVUS 研究发现,切割球囊扩张后,血管内径显著增大的同时,血管外截面积的增加比 POBA 明显小,通过对比切割球囊与单纯球囊扩张后管腔面积与斑块面积改变的不同,指出切割球囊使管腔扩大的主要机制是斑块的压缩及切割区域的扩张,而不是单纯球囊扩张后斑块移位及向病变两端重新分布。这一现象证明了切割球囊扩张对血管内膜的损伤明显小于单纯球囊扩张,降低了夹层的发生率。与 PTA 相比,CB-PTA 可有效降低炎症反应,内皮细胞损伤,血管平滑肌细胞的增殖反应并可以获得更大的管腔面积。但切割球囊术后再狭窄率并未明显降低,1 年通畅率为 64.4%。所以切割球囊能够改善即刻扩张效果,减少支架的使用几率。但由于切割球囊不能从根本上改变动脉硬化的进程,长期观察结果发现切割球囊与普通球囊的再狭窄率近似。

2. 冷冻球囊　冷冻血管成形术使用一氧化氮以代替常规使用的生理盐水和对比剂去充盈球囊并使其冷却到足够低的温度。使用一氧化氮,球囊与血管接触处会被冷却至零下 10℃,此温度为理想的凋亡诱发温度。有证据表明,无论是与其他治疗手段合用还是单独使用,冷冻球囊成形术都是安全有效的。但是,其治疗支架内再狭窄的效果仍然尚未得到验证。

冷冻球囊扩张导管上配有冷冻能源,在球囊扩张时对动脉壁予以冷冻。通过低温可以改变血管对于球囊扩张的反应和诱导平滑肌细胞的凋亡作用。这种扩张加冷却治疗方式的效果要好于单纯行球囊扩张。冷冻疗法是想创造均匀的刚度的血管壁,改变胶原纤维形态,并诱导平滑肌细胞凋亡。这样就可以对球囊血管壁界面产生一个均匀的机械负荷,显著减少斑块夹层,减少弹性回缩和内膜增生。目前市场上单低温球囊系统采用双气囊系统施加 8ATM,并对血管壁加以冷冻诱导的损伤。低温球囊扩张时使用比标准的球囊扩张血管成形术更少的压力并能瞬时冷却血管壁到零下 10℃。对于长度 <50mm 的病变治疗,冷冻球囊效果较满意,而对长段病变并不具备优势。冷冻球囊成形术与普通球囊在再狭窄率、保肢率及生存率方面并无差异。体外实验表明,动脉的平滑肌细胞在 −5℃ 至 −15℃ 非常易于被低温诱导细胞凋亡,从而减少治疗后动脉局部的内膜增生反应。但 Spiliopoulos 等发表一份针对冷冻球囊治疗的研究报告发现冷冻球囊成形术与普通球囊成形术在狭窄率、保肢率及生存率方面并无差异。2010 年 Bosiers 等研究发现,对于长度小于 50mm 的血管病变段,冷冻球囊并不比传统球囊显示出特别的优势,因此他们并不建议将冷冻球囊应用于长度小于 50mm 的病变血管。

（庄百溪　杨　森）

第三节　裸　支　架

一、治疗作用

血管支架包括两方面的作用,一是在管腔球囊扩张成形术(PTA)的基础上,在病变段置入内支架以达到支撑狭窄闭塞段血管、减少血管弹性回缩及再塑形、保持管腔血流通畅的目的,部分涂药支架还具有预防再狭窄的作用。二是针对瘤样扩张的病变起到腔内隔绝的作用。对于糖尿病足及其相关病变来说,置入支架的目的主要在于克服PTA造成的夹层及弹性回缩问题,通过支架的有效支撑保持血管的通畅。从临床治疗的历史沿革来看,从PTA、裸支架到药涂支架,再狭窄率呈逐渐降低的趋势。

二、常用分类

1. 依照支架材质分类　可分为金属钽、医用不锈钢、镍钛合金支架、钴铬合金支架、可降解金属支架及生物可吸收材料支架等。各种金属支架应用临床治疗后取得了令人瞩目的疗效,但易造成血管壁损伤,导致血栓形成,再狭窄率高。薄壁的支架往往对管壁的刺激更小、再狭窄发生率低,而壁的厚度与材料的性质密切相关。理想的金属血管支架要求硬度、支撑力、柔顺性、抗折性完美地统一。金属可降解支架也是目前的研发方向之一,以镁基合金为主的可降解支架要求在一定时期内具有较好的血管支撑力、减少血管壁回缩,同时具有逐渐降解的能力、有效地减少支架对内膜的刺激、降低再狭窄率。生物可吸收材料支架的目标与金属可降解支架类似,也是减少再狭窄的研发方向。

2. 按照在血管内展开的方式分类　支架可分为自膨式和球囊扩张式两种。前者如Z形支架及网眼状的支架等,其可在血管内自行扩张。后者自身无弹性,需依靠球囊扩张到一定直径而贴附于血管内。

3. 按照支架表面处理情况分类　可分为裸露型、涂层型和覆膜型。裸露型表面仅作抛光处理,涂层型在金属表面涂以肝素、氧化钛、免疫抑制剂如紫杉醇等物质,覆膜型即在金属支架外表覆以可降解或不可降解的聚合物薄膜。

4. 按照功能分类　支架可分为单纯支撑型支架和治疗型支架,治疗型支架包括在支架外表涂带药物或利用支架外的覆膜携带治疗物质的支架或放射性支架。

三、性能指标

支架设计就是在支架不同性能间求得最佳平衡,这些具体性能包括结构支撑力、径向支撑力、扩张范围、可视性、柔软度、顺应性、通过外径及金属动脉比等。支架的性能考量包括以下三方面:①输送性的指标为通过外径(profile)和柔软度(flexibility)。即支架牢固地压握在球囊或者输送系统上时具有较低的通过外径,且在输送过程中有良好的柔软度。②支架置入后即时效果,包括释放精准程度、纵向回缩率及延长率、顺应性(conformability)、径向支撑强度及均匀性、球囊后扩张支断裂率、急性损伤度等。③支架置入后长期效果，包括贴壁性、对内膜刺激程度、长期损伤程度、抗疲劳性等指标。

评估支架性能的关键指标是支架的柔软度（flexibility）和顺应性（conformability）。前者指支架闭合状态时的弯曲能力。柔软度越好，支架越容易被输送到病变部位。后者指支架扩张状态时支架顺应血管形状而弯曲的能力。顺应性好，可保证支架的自然弯曲，不易出现支架断裂。柔软度/顺应性主要与花纹和连接有关。支架花纹包括闭环与开环、连接方式包括峰谷连接与峰峰连接、直形连接与弯形连接等。不同的花纹和连接组合方式使支架在柔软度和顺行性方面的性能表现不同。闭环设计加小弯形连接设计在支架弯曲时，Links比较直，柔软度有限；而一旦连接变直，闭环设计的支架即不能弯曲，变得僵硬。闭环设计加弯形连接的设计使支架在闭合状态下的柔软度尚可，而一旦支架展开，闭环设计使得支架变得僵硬，难以弯曲。开环设计加不规则焊点设计使得支架网眼可以张开，利于支架弯曲，而支架释放后利于支架弯曲。而开环设计、平行正弦波形排列的环和弯型连接使得闭合状态的支架容易弯曲，展开后的支架容易弯曲。

结构性支撑/斑块覆盖能力（scaffolding）是考量支架性能的另一个指标。其是指支架对血管提供的结构性支撑力，即支架不引起斑块脱垂及封闭内膜破口的能力。支架的花纹、金属动脉比（M:A）、非支撑区域面积（unsupported surface area，USA）、最大圆形非支撑面积（maximum circular unsupported surface area，MCUSA）、最大圆形通过直径（maximum circular access diameter，MACD）等决定了支架对病变的覆盖能力，同时也受到连接方式和焊点的影响。金属动脉比是指金属覆盖区域与支架覆盖的血管区域的面积百分比（%），理想值为小于15%。非支撑区域面积指支架金属丝之间、未与支架接触的血管壁面积（mm^2）。最大圆形非支撑面积指支架网眼中的最大圆形面积（mm^2）。最大圆形通过直径指支架网眼中最大圆形的直径（in）。连接方式对结构性支撑的影响如下：连接少，支架更柔软、结构性支撑差；连接多，支架更僵硬、结构性支撑好。连接点越少支架越灵活，但是覆盖范围可能损失。

短缩率（shortening）是评价支架性能的指标之一。其是指支架展开后的长度较展开前缩短的比率。理想状态为0%，有利于精确定位。目前激光雕刻的管状支架短缩率为3%~5%，而编织支架的短缩率较高。

弹性回缩率（recoil）也是评价支架性能的指标之一。其是指球囊收缩后，展开的支架直径减少的百分比。

径向支撑力（radial strength）也是评价支架性能的指标之一。其是指支架展开并撤出输送球囊后，支架抵抗来自血管壁的压力的能力。其与支架金属丝的厚度和宽度直接相关。更高的径向支撑力会增加对血管壁的压力。血管壁压力增加意味着更多的血管损伤及创伤。

纵向强度也是评价支架性能的指标之一。是指扩张后的支架在纵轴方向抵抗外力影响而不发生变化的能力。

慢性扩张力（COF）也是评价支架性能的指标之一。是指在选择支架尺寸时，较大直径的支架对较小直径的血管壁作用的持续性的扩张力。通常在置入自膨支架时,都会选择大于参考血管 1~2mm 的支架尺寸,来获得更好的贴壁效果。但是过大的支架直径会导致慢性扩张力对血管壁的刺激,过度扩张也会引发支架内再狭窄。慢性扩张力在支架选择时很重要,自膨支架的置入尺寸通常选择适当大于参考血管直径,以确保支撑住血管壁,但过度扩张引发支架对血管壁的 COF。SFA 的平均参考血管直径大约 5mm,SFA 的常用支架直径是 6mm. 不是所有的自膨支架拥有相同的 COF,太大的 COF 会导致慢性的对血管壁的刺激。在 SFA 和腘动脉血管或支架的直径将随着腿部的活动而发生变化,支架的设计必须满足血管直径的宽泛变化。

支架在放射线下的可视性也非常重要,其与支架壁厚度和金属材料有关。对于球扩支架来说,以下指标亦需考量。首先是支架外球囊的 STS(stent to shoulder),即支架边缘到球囊肩部的距离,越大说明支架外球囊越长。支架外球囊越长,越容易造成正常血管组织的损伤,远期容易发生支架边缘血管再狭窄即"糖果纸"效应。另外,支架扩张范围 - 峰的数目和 bar arm 的长度亦需考量,峰数目少,扩张范围较小,bar arms 短扩张范围较小,反之亦然。

四、设计要求

首先,支架的性能与支架的制造材料密切相关。支架材料必须包括下列特质:生物相容性好、抗腐蚀能力强、显影性好、具有足够的强度和抗疲劳特性、可制造性。几种常用的材料包括不锈钢、钴铬合金、镍钛合金、生物可吸收聚合物等。不锈钢合金的特性包括抗腐蚀好、生物相容性满意、显影性相对出色。钴合金能实现出色可视性,同时支架壁更薄、径向强度高、生物相容性满意。镍钛合金的记忆性好、柔韧性高、生物相容性好。可吸收金属支架目前正在研发中,其目标在于既起到减少血管弹性回缩的作用,又能逐渐吸收减少对内膜的刺激作用,镁基支架是主要的研发方向。生物可吸收聚合物具有最佳的生物相容性,并可在完成支撑作用后逐渐降解,但支架强度较差。

支架金属丝尺寸的权衡是支架设计的另一关键问题,主要指金属丝的厚度和宽度。支架金属丝厚度是决定支架性能的重要因素之一。金属丝 / 支架壁厚度是指支架内表面到支架外表面的距离。薄支架壁能改善血管内皮化。薄支架壁的优势在于损伤小、能够减少血栓形成、内皮化速度更快、远期再狭窄率低。同时具有更好的柔软度,但可视性较低。壁厚的支架具有更好的可视性、更高的径向支撑力,但内皮化速度更慢、柔软度更低。支架金属丝宽度是决定支架性能的另一个重要因素。降低支架金属丝宽度可获得更小外径、降低闭合时的外径,但也降低了径向支撑力和可视性;提高宽度可获得更高径向支撑力、可视性更高、增加闭合时的外径。

此外,在支架的花纹、连接等多方面的改进也是获得不同支架性能的关键设计。

五、支架特点

理想支架的特点包括以下方面:柔软度好、外径小、易于输送、无短缩现象、显影性好、顺应性好、较小的非支撑面积、良好的结构性支撑、径向支撑力强、低慢性外扩力、足够的纵向强度、无永久性变形、不挡侧支、生物相容性好、再通过能力强、球扩支架与球囊牢固结合、扩张范围大、临床证据多、价格合理、规格齐全。

支架设计的发展方向在于获得更薄的支架壁、良好的径向强度、更好的可视性以及使用生物可吸收材料等。

六、常用裸支架

1. **SMART 激光雕刻自膨血管支架系统**　由美国 Cordis 公司设计生产。支架设计特点包括 36 根支柱和 6 根连接桥结构。支架的每一圈节段均包含 36 根支柱,提供径向支撑力和管腔覆盖能力。相邻节段均由 6 根交替排列的支架桥连接,确保更佳的长度稳定性。逆向峰 - 谷设计确保管腔平滑和支架顺应血管走行,且避免支柱间形成交叠或"鱼鳞"状。独特的微网孔设计确保均衡的径向支撑力、均一的管腔覆盖能力和微小的网孔面积,确保防止血管塌陷。具有更强的稳定性,可以减少支架在释放节段被拉伸,提高置入的精确性。径向支撑力强,支架抵抗外力压迫并维持管腔开通的性能优异。其临床试验包括 STROLL(S.M.A.R.T.® Nitinol self-expanding stent in the treatment of obstructive superficiaL femoraL artery disease)、J-SMART 注册研究 - 股浅动脉长期有效性的研究、FESTO* 研究 - 通畅率与断裂率的相关性研究、LEIPZIG S.M.A.R.T. 注册研究 - 股腘动脉支架术真实临床长期证据等,均获得了比较满意的数据。12 个月初级通畅率 81.7%(PSVR >2.5)、无靶病变血运重建率 87.6%、支架断裂率(均为类型I断裂)1.8%。

2. **Complete SE 激光雕刻自膨支架系统**　由美国美敦力公司设计生产。其设计特点为将支架按尺寸分为三种不同的单元直径配置,从而提供一致的动脉金属比率,以达到最优化的病变覆盖率。每周 12 个皇冠,支架体上每 3 个有纵向连接,支架端每 3 个有纵向连接;冠与冠间的相互作用为最小,使支架增加了柔顺性却不损害径向支撑的强度;交替连接模式使得冠与冠间呈现最小的相互作用。每个尾端提供 4 个钽标记使可视性增强。电解法剖光,可增强支架的抗金属疲劳和抗折断的性能。三层推送杆设计,由稳定鞘、可回抽鞘及内芯组成。稳定鞘的存在可最小程度降低可回抽鞘与血管间的摩擦。双重释放手柄在有效控制支架释放时提供不同的释放功能,提供既精细又简便的操作。

3. **E-Luminexx 激光雕刻自膨血管支架系统**　由美国巴德公司设计生产。其径向支撑力优异、无短缩、支架两边各有 4 个不透 X 线的钽匙标记、支架在 X 线下具有高度透视可见性并提高支架释放精准度。电解抛光提高表面质量、平复表面的凹凸、去除由激光切割造成的毛刺和缺陷、使镍浸出最小化、去除多余的镍离子,形成钛原子为主的表层、增强抗腐蚀力。镍钛合金材质与 MRI 安全兼容、患者置入支架后可以立刻安全地接受 MRI 扫描、方便患者术后安全接受随访检查。喇叭形末端使锚定更牢固。

4. **LIFESTENT 激光雕刻自膨支架系统**　由美国巴德公司设计生产,由冠状区、过渡区及重复区三部分组成,呈多维螺旋设计,支架梁及连接桥均呈螺旋形,目标为增加柔顺性并防止支架这段。三层推送杆设计使释放更简便、精准。临床试验包括 RESILIENT 研究,其是比较 Lifestent 血管支架和单纯球囊扩张 SFA 和(或)近端 PPA 病变的临床疗效前瞻性、多中心、随机、对照临床试验。经 FDA 批准,支持用于治疗长达 240mm 的病变,在 SFA 长段、复杂 TASC 病变疗效表现出色。RESILIENT12 个月初级通畅率 87.3%(PSVR >2.5)、无靶病变血运重建率 79.2%、支架断裂率 3.1%。

5. **Absolute Pro 激光雕刻外周自膨支架系统**　由美国雅培公司设计生产,为多 link 连接开环支架系统。独特的支架微孔抛光技术降低折断率、高径向支撑力、优异的柔顺性。新的 Absolute 手柄为人体工程学设计、可单手操作,使支架释放简单快捷。三层输送系统设计、激光雕刻I槽海波管、提供径向支撑和柔韧性、输送时提供较大的"推送力"、防止弯曲时能量聚集导致的延迟释放及前跳现象、使输送导管压缩,收缩和伸展最小化,保持支架释放的稳定性。临床试验包括 Absolute VIENNA 实验、Absolute Schroe 实验,12 个月初级通畅率 63.3%(PSVR >2.5)、支架断裂率 1.8%。

6. **INNOVA 激光雕刻自膨支架系统**　为美国波士顿科学公司设计生产。其双环结构设计使支架完整性更高,两端闭环使支架释放稳定性增加,开环极大增加了柔顺性,舒适度和抗断裂性。连接线间隔提供均衡的应力分布以适合各种变形模式。宽度、长度和角度使支撑力达到最大。利用 tri-axial SDS 系统精确定位,统一释放最小限度地减少支架缩短,头端不透射的支架标记,显影性更佳;双释放选择更易操作。

7. **Sinus-SuperFlex-635 激光雕刻自膨支架系统**　为德国景达斯公司设计生产。具有微型网纹设计、开放单元的长度降低、电子抛光技术、支架两端闭环式设计等特点。sinus-XL Stent 自膨式镍钛合金支架。闭环式设计具有高径向力。钽金标记具有可视性(4 个近端 4 个远端),并具备防跳技术。适宜于主动脉病变的治疗。

8. **Wallstent 金属编织自膨支架系统**　由美国波士顿科学公司设计生产。支架由生物医学超耐热合金丝(Elgiloy®)编织而成网状支架,为钴铬合金。具备可回收的设计。支架释放应超过病变两端各约 5mm、避免支架末端覆盖分支血管开口、支架直径应超过病变部位的血管最大直径 10%~20%。释放前应充分预扩。尺寸范围直径 5~24mm。

9. **Supera 镍钛编织自膨支架系统**　由美国 IDEV 公司研制,目前为雅培公司生产。该支架模仿人体血管的自然解剖结构以及运动,利用创新性的交织镍钛合金丝,设计制造出了一种可以支撑、而又不排斥血管的置入器械。与标准镍钛合金支架(SNS)不同的是,Supera 的血管仿生技术提供了空前的支撑力和灵活性。SNS 由于其固有的超大尺寸,将慢性扩张力(CoF)施加于血管,Supera 比 SNS 具有超过 4 倍的耐压性,施加的 CoF 却是最小的,其可以抵抗扭结和断裂,支持血管自然运动,保证高通畅率。Supera 在具有挑战性 SFA 的临床情况下如钙化、急性转折和长段病变(C.A.L.L.)都取得了良好的临床试验数据。其操作要点包括预扩张球囊直径应大于置入器械的外直径、置入器械尺寸 1∶1 与血管直径配对、缓慢释放、根据需要进行后扩张。

10. **Express Vascular SD 激光雕刻球扩支架系统**　由美国波士顿科学公司设计生产。支架近端有额外的连接点,增加管腔覆盖和支撑,尤其适用于开口处病变。Macro/micro 单元在支架的近端 1/3 处由连接点连接在一起。Tandem

Architecture 支架设计,支架短缩率低,能够完成准确的支架放置和完美的病变覆盖。Micro 单元提供更好的柔顺性和卓越的输送性,Macro 单元使支架全长均有一致的径向作用力,提供优异的管腔支撑。不透 X 射线提高可视性。DynaLEAP® 球囊材料,PebaxTM 回抽后易于回撤至导管或血管鞘内。球囊扩张稳定,14ATM 额定破裂压。TraktipTM 平滑过渡的锥形渐细头端,避免进入时损伤血管,并有良好的柔顺性和抗扭曲能力。专利的激光结合技术,不使用黏合剂。可通过 5FR/6FR 的血管鞘和导引导管。低外形轮廓,易于通过病变部位。优良的跟踪性可通过迂曲的解剖结构。球囊超出支架部分最大为 0.5mm,以达到支架放置准确、完美的病变覆盖能力。单轨技术,快速、流畅的导管交换,缩短手术时间,单人即可完成导管交换,易于控制。

11. Scuba 激光雕刻外周球扩式支架系统　由美国美敦力公司设计生产。设计特点包括钴铬合金材质、槽型管、闭环设计、圆形边角,表面超抛光;支架打开前具备良好的灵活性;支架扩张后有极强的径向支撑力和横向柔顺性。高性能的 Flexitec™Xtreme 球囊材质,提高灵活性、抗刮能力以及高压力扩张。薄钴铬合金材质和独特的支架设计,提供了优秀的灵活性和柔顺性、零短缩,保证支架精确释放。闭环设计,为髂动脉病变提供了紧密的覆盖和适当的支撑力。

12. Assurant Cobalt 激光雕刻外周球扩式支架系统　由美国美敦力公司设计生产。运用双内腔设计,比同轴设计更具优势、降低剖面、提升了拉伸强度。双内腔设计,薄支架壁以及专有的压接工艺,使得 Assurant Cobalt 每一个尺寸都适合使用 6F 鞘。钴铬合金材质。精准定位、灵活性、最佳的剖面。

13. Omnilink Elite 球囊扩张外周血管支架系统　由美国雅培公司设计生产。是 MULTI-LINK 的支架系统,具有柔顺的波纹环与独特的连接设计,研究显示可有效减少对血管的损伤达 33%。峰谷间的长连接可减少短缩现象、稳定支架的长度。统一大小的网眼区域可以避免脱垂与夹层的出现。支架由钴铬合金制成,其强度是不锈钢的 1.76 倍,这一特性使得支架在保持同等强度的径向支撑力时,支架壁可以比不锈钢支架壁更薄,而更薄的支架壁可以改善血管壁恢复、减少炎症反应与纤维化。高效球囊扩张导管设计,包括双层低通过外径球囊、新月形推送杆设计、高压球囊,使得支架输送和释放均简便容易。

(戴向晨)

第四节　覆　膜　支　架

除了支撑血管以外,支架的另一方面作用就是针对瘤样扩张的病变、动静脉瘘、动脉破裂等起到腔内隔绝的作用。后者主要依靠覆膜支架来实现。覆膜支架是由金属支架(endovascular metallic stent,EMS)的表面覆盖一层生物性聚合物或内支架性移植物(endograft,EG)构成。EMS 常用的材料有不锈钢和镍钛合金。EG 目前常用的材料为聚四氟乙烯(polytetrafluoroethylene,PTFE)、聚对苯二甲酸乙二酯(polyethyleneterephthalate,PET,又称聚酯(polyester)或涤纶(dacron)。在大动脉扩张性疾病如主动脉瘤和主动脉夹层中,大直径的覆膜支架是主要的治疗材料。而作为治疗糖尿病足及其相关病变的手段之一,小口径的覆膜支架主要起到腔内搭桥的作用。因 ePTFE 膜较涤纶膜生物相容性、径向扩张力及柔顺性、血栓形成率低,所以外周多采用聚四氟乙烯膜支架。常用的外周血管覆膜支架包括自膨式的 Fluency、Wallgraft、Viabahn 等,而球扩支架 Joestent 已退市、Atrium 在国内没有上市。国内常见的覆膜支架介绍如下:

1. **Fluency 覆膜支架系统**　由美国巴德公司设计生产。其骨架为 LUMINEXXTM 平台、自膨胀支架。双层超薄 ePTFE(膨化聚四氟乙烯)覆膜,四分之一的管腔 ePTFE 内膜含有碳元素、阻止血小板聚集、提高通畅率。径向支撑力出色,贴壁性良好。减少不必要的损伤,其输送释放系统为 8F/9F 外鞘,且具高弹性,如主髂动脉翻越操作顺畅自如。裸露外周的支架末端,有助于减少早期的支架移位,使其快速贴壁。金属支架处覆膜支架壁的厚度为 0.26mm,无金属支架处 ePTFE 膜的厚度为 0.07mm。ePTFE 与人造血管的材质相同,节间距离(IND)为 10~40μm。后撤式输送系统,超强弹力导管。工作长度:80cm,输送系统长度:119cm、8F;117cm、9F。输送长度为工作长度与输送杆长度之和。覆膜支架的直径为 6mm、7mm、8mm、9mm、10mm。覆膜支架的长度为 40mm、60mm、80mm。8F 输送释放系统匹配的直径为 6mm、7mm,除外 7/80。9F 输送释放系统匹配的直径为 8mm、9mm、10mm 和 7/80。0.035 英寸(1 英寸 = 2.54 厘米)导丝。支架缩短率低、放射可视性优良、放置准确性高。

2. **WALLGRAFT 覆膜支架系统**　由美国波士顿科学公司设计生产。自膨支架,外层覆以 Dacron。规格:直径:6~12mm,长度:30~100mm。工作长度:90cm。10~12F。创伤小、具有良好的可控性、准确性、径向支撑力和柔韧性。

3. **VIABAHN 覆膜支架系统**　由美国戈尔公司设计生产。自膨支架系统。骨架为镍钛合金支架,超薄 ePTFE 管壁,具有持久耐用的 ePTFE 膜绑带,改良"花冠"形入口设计采用精确的激光切割技术去掉多余的 ePTFE 膜、提高支架的贴壁性、改善近端的血流动力学。0.035 英寸导丝系统,拉线式释放。VIABAHN 临床应用经验包括确保血液流入道和流出道的通畅(≥1 条膝下血管通畅)、避免非顺应性病变、使用 1:1 球囊充分预扩、球囊预扩的部位都需用 Viabahn 完全覆盖等。其术后血栓形成率偏高,需抗凝治疗。新一代具有 CBAS 肝素化活性表面 VIABAHN 有效解决了术后血栓形成的问题。CBAS(CARMEDA bioactive surface)技术是通过共价键把肝素分子末端结合到管腔表面,具有生物活性,提高抗凝血活性,是戈尔公司的专利技术。在此循环过程中,肝素分子不被洗脱及消耗,只作用于支架局部管腔,对全身循环的抗凝影响小。研究显示,其活性至少可维持到置入后 12 周。

(戴向晨)

第五节　导管内溶栓

一、治疗意义

糖尿病足下肢缺血的腔内治疗包括多种技术,尽管腔内球囊成形术、支架置入占主导地位,但近年随着导管内溶栓技术的成熟,逐步得到推广应用。导管内溶栓是直接将溶栓药物注入血栓内,使局部汇聚高浓度的溶栓药物,可明显增加溶栓效果,同时减少药物全身副作用,大大降低出血风险。因其具有微创、可重复的特点,临床已广泛用于球囊扩张成形、机械性溶栓、吸栓等手术后的补充治疗。对非急性严重下肢缺血性疾病,已经部分取代了开放取栓手术,同时也为膝下动脉缺血患者提供了一个治疗选项。

二、适应证和禁忌证

1. 适应证 ①肢体动脉急性、亚急性血栓形成;②其他腔内外手术治疗后,同期在手术部位血管腔内留置溶栓导管,术后持续灌注溶栓以增强手术疗效和预防急性血栓形成。

2. 禁忌证 ①有抗凝和溶栓禁忌证者;②穿刺部位有感染者;③不能耐受手术者。

三、技术要点

导管内溶栓治疗时大多数情况下置管入路为同侧股动脉,故以股动脉入路为例,阐述手术步骤:①以 Seldinger 法顺行穿刺患肢同侧股动脉,行下肢动脉造影明确血栓范围,了解下肢动脉有无狭窄或者闭塞。②导入超滑导丝与导管配合通过栓塞段,退出导丝。行导管内造影明确导管是否在真腔内。若造影发现狭窄动脉狭窄明显,可用小球囊扩张狭窄处,挤压血栓,尽量将血栓挤碎。③交换出导管后在透视下置入溶栓导管至血栓近心端。④固定溶栓导管,连接微泵注射器。

持续或间歇性泵入尿激酶 60 万~100 万 U/d,溶栓时间一般不超过 48 小时,期间密切监测出凝血时间、血常规、尿常规、肾功能及 D- 二聚体,如纤维蛋白原 <1.0g/L,停止溶栓治疗。术后继续抗血小板治疗,预防血栓形成。应用扩血管药物,降低外周血管阻力,以利于血管的溶通和保持血流通畅。积极控制血糖,有坏疽或破溃者积极处理创面。密切关注缺血再灌注损伤引起的局部和全身反应,出现骨筋膜室综合征应该及时处理,必要时行减张手术治疗。

四、疗效评价

观察导管溶栓治疗前后患者临床症状和体征改变情况,若一般症状可以缓解或改善,则定义为治疗成功。评估的指标:①主观指标:患者主观症状的改善,如疼痛缓解或程度减轻,肢体发冷感觉改善等;②客观指标:踝肱指数(ABI)、溃疡面愈合情况、截肢平面的降低等。其中一般以 ABI 及疼痛缓解程度[视觉模拟评分(visual analogue scale,VAS)]为主要评估指标。对于糖尿病下肢缺血患者,只要有 1 项指标得到改善就属于临床治疗成功。

五、相关问题

1. 适应证选择问题 2015 版《下肢动脉硬化闭塞症诊治指南》中指出:"对于威胁肢体存活的 ALI 患者,需行急诊血运重建。外科手术治疗适用于出现运动或严重感觉障碍的患者,尤其是下肢缺血严重已威胁患肢生存、腔内溶栓治疗可能延误血运重建时间的 ALI 患者。对于因心源性或其他来源栓子脱落引起的急性下肢动脉栓塞,动脉切开取栓术是首选的治疗方法。"因此,导管内溶栓不适应于动脉血栓形成引起的下肢缺血,已严重威胁患肢生存的患者。对心源性或其他来源栓子脱落引起的急性下肢动脉栓塞不作为第一选择。而对非严重下肢缺血、没有危及患肢生存时,经过导管溶栓治疗对改善下肢的缺血症状和体征有较好的效果。

对髂动脉、股腘动脉下肢缺血,首选腔内球囊扩张或加支架置入术。导管内溶栓仅仅作为辅助治疗。在血栓量较大无法确定动脉狭窄、闭塞段或导丝、导管通过困难时,可先行导管溶栓治疗,二期再次行球囊扩张等处理。溶栓后动脉内血栓溶解,可比较明确显示狭窄或闭塞段,有利于减少球囊扩张以及支架置入范围,减轻血管内膜损伤,减少手术并发症。

对膝以下动脉段病变,仍首选腔内球囊扩张开通,但若导丝不能通过狭窄或闭塞段时,可采用局部药物灌注法改善肢体远端血供,缓解症状。

2. 导管内溶栓——药物灌注疗法的应用 局部药物灌注可使局部药物浓度增高,有利于提高药效、改善症状、延缓病情进程,且具有可重复性,特别是有坏疽、感染者行局部药物灌注治疗更能增加局部血药浓度,提高疗效,避免全身用药带来的不良反应。在动脉成形术中发现,导丝难以通过闭塞段也可选用局部药物灌注治疗。一般来说,局部药物灌注导管留置不超过 48 小时。

局部药物灌注目前主要有三种方法:①留置导管法:采用造影导管,插至股动脉下端留置灌注药物。若导丝能通过病变段,可用溶栓导管,直接置入血栓中效果更佳。②穿刺针留置法:使用股动脉导管鞘套件中穿刺针穿入股动脉后,拔出针芯留置穿刺针外鞘并妥善固定,在外鞘中行药物灌注。留置针法具有更微创,操作简单等优点。但相对容易滑脱,留置针容易打折且通路狭小,容易堵塞。③直接注射法:使用普通注射器行股动脉穿刺,将药物注入股动脉内。于书云等报道股动脉注射给药治疗重症糖尿病足,使用普通注射器每日穿刺股动脉将药物注入,虽然取得了一定的疗效,但需多次穿刺,风险较高,药物浓度不能平稳持续。使用导管留置法局部药物灌注报道较早,而采用穿刺针留置法局部药物灌注者报道较少。Spence LD 等研究表明,溶栓治疗有肯定疗效。徐锐等对 19 例糖尿病患者膝下动脉病变行球囊成形术及保留导管溶栓治疗,明显改善下肢血供,疗效满意。

3. 围术期药物的选择 导管内溶栓围术期处理包括基础的血糖控制,以及抗凝、抗血小板、扩张血管等处理,详见药物治疗相关章节。

总之,糖尿病足的腔内导管溶栓治疗是一种创伤小、重复性强、费用相对低、疗效确切的方法,可以作为其他治疗方式的有效补充,具有较广阔的临床应用前景。

六、典型病例

【例1】 男性,71 岁。因右足跚指截趾术后 25 天,伤口皮肤发黑伴疼痛 10 天入院(图 11-5-1)。有糖尿病病史 10 余年,高血压病史 5 年。

诊断:右糖尿病足,2 型糖尿病,高血压 3 级,极高危组。行腔内球囊扩张术并导管内溶栓术治疗。患肢股动脉顺行造影显示腘动脉多处狭窄,腓动脉和胫后动脉起始段闭塞(图 11-5-2)。按常规行腓动脉和胫后动脉 PTA,反复扩张后胫腓干仍显影差,足部血供无明显改善。造影导管置入腘动脉近端行导管溶栓治疗,溶栓药物采用尿激酶 60 万 U/d,2ml/h,持续微泵泵入。术后 1 天患肢皮温较前升高,疼痛明显缓解。

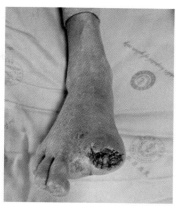

图 11-5-1　糖尿病足
右足跨指截趾术后

【例 2】　患者,男性,82 岁。因左下肢间歇性跛行半年,左足疼痛 1 周入院。糖尿病病史 20 余年,高血压病史 5 年。术前双下肢 CTA(图 11-5-3)。

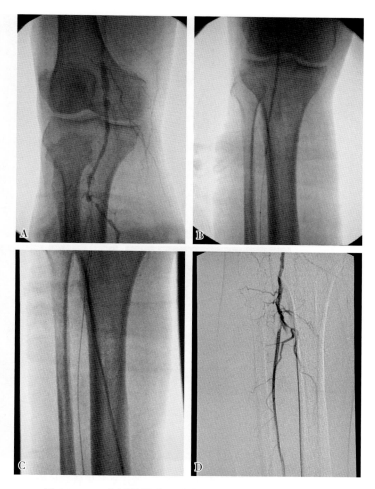

图 11-5-2　右侧糖尿病足球囊扩张术并导管内溶栓治疗
A.股动脉造影腘动脉多处狭窄,腓动脉和胫后动脉起始段闭塞;
B、C.按常规行腓动脉和胫后动脉 PTA;D.腘动脉近端行导管溶栓治疗诊断:左糖尿病足,2 型糖尿病,高血压 3 级,极高危组。因 CT 提示股浅动脉以及腘动脉闭塞段内低密度影,考虑动脉闭塞的基础上合并血栓形成。故拟首次手术行股浅动脉置管溶栓术,2 天后行左下肢动脉造影(图 11-5-4)。溶栓导管有侧孔段为 30cm,全部置入股浅闭塞段,溶栓导管远端置入未闭塞的腘动脉内。溶栓药物采用尿激酶 60 万 U/d,2ml/h,持续微泵泵入。2 天后行左下肢动脉造影显示股浅动脉已开通,显影良好,膝关节周围侧支较前明显增多,膝下腘动脉及其分支未见显影。患者诉左足疼痛较前明显缓解,左小腿皮温基本正常,左足皮温稍低,较术前升高。

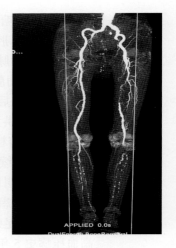

图 11-5-3　双下肢 CTA

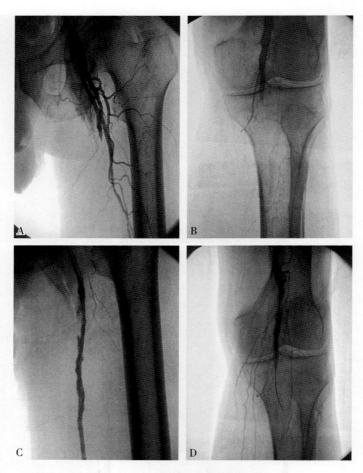

图 11-5-4　左股浅动脉置管溶栓治疗

A、B 股浅动脉长段闭塞,股浅动脉下段和腘动脉上段通畅,膝下腘动脉以及其分支未显影;C、D 股浅动脉已开通,显影良好,膝关节周围侧支较前明显增多,膝下腘动脉及其分支未见显影

(李昭辉　黄智勇)

第六节　机械减容术

一、治疗意义

机械减容术的治疗目的是剥离血管内阻塞物质,暴露真实病变,清除管腔内容物。一条导管治疗多个部位病变或长病变,既节省成本,并发症又少。切除支架内再狭窄的内膜增生物质,尤其是血管分叉处减少或者避免支架的置入,保存分支血管或侧支,较好还塑真腔直径,重建下肢血流,缓解慢性或急性缺血改变,改善患肢血供。对于腘动脉闭塞病变,此部位不适合放支架,行减容切除术,恢复血流,最大限度缓解患肢临床症状达到治疗的目的。

二、常用装置

(一)外周斑块切除系统

1. **系统简介**　外周斑块切除系统(SilverHawk™/TurboHawk™)外周斑块切除系统是一种全新的治疗方式,用于治疗下肢动脉粥样硬化斑块所造成的动脉狭窄或阻塞。由 1 个含有合金刀片的导管和 1 个切刀驱动器组成,均为一次性使用。操作者在手术中将带有合金刀片的导管通过穿刺口推送至血管病变部位,分别打开电源驱动器和导管近端的开关,激活微型碳合金切割刀片,缓慢匀速地推送导管通过病变部位,同步切割血管壁斑块。术中可沿血管不同方向多次切割。切割完成后可将导管和储存在导管头端的斑块取出体外,从而使血管通畅。

2. **临床应用**　目前为止,DEFINITIVE 系列临床试验是针对外周斑块切除手术最大的一项临床研究。研究显示,其对存在跛行、严重下肢缺血的短段、中段及长段下肢动脉病变均有效。跛行组中,SFA 动脉段病变(40~100mm)的 1 期通畅率为 83% ;严重下肢缺血组中,膝下动脉(60mm)的 1 期通畅率为 78%,95% 的患者免于截肢,发生远端栓塞需要介入治疗的几率仅为 1.6%。SilverHawk™/TurboHawk™斑块旋切设备与 SpiderFXTM 远端栓塞保护设备联合应用,可安全有效地治疗中重度钙化的股浅和(或)腘动脉病变。临床试验结果说明,使用 SilverHawk™/TurboHawk™ 治疗下肢动脉闭塞是安全有效的,所有患者围术期并发症中需要干预治疗率为 7.6%;糖尿病下肢动脉病变组可以达到与非糖尿病组同样的疗效。

SilverHawk™/TurboHawk™ 系统自 2003 年在美国上市至今已经在超过 20 万台手术中使用,哈尔滨医科大学第一附属医院血管外科自 2015 年 7 月启用该系统,迄今共 45 例接受血管减容治疗,其中股动脉病变 25 例,腘动脉病变 14 例,髂动脉病变 6 例,包括 6 例支架内病变。45 例中,21 例接受 Rotarex 血栓抽吸治疗,15 例接受 SilverHawk 治疗,6 例接受 TurboHawk 斑块旋切治疗,3 例同时接受 Rotarex 血栓抽吸加 SilverHawk 斑块旋切治疗。

3. **适应证**　①血管类型:股总动脉和腘动脉病变,支架随血管过度弯曲甚至扭曲,易引起断裂。股浅、股深、胫腓干动脉病变:因股总动脉和股浅动脉口径不匹配而造成支架贴壁不良以及髋关节运动等因素,导致近远期支架内的增生性病变或血栓形成,影响股深动脉的通畅。②动脉闭塞分类:钙化性、严重钙化性闭塞;软斑块、硬斑块;原发、继发斑块(支架内再狭窄)。

4. 优势与不足　①适合胯关节病变,避免或减少支架置入,避免支架断裂及再狭窄的发生;②减少球囊扩张引起的血管夹层撕裂和弹性回缩,获得与支架相当的临床疗效以及更好的保肢率;③无异物置入,为后续的治疗提供了基础;④不破坏分支或侧支血管;⑤可以联合其他腔内治疗,如 PTA、DCB、PTA+Stenting 等;⑥适用病变比较广泛,足背动脉至髂动脉病变均可,直径 1.5~7.0mm 均可;⑦可以直接去除斑块,扩大血管内腔,无造成气压伤的风险,避免对血管内膜的损伤。

尽管 SilverHawk™/TurboHawk™ 斑块旋切系统有如前所述诸多优势,但存在如下不足,如不能切除血栓,有引起血管穿孔、动脉栓塞以及与支架绞索的风险。

(二) SpiderFX™ 远端栓塞保护装置

1. 系统简介　SpiderFX™ 栓塞保护装置是镍钛合金编织的滤网,用于血管介入手术中提供远端栓塞的保护,并可根据临床医生的需要,选择任意导丝通过病变部位,然后沿着导丝推送 SpiderFX™ 栓塞保护装置,易于通过狭窄严重的病变。滤网导丝可旋转,并可径向移动一定距离,使得滤网导丝用于操作球囊或支架等产品时滤网移动范围最小,减少滤网移动对血管壁的损伤。滤网口有黄金指示标记和近端、远端的指示标记,确保手术过程中滤网的精确释放。

2. 适应证　有研究显示,在 SilverHawk/TurboHawk 术中应用 SpiderFX™ 栓塞保护装置,栓子俘获率高达 81.9%。SpiderFX™ 栓塞保护装置适应证:①单支流出道;②高度可疑有血栓;③有足够的空间放置 SpiderFX™ 于膝下腘动脉、胫腓干。

(三) Straub 血栓抽吸术

1. 系统简介　动静脉血栓形成和栓塞是血管常见疾病,往往致残率、致死率较高,既往手术取栓有创伤大、失血多等缺点。介入导管溶栓术虽降低了手术创伤,但往往需要较长的留置导管时间,患者耐受性较差。尤其对高龄患者和重度缺血患者,风险更高。Straub 血栓抽吸术很好地解决了这一难题。

自 2008 年 Rotarex®S 腔内旋吸导管和 Aspirex®S 血栓抽吸导管在瑞士上市以来,Straub 血栓抽吸术已在国外得到广泛应用,已成为国际上治疗动静脉闭塞性疾病的重要治疗方法之一。随着 CFDA 证书的获批,中国的外周血管介入医师可使用该系统治疗各种不同的血管闭塞性疾病。

2. 适应证　Rotarex®S 导管和 Straub 医疗动力系统配合用于除心肺、冠状动脉和脑循环之外的血管内新鲜、亚急性和慢性阻塞中的血栓、血栓栓塞物和动脉粥样硬化物质的经皮腔内切除;适用于由动脉粥样硬化、血栓合并栓子、单纯血栓形成所致自体动脉、支架内、旁路血管及透析造瘘血管内的急慢性血栓。Aspirex® S 导管和 Straub 医疗动力系统配合使用,用于静脉血栓抽吸,对于下肢静脉血栓以及下肢静脉血栓后遗症的治疗有较佳效果。笔者所在团队已应用数十例,经临床验证安全、可靠、高效。

(四) 药物涂层球囊

1. 系统简介　Orchid 药涂层球囊是将药物涂布在血管表面,并非作为扩张器械。稳定的硬脂酸镁载药基质完美地实现了药物的转运,球囊上药物涂层均一,

紫杉醇含量为 $3\mu g/mm^2$。球囊规格:直径 3.0~12.0mm,且具有半号尺寸规格,长度包括 20mm、30mm、40mm、60mm、80mm、100mm、120mm、150mm、20mm、250mm 和 300mm。良好的预扩张利于 DCB 携带药物顺利通过狭窄病变,并尽量使药物均匀涂布于血管壁上。

2. **适应证**　应用于股腘动脉血管成形术,适用于原发和继发的动脉狭窄和闭塞,也适用于支架置入后再狭窄。

围术期用药与其他外周介入手术原则相同,即术前 3 天开始服药:阿司匹林 100mg/d+ 氯吡格雷 75mg/d;或术前 12 小时负荷剂量阿司匹林 300mg+ 氯吡格雷 300mg;术中给予 3000~5000U 肝素经动脉给药。

3. **技术要点**

(1) 预扩张时注意事项:①扩张球囊尺寸:在股腘动脉段,预扩张球囊直径应比 DCB 小 0.5mm;在膝下动脉段因血管直径较小,可使用与 DCB 直径 1∶1 的球囊预扩张。预扩张球囊的长度应等同于或略长于病变长度,要保证覆盖病变,并防止对正常血管的撕裂。手术过程中建议用标尺对病变长度进行精确测量和标识。②预扩张压力:在严重狭窄或闭塞的病变,为避免压力骤升造成夹层,需实施缓慢的梯度加压,从工作压力开始每增加 2atm(1atm=101.325kPa)停顿 5 秒,直至血管呈现较好的形态,药物球囊可以顺利通过和贴壁。③预扩张时间:一般为 1~2 分钟,必须使病变血管达到较好的预成形。减压时实行梯度减压,以减少夹层的发生。如果预扩张效果不理想(仍有严重狭窄),可以增加扩张时间,具体由术者把握。④钙化病变策略:PTA 充分预扩张,撕裂钙化病灶,再使用 DCB,使血管壁充分吸收药物。其他治疗方案尚有动脉斑块旋切术、高压球囊扩张、切割球囊双导丝球囊技术等。

(2) DCB 扩张:DCB 和参考血管直径 1∶1,两端各超越病变 1cm,扩张时间 2~3 分钟,扩张压力以球囊充分充盈即可。

(3) 后扩张:出现 >70% 残余局部狭窄或限制血流夹层时需行后扩张,球囊直径和参考血管 1∶1,采用普通或高压球囊在残余狭窄段或夹层处局部扩张。

(4) 补救支架:延时扩张后,若 >70% 残余狭窄或限流夹层仍存在,则需要在残余狭窄段或夹层处局部置入短支架。

4. **DCB 后相关问题的处理**

(1) 夹层:如果 DCB 术后出现限制血流的夹层且发生在 DCB 覆盖范围内,可用与 DCB 直径相同的普通球囊进行延时扩张,扩张压力则以球囊充分充盈即可,延时扩张时间为 3~5 分钟。

(2) 残余狭窄:使用 DCB 后如严重残余狭窄(>70%),可以先用与 DCB 直径相同的普通球囊以较高压力行延时扩张,延时扩张球囊长度覆盖狭窄段即可,不需要覆盖整个病变长度,延时扩张时间为 3~5 分钟。如果延时扩张后限制血流的夹层仍存在,则可考虑在狭窄段局部置入短支架。为避免裸支架置入后再狭窄,支架置入的部位必须位于 DCB 覆盖范围以内,以避免药物未作用到的部位发生支架内再狭窄。

(3) 术后治疗:建议抗凝、抗血小板药物治疗 1 个月,若置入支架则需延长至 3~6 个月。

综上,充足的预扩张以及循序渐进的血管准备是使用 DCB 前的关键。在使用 PTA/DCB 后出现血流限制性夹层或 >70% 的残余狭窄时,补救性支架仍然是必要,但尽可能选择短支架或者联合应用动脉斑块旋切术增加真腔管径,为后续治疗提供选择条件。

三、典型病例

本团队 2015 年 7 月至 2016 年 7 月共实施 45 例血管减容治疗,我们的应用体会:①导丝的真腔通过是手术斑块切除的成功关键;②下肢长段闭塞不是机械减容、无支架化的禁忌证,股浅动脉无支架化开通可以改善膝下动脉的灌注量;③应用一套 TurboHawk 切除系统、保护伞和导丝、导管、球囊,可实现开通双侧股浅动脉的目的,为患者减轻经济负担;④ PTA + SiliverHawk/TurboHawk + DCB 相结合,最大限度还塑真腔直径,提高血流灌注量,降低支架置入率,避免支架内再狭窄等问题。从而延缓支架置入时机,为后续治疗保留治疗方案,某种程度上已达到下肢动脉疾病微创、联合、可重复、无支架化的目的。简介机械减容术联合药物涂层球囊在下肢动脉疾病中的典型病例如下。

【例 1】 男,59 岁。因左下肢间歇性跛行 1 年加重 2 个月,伴静息痛 1 周入院。有吸烟史 40 年,糖尿病病史 20 年。查体:左股动脉搏动良好,腘动脉及以下未触及搏动。左足皮肤苍白发凉。CTA 检查结果见(图 11-6-1)。入院诊断:左下肢动脉硬化闭塞症继发血栓形成;Rutherford 4 级。制订治疗计划:左下肢动脉造影;Roterax 导管抽吸加 SilverHawk 斑块切除术加药物涂层球囊扩张术。0.014CTO 导丝开通闭塞段,继以 3mm×100mm BARD 球囊预扩张,应用 Spider FX ev3 保护伞,收回保护伞。交换 Rotarex 0.018 专用导丝,Rotarex 抽吸、旋切后造影显示供血明显改善,继以 5-100BARD 球囊后扩张,下肢动脉全程造影显示血流恢复(图 11-6-2)。

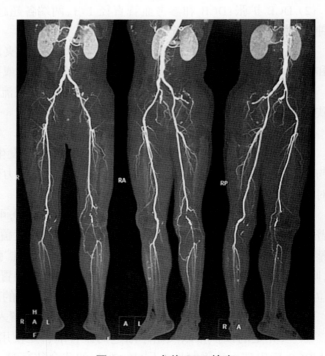

图 11-6-1　术前 CTA 检查

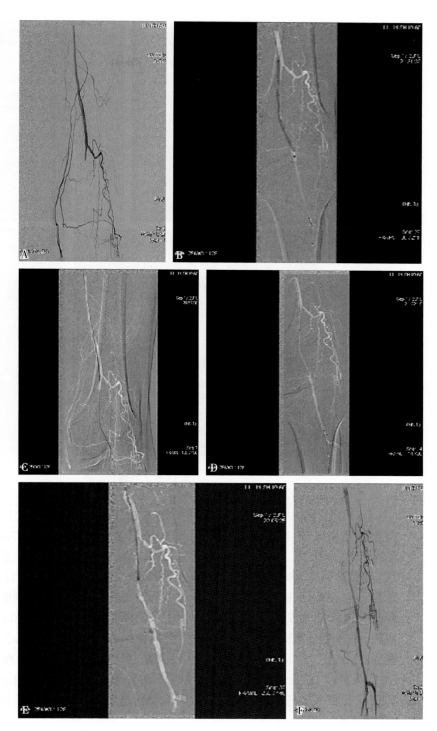

图 11-6-2 左下肢 Roterax 导管抽吸加 SilverHawk 斑块切除术加药物涂层球囊扩张术

　　A. 动脉造影；B~D.0.014CTO 导丝开通闭塞段，球囊预扩张，Spider FX ev3 保护伞；E. 预扩张后造影；F~K. 收回保护伞交换 Rotarex 0.018 专用导丝；旋切后造影显示供血明显改善，继以 5~100BARD 球囊后扩张

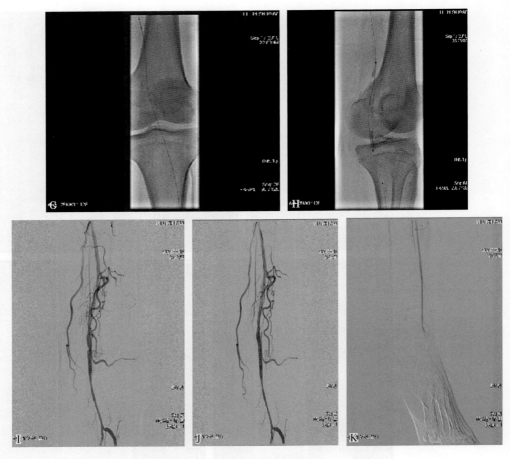

图 11-6-2 （续）

【例 2】 男,59 岁。因双下肢间歇性跛行 3 个月入院。既往糖尿病病史 8 年,高血压病史 4 年;吸烟史 44 年,每日 20 支。查体:血压 164/107mmHg,双下肢皮温减低,左下肢股、腘、胫后、足背动脉波动未触及,右下肢股、腘、胫后动脉搏动正常,足背动脉搏动减弱。下肢 CTA 检查结果见图 11-6-3。治疗计划:左下肢动脉造影;SilverHawk 斑块切除术加 DCB。左下肢动脉造影示左侧股浅动脉下段至腘动脉上段闭塞段约 9cm,腘动脉至膝下动脉显影尚可。交换 0.018 导丝开通闭塞段,并通过造影证实为真腔。继之交换 0.014 导丝,予 Armada3mm × 120mm 球囊预扩张,压力 6bpm,持续 180 秒后造影,见预置保护伞阻碍血流,收回 Spider EV3 保护伞,造影股浅动脉全段及以下动脉显影良好。采用 Turbohawk 系统于病变段反复多次行斑块旋切,术毕再次动脉造影显示血流恢复,残留狭窄约 30%（图 11-6-4）。

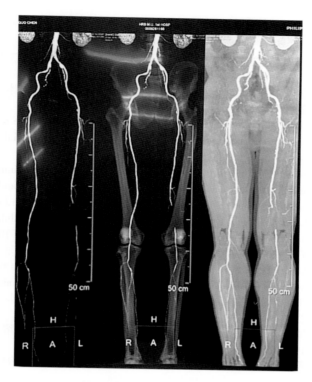

图 11-6-3 左下肢动脉 CTA

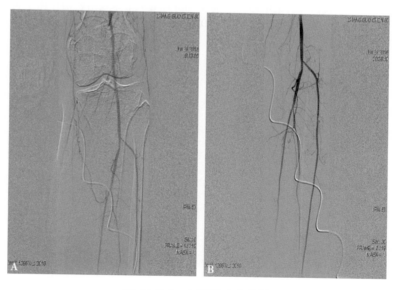

图 11-6-4 左下肢动脉造影

（王海洋）

参 考 文 献

[1] 李伟杰,贾国量,郭文怡,等.切割球囊冠状动脉腔内成形术 102 例[J].中国介入心脏病学杂志,2002,10(4):172-174.

[2] Suzuki T,Hoslkawa H,Takabashi O,et al.Comparison of the restenosis mechanism of cutting ballinangiiolastu and plain ild balloon angiop-kasty:Asetial intravascular ultrasound study (abstract)[J].JAAC,1998,31:498A.

[3] SchieleTMKonig A,Rieber J,et al.Comparison of Volumetric intravas-cular ultrasound analusis of acute results and underlying mrchanism from cutting balloon and conventional balliin angioplasty for the treat-ment of coronary instentrestenotic lesions[J].Am J catdiol,2002,90:539-542.

[4] Lazarethl,Taieb JC,Michon-Pasturel U,etal.Ease of use,feasibility and performance of ankle arm index measurement in patients with chronic leg ulcers.Study of 100 consecutive patients[J].JMal Vasc,2009,34:264-267.

[5] Comerota AJ.Development of catheter directed intrathrombus thrombolysis with plasmin for the treatment of acute lower extremity arterial occlusion[J].Thromb Res,2008,122(S3):20-26.

[6] 于书云,郭笑冬.股动脉注射给药治疗重症糖尿病足[J].实用医药杂志,2009,26(6):26-27.

[7] 罗鹏飞,邵培坚,陈晓明,等.下肢动脉血栓闭塞的导管溶栓治疗[J].中华放射学杂志,1994,28(7):485-486.

[8] 罗鹏飞,邵培坚,陈晓明,等.下肢动脉血栓闭塞的导管溶栓治疗(附七例报告)[J].影像诊断与介入放射学,1993,2(3):133-136.

[9] Spence LD,Hartnell GG,Keinking G,et al.Thrombolysis of inpoPhted bypass grafts:efficacy and underlying angiographic pathology[J].AmJRoentgenol,1997,169(3):717-721.

[10] 徐锐,相成,朱甲峰,等.膝下动脉球囊成形术及溶栏治疗糖尿病足的价值[J].医学影像学杂志,2010,20(7):1023-1026.

第十二章

血管重建术

第一节 治疗原则

一、治疗意义

血管性疾病的处理方式已经发生了重大改变。10年前,开放性外科手术被认为是血管外科干预的首选方式,因其多年来的实用性和有效性一直被认为是治疗的"金标准"。开放手术的并发症发生率和死亡率主要与普通开放性外科手术过程有关,缺点包括使用全身麻醉时发生的并发症,阻断和开放大血管时发生的生理性改变,术中失血和血管性手术中血流方向的改变,以及切口的影响。然而,随着导管技术的发展,血管腔内治疗成为目前大多数血管外科医师的首要选择。血管腔内治疗创伤小,患者术后恢复快。但其对于一些具有特殊解剖结构的病例仍存在一定的局限性。所以,尽管随着血管腔内技术的不断发展,需要进行腔内血管干预手术的数量不断增多,开放性血管重建手术在血管疾病的治疗中仍将发挥重要的作用。

对于糖尿病患者PAD来说,血管重建可通过恢复足够的血流量从而提高治愈率,特别是当糖尿病足合并PAD发生感染时,未愈率将增加2倍。在积极的抗生素治疗及清创手术控制感染后,及时重建血管已成为这类难治患者的关键治疗策略。

尽管腔内治疗越来越多地被作为糖尿病PAD患者的首选术式,目前还缺乏随机对照试验的确切证据证实其相对于旁路移植术的优势。回顾性研究认为腔内治疗在面对长段闭塞病变及较严重的组织缺血(如坏疽)时,有较高的再手术率及较低的治愈率。TASC分级D级患者腔内治疗效果明显较差,而自体血管旁路移植则更有利。旁路移植术可提高ABI约1倍,术后6个月治愈率达46%~73%,术后1年治愈率75%,而单纯药物治疗的1年治愈率52%,当趾压<30mmHg时1年治愈率仅15%。一项大型前瞻性随机对照研究纳入1404例PAD,其中糖尿病患者占65%,采用静脉旁路移植术,术后1年有效率80%,保肢率88%,围术期病死率2.7%,并发症发生率17.6%。一项纳入452例下肢缺血患者(糖尿病占42%)的随机对照研究发现,在为期5年的随访中,在存活超过2年的人群中,旁路移植术保肢率和生存率均显著高于球囊扩张。虽然住院时间较长,费用较高,旁路移植术后的再次干预率

明显低于球囊扩张,且其再次搭桥后的保肢存活率明显优于球囊扩张失败后的再次搭桥。因此,相比于下肢动脉球囊扩张治疗,旁路移植术在预期生存超过2年的人群中可获得更好的远期效果。

二、评估指标

糖尿病足患者往往具有广泛的多节段的动脉闭塞病变,通过手术达到减轻症状、恢复肢体功能并保持移植物长期通畅的满意效果难度颇大。每个患者具有独特的解剖变异,因此注重细节并彻底理解手术基本原则,才能获得良好效果。传统的治疗成功指标是移植物通畅率,需要评估移植物初次、二次及辅助初次通畅率,通常随访5年。初次通畅率指术后无需更多处理而保持通畅的移植物占比;二次通畅率指所有保持通畅的移植物占比(包括血栓形成后行介入处理恢复通畅的移植物,如溶栓或取栓术);辅助初次通畅率指的是那些通畅和有过介入处理恢复通畅的移植物占比,如包括使用补片成形技术来纠正移植物狭窄或者通过流入道的血管成形术来改善流量。影响通畅率的四个基本因素是流入道、流出道、移植物以及术后处理。

(一)流入道评估

"流入"所指的是进入移植物的血流量。理论上,如果因动脉闭塞致使旁路移植物近端的血管流量减少,那么旁路移植将不再通畅。例如髂动脉闭塞,其同侧的股浅动脉也存在闭塞。在没有解决髂动脉闭塞的情况下,股腘旁路手术是不能进行的。不过,在其他情况下,计划进行旁路移植手术的起点近端存在狭窄,这点经常被临床医师忽视,即使注意到,这种狭窄对血流动力学的影响仍存在争论。此时,必须仔细评估流入道情况才能保证手术成功。

临界性狭窄被定义为引起流量减少或压力降低的狭窄。管腔直径减少50%与横截面减少75%是相当的。狭窄的百分比与流量之间的关系非常复杂。流量不仅受狭窄度影响,还受远端阻力的影响。随着阻力的减少,例如在狭窄远端置入旁路移植物,流量曲线将左移。因此,在尚未出现导致压力下降的狭窄时,其远端置入旁路后可能血流充足,因为血流通过移植物将降低剩余阻力。如果当远端阻力降低,狭窄处血流充足,在术前必须评估,否则存在移植物失去功能的风险。临床上有诸多工具来判定狭窄对血流动力学的影响程度。

动脉造影可在术前评估手术方式,通常显示狭窄的血管节段。由于动脉粥样硬化斑块常常位于动脉后壁,单一的前后位片往往低估或不能显示血管狭窄程度,因而除了前后位外还应行多角度(如右前斜位、左前斜位等)摄片。有经验的医师可发现狭窄远端的动脉搏动减弱,但肥胖患者的正常动脉搏动似乎是减弱的,相反在瘦弱患者中尽管动脉搏动似正常,但其近端实际上已有狭窄。故应该在查体外,通过无创性检查获取客观信息。节段性测压可定位血流动力学上有显著异常的部位,但在某些血管钙化严重的病例中,因袖带无法完全阻断血流,此检查不可靠,多普勒超声则可较为准确判定这类病例的病情。正常的波形是三相的,显示动脉血管内流量正常,对于两相波者,85%的患者也有正常的血流;如果是单相波,则动脉血流正常者不足50%。

提倡在动脉造影时通过动态回拉测压仔细评估压力,任何跨狭窄段的压力下降都应引起注意,并在移植血管前判断该段血管是否适合作为流入道。如流出道阻力减少,就需要判断病变是否存在显著的血流动力学改变,在这种情况下移植人工血管形成血栓的风险颇大,在髂动脉病变尤为多见,故然而,除非远端流出道阻力下降,否则并非全部病例均可见压力梯度。动脉流入道可以通过体检、动脉造影等无创性和有创性检查进行评估。通过罂粟碱直接测压结果是最为肯定的,也可以在有疑似病变的时候使用。尽管该方法通常是在手术室或者行动脉造影时进行,直接测压也可通过使用动脉内导管、压力传感器和血压袖套等完成。罂粟碱实验可在术前造影亦可在术中完成,充足的罂粟碱剂量(通常为 30~60mg)方可保证动脉的两倍血流。连续性波形超声多普勒的峰值频率通常近似于血流,注射血管扩张剂后,压力可传导至狭窄动脉远端,频率至少应成倍增长,即提示血流的成倍增长。由于血管扩张剂的全身效应,需要通过桡动脉置管或肱动脉袖带监测血压,并以此与动脉传导的血压相比较。在注射罂粟碱前计算该值,注射后于全身效应最大时再次计算。

选择近端吻合口应注意吻合口的向头侧不应存在引起血流动力改变的病变。尽管股总动脉是腹股沟下旁路最常见的选择部位,但是只要满足血流动力学标准,动脉行径上的任何地方均可选取(如股浅动脉、腘动脉)。所有下肢血管重建的最终目标就是改善血流动力,或者改变压力梯度。虽然伴有外周阻力减少的次要病变或多个次要病变也可引起血流动力的改变,但是病变部位直径减少 50% 通常被认为是血流动力改变的重要指标。

(二)血管移植物的选择

影响下肢血管重建结果的第二个因素是血管移植物的选择。很多血管移植物可以用于下肢血管的重建,常用的有合成材料、生物材料或复合材料三类,选择哪一类取决于行何种手术,是否存在感染或细菌污染及已公布特定旁路的各个类型移植物的通畅情况数据。

理想的人工血管移植物应具有持久性、与宿主的生物相容性、抗感染性、易于制备、多种口径规格、低成本、易于储存、不渗透及抗血栓性等特点。重要的是所有的合成血管都具有孔隙性,有利于成纤维细胞移入血管的间隙并予以黏附(即血管移植物的愈合)。目前仅少部分合成移植血管在使用中,包括涤纶(Dacron)、聚四氟乙烯(ePTFE)、聚氨酯和生物可吸收材料,以前两种应用最为广泛。

1. 纺织型人工血管　涤纶是一类纺织型血管移植物,根据其结构可分为机织和针织两种。机织型移植物孔隙率小、硬度大,同时强度也大,但难以加工处理,边缘易磨损,与组织的结合不牢固。针织型移植物顺应性好,易于处理。因其孔隙率高,利于组织的迁移生长和血管的自体化,但使用前应予以预抗凝。纺织型血管通常需要在其表面加绒处理,可改善其弹性及血管的加工性,并可为纤维蛋白及成纤维细胞的黏附提供结构,也可迅速吸收,利于组织生长。腔内面的结构可使得纤维结构有序排列,具有一定的抗血栓性。为了充分利用针织型血管的优点,同时避免预凝,应用前通常以胶原或明胶进行预处理,可防止移植后出血。另外其 ePTFE 是通过熔融挤出拉伸合成的人工血管移植物,肉眼看更像固态物。微观下可见其孔隙由固体结节组成,结节间距 $30\mu m$。一些学者认为其优点在于不需预抗凝,不会随时间而扩张,不易感染,即使形成血栓也易取出。最大的缺点就是在远端吻合口容易出现内膜增生,包括了吻合口远端的自体血管,导致移植失败。单纯的取栓术会影响长期通畅,并需要移植物桥架至更为远端的血管上。另外,其价格较纺织型血管高。

2. 生物型人工血管 生物型血管包括同种血管(动脉、静脉、脐静脉)、异种血管(牛)和自体血管。同种血管和异种血管都有免疫反应,必须预防排斥反应。此类血管随时间延长有形成动脉瘤的倾向。与大隐静脉相比,脐静脉桥架至膝下时通畅率低。如果有感染和(或)没有自体血管时,可考虑脐静脉移植。下肢最常用的自体血管是大隐静脉,对有大隐静脉手术史(既往冠脉搭桥、大隐静脉剥脱)或既往浅静脉血栓静脉炎、管径狭小的患者可考虑其他静脉,如小隐静脉、上肢静脉(头静脉或贵要静脉)和股浅静脉。使用连续的静脉移植物比使用多段拼接的静脉移植物手术效果好。

在 20 世纪的早期阶段,已有不少截取大隐静脉作为补片材料修补腘动脉瘤的报道,但 1944 年才由 Dos Santos 提出静脉可作为股动脉内膜剥脱后的补片材料。随后 Kunlin 等报道了倒置的大隐静脉可作为移植物,其可以成为旁路血管被用于治疗股浅动脉闭塞。根据这些早期的研究,大隐静脉被广泛地用于血管重建。但受限于当时的血管外科技术和血管外科器械,其吻合难度大,且远期通畅率不佳,故手术效果难以达到理想结果。在 20 世纪的中叶,腹股沟以下的血管移植更多是采用同种异体动脉移植。

在 20 世纪 60 年代,医师们发现人工血管的远期通畅率在膝下动脉搭桥中的远期通畅率较低,自体静脉又再次受到了广泛的关注。Dale 医师在 1963 年报道了,自体静脉作为旁路血管治疗由于胫前动脉闭塞所致的足部溃疡。随着血管外科器械的完善,patch 状吻合口设计和小口径连续缝合等精湛技术的兴起,使得自体静脉移植术成功率不断提高,并得到医师们的广泛应用。在 20 世纪 80 年代,随着经验的积累和技术的改进,自体静脉的来源也越来越广泛,如上臂的静脉、小隐静脉等,绝大多数的患者能够接受自体静脉的旁路移植。

3. 移植物选择原则 腹股沟上方的旁路手术通常选三合成血管移植物。腹股沟韧带近端的血管较粗,流量大,因而移植物通畅率高,主动脉 - 两侧股动脉旁路的 5 年通畅率可达 90%。在某些特殊的情况下,如细菌污染或必须置换感染的血管移植物时,选用口径较大的移植静脉如股浅静脉效果好。相比而言,腹股沟以下的旁路血管选用自体静脉时疗效也令人满意。

文献中关于膝上腘动脉旁路术究竟选择自体静脉还是合成血管一直有争议,两种观点都有相应的文献支持。对于膝下的静脉旁路已有令人信服的数据支持使用静脉移植。对于可移植至膝下腘动脉或胫前(后)动脉的大隐静脉,可有倒转吻合和原位重建两种技术选择,只要注意技术细节,两种方法在术后通畅率方面并无显著差异。原位技术会有更多的大隐静脉被原位保留,同时破坏其内瓣膜并结扎属支,手术切口可以较小,也可以完全暴露血管行手术,静脉近远端完全游离以利吻合。原位技术的优势在于吻合动静脉的口径比较匹配,由于移植物潜行于皮下,可利用多普勒超声予以随访,如果发现问题,再次手术也较方便。然而位置表浅在术后早期也有一定的不利因素,如果发生切口并发症,移植物则处于危险之中。与肌肉相比,皮下组织相对缺乏血供,因而容易发生感染。比较而言,大隐静脉倒转吻合的方式,游离并取下全部静脉,其远端吻合至近端动脉,可确保静脉瓣膜不会阻塞血流。倒转后的移植物往往走行于血管神经束的隧道中,周围被肌肉组织所包裹,为移植血管提供了更有效的保护。与原位技术相比,这一技术对术后监测随访有一定的要求。若静脉取自于远离吻合脉的部位(如手臂),通常采取倒转技术。总之,技术的选择取决于静脉的可利用性、静脉的质量和所取部位、重建的具体动脉旁路以及手术医师的偏好。

(三)流出道的选择

流出道血管的选择也是影响通畅率的重要因素。如果流径阻力较低,移植物将有好的功能表现。判断流出道阻力最佳的方法是确定流出道数量及质量。如果旁路搭至腘动脉,我们期望吻合至腘动脉的移植物具有 3 支小腿血管作为流出道,其阻力将小于仅有腓动脉作为流出道的旁路。同样,对于行胫 - 足动脉旁路,通畅的足底弓可以减少流出道的阻力。当所有其他的因素相当时,旁路移植物应重建于管腔的近端位置,可缩短移植物所需的长度,因为流量与移植物的长度成反比(Poiseuille 定律)。对于有组织缺失(坏疽或者未治愈的溃疡)且有手术指征者,可行移植物旁路绕开闭塞病变以保证建立足部正常或者近正常的血供。对伴有静息痛的近端和远端病变并存的患者,通常仅行近端病变的旁路术就可缓解症状。目标管腔的选择也由血管的质量所决定,在严重钙化的血管上行吻合在技术上有难度;小腿及足部的血管管径较细,在技术上也是一个挑战。

远端吻合口的选择标准基本与近端相反:流出道远端不应有引起血流动力改变的病变,吻合口尽量靠近目标动脉近端。当胫后动脉、胫前动脉和腓动脉都可作为选择时,个人经验则倾向于先选胫后动脉,然后胫前动脉,最后是腓动脉。优先考虑胫后和胫前动脉因为其可以直接通到足部,而首选胫后动脉的原因是其容易显露。在术前影像学评估中,膝下血管并不总是清晰可见,此类情况往往发生在多节段闭塞的患者身上,主要是由于造影剂无法下行至通畅段或血管本身就已闭塞,此时术中旁路术前造影可有助于评判。对于需截肢的患者应在动脉造影时仔细观察以明确其是否缺乏适合的流出道,做出决定时应慎重。

三、术式的选择

对于多节段动脉闭塞患者,外科医师往往有多种选择恢复其病变处血供。但具体术式选择需要考虑多种因素。首先要考虑的是手术想要解决的根本问题是什么。一般来说,伴有组织缺失的患者较仅有静息痛的患者需要更完全的血管重建手术。例如,某患者髂动脉和股浅动脉闭塞同时伴静息痛,可能仅解决髂动脉的病变即可缓解其静息痛症状。但是如果患者存在足部坏疽,两节段病变(髂动脉和股浅动脉)的旁路手术很可能是最合适的选择。对一段病变行旁路手术,在旁路完全跨越病变并且有足够的流出道时,移植物长度宁短勿长。由于股深动脉可以提供很好的径流,即使股浅动脉闭塞,旁路搭于股深动脉也有着很高的通畅率。同样的,如果胫后动脉作为流出道,其全程均保持通畅,并且在起始部位没有狭窄,那么可以建立一条搭至膝下腘动脉的旁路,甚至可以直接搭于胫后动脉。延长移植物,在踝部靠近组织坏死的区域进行远端吻合手术并无优点。既往手术史可以影响本次术式的选择,如果曾有股动脉的分离术史,那么股深动脉外侧可作为腹股沟下移植物的起点;既往主动脉手术史可能考虑行股-股旁路术等解剖外方法改善血供。

某些特殊情况的处理原则:①需要利用通畅的股浅动脉为小腿血管疾病的患者行旁路手术,但造影证实股浅动脉存在动脉粥样硬化,此时如何抉择? 研究表明如果股浅动脉狭窄不超过30%,起自于股浅动脉远端或腘动脉的旁路移植物的通畅率不会受到影响。②在严重下肢缺血的患者中,如果下肢没有适当的胫血管作为旁路目标血管,但有一段孤立的正常腘动脉,这提示闭塞发生在股浅动脉近端、腘动脉远端或者三分叉部位。如果这段腘动脉长度达7cm,造影显示有良好的侧支循环,而且手术目的不是为挽救失活组织,那么旁路手术也能获得较好的效果。③有严重的多节段动脉闭塞患者,血管造影有时很难准确显示远端的胫血管及足部血管的解剖形态。如术前动脉造影提示远端血管(如腘动脉或胫动脉)通畅,且便携式超声能够探测到患者足部血管的信号,那么术中可考虑在相应的部位暴露这些血管,以细针穿刺血管注入碘造影剂行血管造影;亦可直接显露足部血管行血管造影,在足部血管显露后直接检测此血管的尺寸和质量,帮助评估足部的流出道质量。

四、术后评估

在血管旁路移植术后,有很多检查可以帮助评估手术是否成功。在术后初始的评估应首先触诊足背动脉,足背动脉搏动良好证明患者移植物远端的踝及足部血管通畅。足部缺血也可以发展成反应性充血及毛细血管快速充盈,这在手术室即可发现。便携式超声可以用于诊断,但对多普勒超声信号的解释往往主观性强。高频信号意味着如同狭窄病变一样的无层流血流的存在。超声也可以用于明确原位旁路术后是否存在动静脉瘘,很多外科医师推荐常规使用术中多普勒超声检测移植物及吻合口。相对于便携式超声,术中超声检查可以测量动脉内血液流速,并可以鉴别是瓣膜松解不完全,还是未发现的静脉移植物损伤,或静脉移植物发生硬化。如果某节段静脉移植物内发现有不正常血流,术中应及时处理,以期获得更高的长期通畅率。

如果有条件可行血管内超声(IVUS)检查,尤其适用于评估腔内血管成形及支架置入术后的血管情况,可以判断是否发生需要行支架置入的严重夹层,支架与周围血管壁贴附是否牢靠。血管镜也已用于评估腹股沟下血管旁路。在行瓣膜松解时,血管镜可以直接用于评估瓣膜松解是否完全。通过血管镜的侧孔可以导入弹簧圈至静脉的属支以预防动静脉瘘的发生。血管镜还可以用于在直视下评估吻合口。手术完成后一般常规行远端移植物的造影,可以通过移植物远端吻合口的术中造影来证实远端流出道有没有受到挤压,移植物内血流能否快速进入远端流出道。另外,术中造影还能辨别保留的静脉移植物属支是否会导致动静脉瘘、静脉瓣膜松解是否完全或者移植物是否扭曲。

行腹股沟下旁路移植术的患者必须长期超声检查随访。一般术后第一年随访3~4 次,第二年6 个月一次,只要移植物没有异常发现,以后每年一次。随访期间,脉搏特征及踝肱指数也应纳入常规检查。如果发现异常情况,在再次手术干预前应该行血管造影。当超声证实局部移植物有病变时,根据超声结果行手术治疗也是合理的。

五、术后处理

潜在的血液高凝状态也影响移植物通畅。在旁路移植术后的标准处理是抗血小板治疗(最常用阿司匹林)术后早期风险更大,即移植物血栓形成。早期血栓形成的主要原因是技术因素,可能包括不完全松解的静脉瓣膜、未发现的静脉硬化节段、未发现的流入道狭窄、吻合腔的分流或者移植物打结或扭曲。在行移植物取栓时,应对潜在存在的技术问题进行彻底检查,包括重新评估流入道的质量、术中对移植物及吻合口行造影检查,必要时行血管镜以及术中超声检查,如果发现异常,应马上予以纠正。若在移植物取栓时没有发现技术问题,应怀疑患者存在潜在的高凝状态,如潜在的恶性肿瘤、长期使用雌激素、骨髓增生性疾病、肝素诱导的血小板减少症、激活的蛋白 C 抵抗、蛋白 C 缺乏、蛋白 S 缺乏、V 因子缺乏、同型半胱氨酸血症、纤维蛋白原异常以及纤溶酶原或者纤溶酶原激活因子缺乏等。即刻的目标是从移植物及流出道中取出血栓并重建血流,围术期进行抗凝治疗以保证二次通畅。初始采用治疗剂量的肝素,随后长期使用华法林治疗。

综上,注重细节,特别是对流入道的评估,确认合适的具有最佳径流的流出道以及选择合适的移植物来进行血管重建手术将获得最好的结果。每一个因素都必须进行系统的评估。早期的移植物失败可能提示患者存在高凝状态,需要长期抗凝治疗。

第二节　人工血管旁路移植

糖尿病足缺血病变多有慢性动脉闭塞性疾病的恶化过程,当药物保守治疗效果不佳时,应该考虑行血运重建术,以期达到治愈溃疡,保存肢体及缩小截肢范围的目的。

血运重建一般采用人工血管或自体大隐静脉进行旁路移植术,若闭塞范围在4~5cm 以下,可应用 PTA 或支架置入术可获得与旁路移植术同等的效果。对于小腿及足部的旁路移植术,一般是自体大隐静脉,而对于股动脉,胭动脉及髂动脉病变往往旁路移植术采用人工血管旁路移植术。

一、术前准备

常规术前准备包括 X 线胸片、心电图、血常规、肝肾功能、血脂、血糖及凝血功能等,腹主动脉下段至踝关节的 CTA 或血管造影,无创性节段性测压和动脉血流描记。术前 1 天行下腹部、会阴和患体皮肤准备。术前 30 分钟 ~2 小时预防性静脉应用抗生素。一般患者在心脑血管能够耐受的情况下使用全麻或者连续硬膜外麻醉。患者处于仰卧位,患者膝下可以放置布垫,使得下肢保持外展外旋。

二、技术要点

1. **血管入路选择**　大腿部通常用缝匠肌下方通路,至膝下时采用解剖学通路。选择何种膝下通路对于移植血管的通畅性无影响。在下肢伸展的情况下决定移植血管的合适长度。一般需要先吻合近端,使移植血管充满血液后,再引导至远端,以确保移植血管的合适长度,以及在不易扭转的部位进行远端吻合。另外,移植血管要有合适长度,宜稍微长一点。过短将过度拉伸移植血管,容易引起以吻合口为支点的扭转。

股腘动脉手术需要特别注意之处,即最小限度减少手术对动脉的损伤,最小限度地降低动脉周围瘢痕形成对于血管生理上的影响,以及尽量保留形成侧支循环的动脉肌肉分支。具体说就是不进行广泛的动脉游离,不结扎吻合口附近的肌支,以及不使用扩张血管腔的仪器。

2. **动脉游离**　通常从腹股沟韧带下方到达股动脉,以股总动脉近端为吻合部位,腹股沟切口上端可以越过腹股沟韧带,切断的腹股沟韧带在手术结束时应予修复。切开深筋膜,显露股动脉鞘。切开股动脉鞘,分离出股总动脉,股深动脉和股浅动脉,分别绕以血管牵引带。股静脉有时在股动脉后内侧,壁薄,宜轻柔分离。以血管牵引带牵开股动脉,直视下分离股动静脉可以避免损伤股静脉。在腹股沟韧带上分离股动脉时,注意保护股神经。股动脉鞘周围附近的淋巴管和淋巴结,应仔细结扎,避免形成淋巴瘘。以股浅动脉近端为近端吻合口时,需将股总动脉,股深动脉也上阻断带。通过切开长收肌来显露股深动脉近端,通常需要血管钳阻断后进行股动脉的吻合,在动脉前方切开,与移植血管吻合。用股浅动脉吻合口吻合时,需要有圆滑的吻合角度。股深动脉也可以用于近端吻合,因旋股外侧动脉多形成侧支循环,应在其远端吻合。采用内侧游离法在缝匠肌和长收肌显露近端腘动脉,也可采用非游离法通过膝上入路可在膝关节旁边进行吻合。如果显示膝下腘动脉,可以沿缝匠肌前缘行膝关节内侧切口,将腓肠肌,比目鱼肌向后牵开,内收肌牵向前方,必要时切断腓肠肌的中间头肌腱,并将肌肉牵向后方显露腘动脉远端。此肌腱术后无需修复。切开腘窝深筋膜,与胫骨后方显露腘动脉鞘,切开腘动脉鞘,牵开腘静脉,腘动脉位于腘静脉和胫神经的前方。游离腘动脉 5cm 左右,绕以血管牵引带,尽量保留腘动脉上的膝关节分支,拟作吻合口的腘动脉壁应柔软,并与术前造影提示通畅的部位一致。移植血管可在缝匠肌下方的通路通过,但需要注意的是从移植血管至远端预定吻合口部位应圆滑移行。至于选择腘动脉近端还是远端作为旁路血管的远端吻合口,也需要根据病变程度而决定。

3. **动脉阻断**　动脉阻断通常用血管钳阻断。一般动脉阻断的时间为 60 分钟左右。对于慢性肾功能不全进行血液透析、糖尿病高度动脉粥样硬化的患者,在阻断时间和部位上需要有所不同。

4. **血管吻合**　在血管吻合前必须建立隧道,用手指或隧道器,采用钝性分离,建立皮下隧道,或将隧道建立在缝匠肌下,将移植物引入隧道,可用弯钳或隧道器。人工血管在隧道穿过时,避免扭曲和打折。

（1）建立近端吻合口:全身肝素化后,用无创血管阻断钳分别阻断股总动脉、股深动脉、股浅动脉。于股总动脉前壁病变最轻处,以尖刀片挑开动脉全段,肝素氯化钠溶液冲洗后,以弯头剪刀剪开股总动脉 1cm。如有必要,此时可行股深动脉成形术。将人工血管纵行切开 1cm,修剪两角,使之成为斜面。用 6-0Prolene 线,自股总动脉切口远端开始,连续外翻行人工血管股总动脉的端 - 侧吻合。人工血管进针,宿主动脉壁出针。

(2) 建立远端吻合口:将人工血管自隧道穿至拟行吻合的腘动脉位置,将膝关节伸直,估计所需的人工血管长度,保障人工血管有足够的长度又能有适当的张力。以无损伤血管阻断钳,阻断拟吻合的腘动脉近端及远端血流,在腘动脉病变最轻处以尖刀片挑开腘动脉前壁全层,冲洗并确认管腔后,以弯头剪刀剪开腘动脉前壁约 0.8cm,将人工血管远端纵行剪开约 0.8cm,修剪两角,使之成为斜面,以免在吻合口上形成隆起。用 6-0Prolene 线,自腘动脉切口远端开始,连续外翻行人工血管腘动脉的端 - 侧吻合。人工血管进针,宿主动脉壁出针,每针缝合均应该在直视下进行,确定没有漂浮的内膜片和其他技术错误。

远端吻合口缝合最后两针时,松开远端腘动脉阻断钳,观察腘动脉回血并冲出动脉内的血栓。再次阻断腘动脉,松开人工血管阻断钳,冲出人工血管内的凝血块,迅速完成吻合,以免再次形成血栓。开放人工血管后,先松开腘动脉近端的阻断钳,使得血流进入人工血管内,这样可使可能存在的碎片进入已经闭塞的动脉内,避免血管远端的栓塞。随后打开腘动脉远端的阻断钳,检查吻合口远端的动脉搏动。可以用超声检查血流状况,必要时行术中动脉造影,评价人工血管和远端动脉血流情况。如术中发现吻合口远端狭窄,可能是阻断钳损伤或者翻起的动脉斑块,必须及时纠正,自吻合口向远端切开动脉,跨过狭窄部位重新修补。

三、注意事项

人工血管的吻合需要注意两点:一是人工血管的口径一般选择 6,8 带支撑环的人工血管;二是人工血管的缝合应一次性完成,无法像自体静脉一样可以反复穿刺缝合。股动脉一般采用 5-0 血管缝线,腘动脉用 6-0 缝线,胫前动脉用 6-0 或者 7-0 缝线。动脉切开较长,一般为 2cm 为准,这是将术后瘢痕收缩导致吻合口缩小也考虑在内的长度。应尽量避开动脉壁钙化,存在内膜病变的部位。若迫不得已要在钙化部位进行吻合时,只要针能通过,就不用处理钙化部位,牵拉对拉缝合部位即可。当针无法通过时,需要慎重考虑是否取出钙化。

一般缝合采用连续缝合,但血管较细时,可采用结节缝合或者降落伞法缝合。吻合时不必翻折人工血管,而是将人工血管通过探条送至远端吻合口进行吻合。吻合血管时应考虑血管的病变,吻合口的边距应该较大,应特别注意应缝及血管外膜。按照血管吻合操作一般的原则,针从血管壁拔出时,腕部充分回转,使针沿弯曲拔出。吻合时助手应在与动脉壁垂直的方向上牵拉缝线,如斜行牵拉,可能割裂切口,应该尽量短段把持及牵拉缝线。针孔的出血可能需要追加缝合,但需要在阻断的情况下加以追加缝合。利用动脉远端和近端血流充分冲出人工血管内的空气和血栓,解除动脉阻断后,此时应该有来自远端动脉侧支循环的反流血,应充分确认是否有反流血。血流再通后,充分注意血流的动态变化,确认下肢动脉搏动是否达到术前预期效果,在缝合切口时注意不要过深,避免损伤皮下的人工血管。

术后需观察生命体征,应每半小时观察直到平稳;观察双下肢动脉血供,如出现明显的搏动减弱或消失,皮肤厥冷、苍白,尤其是在术后逐渐出现的以上临床症状,应考虑血栓形成。术后适当使用抗生素治疗及抗凝,抗血小板聚集治疗也是必需的。

四、典型病例

患者,男,70 岁。主诉左下肢间歇性跛行 5 年余,加重伴左足跟溃疡 3 月余。5 年余前患者逐渐出现右下肢间歇性跛行,跛行距离约 300m,未予诊治。此后跛行距离逐渐缩短。3 个月前出现静息痛,左足跟处出现溃疡,外院予以药物治疗后症状无好转,转我院。既往史:6 年前在外院诊断糖尿病,口服二甲双胍治疗,血糖控制欠佳。无吸烟史及高血压病史。查体:左下肢膝关节平面以下皮肤较右侧色泽苍白,左足跟可见 1cm×2cm 大小溃疡,底部可见较多淡黄色分泌物。左侧膝关节平面以下皮温较右侧低,双侧腓肠肌无压痛;双下肢皮肤感觉对等,无感觉减退;左侧足背动脉、胫后动脉、左侧腘动脉搏动不能扪及,双侧股动脉、右侧腘动脉搏动可扪及。双下肢活动无明显受限。实验室检查:血白细胞 6.42×10⁹/L,中性粒细胞 0.702,血小板 160×10⁹/L,血红蛋白 124g/L;白蛋白 39.6g/L;创面分泌物培养无细菌或真菌生长。影像学检查:CTA 示左侧股浅动脉闭塞段 22cm,腘动脉 P1 段远端以下显影,胫前动脉及腓动脉节段性显影,胫后动脉起始端显影远端未显影。入院诊断:左下肢动脉硬化闭塞伴左下肢远端缺血;2 型糖尿病。治疗方案:左下肢重度缺血,闭塞病变位于腘动脉段,腔内治疗并无合适有效支架选择处理跨膝关节段,因此选择外科手术治疗。手术方式:取左侧大隐静脉大腿段,倒置大隐静脉后,分别与右侧股动脉远端和胫后动脉起始段行端 - 侧吻合(图 12-2-1)

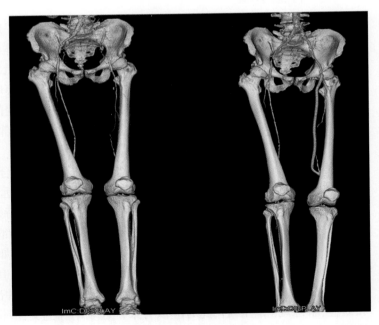

图 12-2-1　左侧股总动脉 - 左侧腘动脉人工血管旁路移植术前(右)和术后(左)CTA 成像

第三节　自体血管旁路移植

对于糖尿病血管病变,较多研究显示外科血管旁路搭桥的成败并非与是否糖尿病本身有关,而更多与病变血管本身及旁路血管选择的类型密切相关。多项研究显示,不论膝上动脉还是膝下动脉,甚至足背动脉旁路搭桥,自体静脉具有良好预后;当然,由于自体静脉并非随意满足血管旁路移植要求,因此人工血管旁路或者自体血管 - 人工血管符合旁路搭桥是替代选择方式。下肢动脉重建术前需要谨慎设计手术方案,其不确定因素较多,如动脉流出道、流入道和可选取移植血管等。每种选择都有其优点和潜在的风险,因而手术方案需要谨慎。术前超声及动脉造影可以提供精确的影像学数据,为制定近远端吻合口位置及移植血管的选择提供依据。

一项回顾性研究显示,纳入 97 例糖尿病血管病变导致的下肢重度缺血患者,其中自体血管旁路移植 56 例,HePTFE 人工血管旁路移植 41 例。自体血管旁路移植的 2 年原发性通畅率和继发性通畅率明显高于人工血管旁路移植,分别为(78.5% vs. 39.3%,P=0.003)和(81.9% vs. 41.4%,P=0.002),但两者的保肢率和生存率均无统计学差异,30 天死亡率、移植物闭塞率以及截肢率均无统计学差异。该结果显示自体血管旁路移植的良好通畅性,但是也显示人工血管旁路重建良好的预后,可作为自体血管移植不足和缺乏的选择。

一、自体血管选择

随着人工血管或生物材料的不断发展,其被越来越多的应用于下肢血管旁路的移植物。但对于腹股沟以下的血管重建术,自体大隐静脉依然是不可替代的。尤其对于糖尿病患者其膝关节下旁路搭桥,自体血管更优于人工血管,因此只要有合适的自体静脉均推荐应用(图 12-3-1)。

1. 组织学特点　静脉壁包括内膜、中膜及外膜三层结构,内膜由单层连续的立方状内皮细胞构成,其下有由结缔组织组成的内皮下层。静脉内皮细胞之间不如动脉连接紧密,血液内物质更易透过静脉血管壁,这成为静脉移植物行动脉旁路移植术后容易产生内膜增生的潜在机制。中膜由平滑肌细胞和细胞外基质组成,其中Ⅰ型胶原蛋白占主要部分。与动脉管壁不同的是:动脉由于其内压力变化较大,故胶原蛋白含量较高,而静脉承受压力变化较小,其内胶原蛋白含量较低。因此,静脉壁的弹性低于动

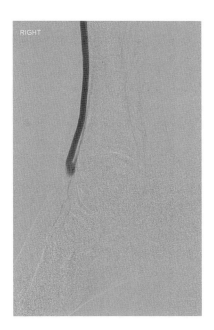

图 12-3-1　自体静脉的足背动脉旁路搭桥造影

脉壁,静脉置于动脉循环中,可能造成静脉段弹性与链接动脉弹性的顺应性不匹配,故静脉移植物僵硬。

动脉外膜由细胞外基质构成,并由少量的滋养血管疏松地连接起来。动脉外膜实质为发育不佳的外弹性膜。尽管传统的观点认为静脉外膜对血管的生物学功能影响不大,但有研究证据表明外膜在移植后静脉的重塑方面有重要作用。基质细胞的聚集、免疫细胞的炎症反应都表明,外膜在静脉移植后血管重塑中有重要作用。

肢体浅表静脉有时存在诸如静脉曲张、浅静脉血栓或者静脉炎等病理改变,这对自体静脉移植物选择带来困难。长期随访观察发现,移植静脉如果存在管腔狭窄、管壁增厚或者内皮覆盖少,将导致早期移植物失败。此外,静脉移植物内皮下纺锤形细胞以及管壁钙化均可能引起进行性内膜增生。然而,上述病理改变术前并不能完全通过彩色多普勒或者常规检查有效评估。

2. 解剖结构特点

(1) 下肢静脉:下肢的静脉根据其位置可被分为 3 种:浅静脉、深静脉和交通静脉。浅静脉位于皮下组织,即真皮和深筋膜之间。深静脉在腿部肌肉间隔中穿行,被深筋膜所覆盖。连接上述深浅静脉系统,即交通静脉。

大隐静脉起自内踝前上方,沿小腿内侧向上走行至膝关节后内侧,在大腿后内侧逐渐转向内前方,在腹股沟斜纹处穿过深筋膜汇入股静脉。大隐静脉较为常见的解剖学变异为双大隐静脉,副大隐静脉多与主干相平行,可位于其前方或后方。由于副大隐静脉管径较细,虽然术中常被误认为大隐静脉,但其不具备作为旁路血管进行移植的条件。术中发现大隐静脉管径过细时,通过探查其周围组织可能发现大隐静脉主干。大隐静脉主干外有一层纤维鞘,其发育较深筋膜欠佳。大隐静脉纤维鞘与深面的肌筋膜构成了一个腔隙,延续至整个下肢,该纤维鞘有助于我们定位大隐静脉主干。小隐静脉起自踝关节外侧,在皮下组织内沿小腿外侧上行,后逐渐转向小腿后方,于腘窝下方穿过深筋膜,并通过腓肠肌内、外侧头间向上至深面,在腘窝横纹上方汇入腘静脉。部分解剖变异的小隐静脉直接向上汇入股静脉。或者向上在大腿内侧汇入大隐静脉。

特殊情况对于动脉重建区域伴随感染,股浅静脉可能作为自体移植血管。股浅静脉位于腘静脉到股总静脉一段,为确保下肢回流通畅,获得此静脉移植物时需确保股深静脉和股总静脉完整。但是深静脉因其在下肢静脉回流中起主导作用,一般不被当作血管移植材料。

(2) 上肢静脉:上肢静脉分为深静脉和浅静脉,但二者的血流方向相对独立,分别汇入腋静脉或锁骨下静脉。头静脉起自腕部的后外侧,然后由前臂外侧向上,并沿肱二头肌的外侧缘向深面通过三角肌间沟,最后穿过胸锁筋膜注入腋静脉或锁骨下静脉。贵要静脉通过前臂的中后份,在肘窝处转至上臂前缘,沿上臂中内份向上与肱静脉汇合为腋静脉。肘正中静脉作为连接上述两浅静脉的交通支,位于肘关节浅面。

在肘窝横纹上约 10cm 处,贵要静脉穿深筋膜与肱动脉伴行。此段静脉与贵要静脉有多支相交通,且浅面有相伴行的内侧皮神经。故显露或游离此段静脉需仔细结扎交通支,并注意保护伴行皮神经,尽量避免前臂的感觉异常。

二、静脉移植物准备

1. 术前静脉评估　术前自体静脉的评估是术前计划不可或缺的一部分。术前下肢静脉造影曾被认为是下肢血管重建术前必不可少的评估措施,但静脉造影需要静脉穿刺,且需应用造影剂,少许患者可能出现过敏反应、肾毒性或血栓性浅静脉炎,故近年来较少用于术前评估。

随着专用血管超声仪的改进和超声医师技术的提高,B超逐渐成为下肢血管重建手术前首选的评估手段。B超可在生理环境测定静脉的尺寸和质量,有助于术中移植静脉的选择。但结果准确性取决于检查者的水平,且在双大隐静脉等解剖变异情况下,超声评估结果往往并不准确。为防止周围静脉收缩,检查室应处于温暖的环境,如空调升温或毛毯对四肢进行保温,并采用预热的超声凝胶。在术前评估中,应尽可能尝试界定静脉尺寸。目前的研究证实,可作为移植物的最小静脉尺寸为 2~3mm,小于该尺寸的移植物的远期通畅率不佳。但也有研究表明,由于静脉移植物具有一定的可扩张性,术前最小尺寸的判断并不准确·因此术前如何有效评估移植静脉有待进一步研究。

2. 静脉操作要求　在移植过程中,保护血管内皮层具有重要的意义。血管内皮对血流动力学和血管内环境稳态有至关重要的作用。血管内皮完整性的破坏会诱导血小板的沉积与炎性介质的聚集,从而刺激平滑肌细胞的增生,进而导致血管闭塞。保证血管内皮的完整性,有助于抑制内膜增生、提高移植物的远期通畅率。

(1)分离:在游离静脉时为了减少对血管内皮的损伤,应尽量避免直接对静脉的操作,合理应用钝性分离和锐性剥离,并采取"不接触技术"分离移植静脉。虽然有时不能完全做到在手术过程中不接触静脉,但必须避免直接用血管钳夹内膜,并减少对静脉的操作。结扎侧支时应远离主干,防止主干管腔狭窄或切割至内膜损伤。在前瞻性的随机临床试验中证实,连带周围组织的大隐静脉术后的远期通畅率更好。与传统的静脉移植相比,带蒂静脉移植能减少内皮损伤,增加内皮一氧化氮合成酶的高表达。减少血管内皮损伤、保存完整的滋养血管和血管壁神经可能是增加静脉移植物远期通畅率的措施。

(2)冲洗液:在静脉获取过程中有很多灌洗液都可以选择,包括晶体、胶体溶液及自体血液。虽然文献报道各种灌洗液都有其各自的优点,但目前应用最广泛的是等渗肝素氯化钠溶液(4~10U/L),能减少移植物管腔血栓形成,提高移植后血管的通畅率。

(3)静脉膨胀率:移植前应通过留置针冲洗移植静脉,以评估其有无泄漏、管腔有无狭窄等。但冲洗过程中过高的膨胀压会导致血管损伤,膨胀压 >100mmHg 将导致内膜损伤,而内膜或中膜的损伤将导致术后血栓形成、远期动脉狭窄或瘤样扩张。但也有研究证实,术中应用罂粟碱可缓解血管痉挛,当膨胀压达到 500mmHg 时,血管仍无明显损伤。但目前并没有可应用的术中压力测定设备,我们术中通常根据术者经验扩张移植静脉。

(4)温度:为了提高移植血管的通畅率,LoGerfo 等学者提出以下概念:在剥离时血管时为防止血管痉挛和内膜损伤,需使用温暖的灌注液;在存储过程中为使新陈代谢降至最低,应在低温下保存。由于不同的溶液与温度关系并不确切,且目前已有的实验结果冲突较大,故很难确定最合适的操作温度,且低温可能造成血管痉挛,绝大多数的血管外科医师更倾向于使用常温溶液。

(5) 辅助药物:在切取和冲洗移植静脉的过程中,通常采用肝素氯化钠溶液可减少血栓形成和提高术后通畅率。术中、术后血管痉挛是影响静脉移植后通畅率的因素之一,应用防止扩张血管药物至关重要,目前应用最为广泛的为罂粟碱,大量的对照研究已证实其能缓解血管的痉挛,因此在分离、存储及吻合血管时可以不断往血管壁滴注罂粟碱。而大量的研究也表明,硝酸甘油和维拉帕米也有较好的缓解血管痉挛的作用。

静脉移植物的获得难免导致内皮损伤和静脉代谢紊乱,因此获取静脉是一项系统的工作,需要在静脉切取、冲洗、保存等各个方面改进技术,目前没有一个最佳的方式选择,这需要血管外科医师和多学科合作来解决目前所遇到的问题。

3. 切口选择　既往连续单一皮肤切口以显露获得静脉移植物,容易引起创面过大导致创面感染或切口裂开等并发症。为此,降低过长切口导致的不良预后,逐步间断性切口成为静脉移植物获取的主要方式,并发症发生率明显低于既往连续单一切口并发症(9.6% vs. 28%)。虽然间断切口获得静脉移植似乎可能增加内膜受损,但是研究显示该种方法并未影响移植物通畅率和移植静脉失功。此外,腔镜下静脉移植物获取也是一种较好选择,不过由于技术要求较高和学习曲线累积时间长,实施推广相对困难。

三、自体静脉移植的设计

1. 大隐静脉　由于手术切口的限制,我们通常选择对侧大隐静脉,同侧大隐静脉可以作为备选移植静脉。一些研究表明,在对侧大隐静脉没有缺血、肿胀或损伤表现时,由于其合适的可选长度、良好的性能和对患肢影响较小,故首选对侧大隐静脉进行移植。对于有静脉炎、钙化或腔内血栓形成的静脉段术后通畅率低,容易造成移植失败,故不能作为移植静脉使用。有研究发现,所使用的静脉移植物直径的参考标准为大于 3.5mm。若移植物直径为 3.0~3.5mm,其首次移植失败风险增加 1.5 倍。若移植物小于 3.0mm 导致失败风险增加 2.4 倍,小于 3.0mm 的移植物其远期通畅率不高。而混合静脉术后的通畅率明显低于大隐静脉移植,故在情况允许下应尽量采取大隐静脉移植。

(1) 反转倒置静脉移植物:静脉移植最直接的方法是切取静脉并翻转倒置,保持血流方向与瓣膜方向相同,适用于绝大多数临床情况。但翻转后的大隐静脉远端口径较小,与近端吻合口不匹配,这可能导致吻合口血栓及移植失败。解决方法通常为术前仔细评估,及术中静脉移植物吻合端的修剪成形尽可能匹配动脉端。

虽然翻转搭桥后血流方向与瓣膜方向一致,但由于瓣膜的生理特性,其作用及影响并不能完全忽略。在血流量较低的情况下,大多数静脉瓣膜只是部分地开放,这可能导致血管腔的轻至中度狭窄。其次,在快速血流的冲击下,瓣膜及其周围会产生湍流,这都将对肢体血流动力学产生影响。一项长期随访观察研究显示:10%

自体静脉的静脉瓣膜引起 50% 狭窄,但仅 2.5% 导致严重狭窄而需要手术干预;值得注意的是,静脉瓣膜形态是动态变化的,平均 3 个月随访观察显示静脉瓣受损移植物中 60% 可恢复为低于 20% 血管狭窄。因此,倒置移植静脉后静脉瓣并不影响临床实际处理。

(2)非翻转型静脉移植:非翻转型静脉移植在早期曾有过尝试,好处在于近远端吻合口的匹配率更高,但静脉瓣存在将影响血流,为此需要切除瓣膜等影响血流方向的因素。但在切除瓣膜的过程中,可能损伤静脉管壁,这可能会导致移植静脉血栓的风险。因此,该方式临床不常采用。

(3)原位静脉移植:原位静脉移植是指仅移动大隐静脉的近端,而保留其中间和远端部分的手术方式,具体详见本章第四节。

2. 其他自体血管移植物来源 大隐静脉是下肢动脉重建旁路最理想的移植材料,但由于资源的有限性,部分大隐静脉缺如、静脉血栓的患者需要考虑其他自体静脉作为移植物来源:①上臂浅静脉:单根或复合上臂静脉移植可能是解决这一难题的可能方法。在所有的上肢静脉中,头静脉的应用最多。头静脉上臂段的静脉直径约 4~6mm,但其管壁较薄,不适合行非翻转型移植。前臂段头静脉管径较细可用于膝下旁路移植血管。贵要静脉由于其走行较为扭曲,切取较为困难,且其管径较细,故不常用于移植血管。而肘正中静脉管径较粗,且方便切取,目前被广泛选择为旁路移植自体血管。②小隐静脉:小隐静脉长度较短且常与其他移植静脉共同组合成自体移植血管,且一般直径大于 3mm 可作为自体移植血管。由于该静脉暴露和获取相对困难,尤其旁路重建中患者手术体位变更或者肢体抬高对术者获取目标静脉的影响,因此仅作为选择自体移植血管的第三种选择。③股浅 - 腘静脉段:一项前瞻性随机对照研究显示,下肢动脉旁路重建分别选用股浅 - 腘静脉移植物与大隐静脉移植物对比,两者 30 天生存率和早期并发症相似,5 年通畅率和保肢率无差异。虽然股浅 - 腘静脉移植物病例长期随访发现下肢肿胀和静脉功能不全表现,但是并未发现静脉淤积性皮炎和静脉溃疡。由于股浅静脉获取困难,因此作为大隐静脉获得困难的一种替代选择血管。④股浅动脉移植物:选择患者闭塞段股浅动脉通过内膜成形恢复闭塞动脉的通畅性,可作为短段或者组合自体血管的选择方式,有时作为人工血管感染或者感染所致吻合口破裂病例的一种补救血管移植物,然而其通畅性不如常规自体静脉移植物。

四、自体血管旁路移植技术

1. 端 - 侧吻合技术 端 - 侧吻合关键确保吻合血管的自然状态,切忌扭曲或折叠。一般在"侧"侧血管前壁或侧壁做纵切口或剪除部分血管使之成椭圆形切口,"端"侧血管修剪成斜面或略呈 S 形,使缝合完成后吻合口为一锐角以减少湍流,动脉吻合一般以 30°~45° 为宜。

端 - 侧吻合步骤如下:①将"端"侧血管修剪成斜面,其长度至少是"侧"侧血管直径的 2 倍;但在口径较小的血管(直径 <4mm),纵切口关闭后较横切口更易引起明显的狭窄并导致血栓形成,可以用自体静脉或人工材料做成椭圆形补片来修复。②用双头缝线自吻合口的"足跟"部开始分别向两侧壁缝合,连续缝合至每一

边的中间。③然后另用一根双头缝线从吻合口的"足尖"部开始连续缝合至侧边中间与前线会合（图 12-3-2）。上述二、三步骤可以合并，即从"足跟"部分别从两侧连续缝合到"足尖"部。

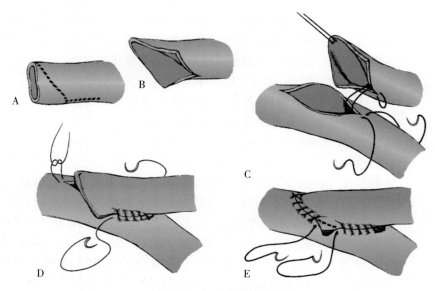

图 12-3-2　常规端 - 侧吻合方式

完成端 - 侧吻合也可以采用其他多种方法。如"足尖"和"足跟"部的缝合可以采用单纯缝合或水平褥式缝合，水平褥式缝合有助于吻合口外翻，但是在较细的血管会导致管腔狭窄。在较细的血管吻合口"足尖"部采用间断缝合代替连续缝合，这样能允许吻合口随动脉搏动而伸缩，并且不受连续缝合长度的限制。另外，也有报道使用血管吻合器来吻合，优点是操作简便、针眼出血少，但在吻合口径较小的血管时其精确性仍有欠缺，有较高的狭窄率。

2. 降落伞技术　降落伞技术跟常规的端 - 侧吻合的不同之处在于"足跟"部和"足尖"部的缝线最初并不拉紧。因而，旁路血管距动脉切口尚有数厘米的距离，不会影响"足跟"和"足尖"部的缝合操作。先在旁路血管和动脉上做数针缝合，然后再轻轻提拉缝线的两端，随着两端的缝合线以交替提拉的方式收紧，旁路血管渐渐靠近动脉切口。但要注意，如果连续 5 针以上缝线未收紧，则可能较难收紧缝线，这时可用神经拉钩将根部中央的线圈钩起，拉紧缝线的两端就可以收紧缝线。降落伞技术特别适用于小血管或位置较深的血管，可以使这些部位的显露和操作变得容易（图 12-3-3）。

五、手术失败原因与预防

1. 移植失败原因

（1）移植血管内血栓形成：移植血管内血栓形成的机制较复杂，主要包括移植后血流缓慢、术中操作致内皮损伤、患者高凝状态等。术后短期内移植静脉一般不

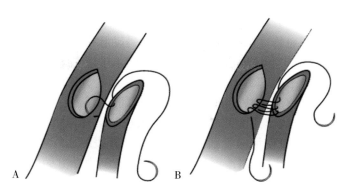

图 12-3-3 降落伞技术

会形成明显的内膜增生,术后早期移植失败的可能原因通常与 Virchow 三要素有关。移植技术与术后短期通畅率直接相关,有研究表明静脉移植术后 3 天内的血管闭塞和移植技术缺陷主要为流入不足、流出不足等因素。流入道是否通畅是决定移植后短期成功的最重要因素,如吻合口狭窄可能导致移植物内血流缓慢,从而引起移植物内血栓形成。远端流出道不足,如膝下闭塞性疾病,也可能导致移植物内血流缓慢,造成移植血管内继发血栓。动脉痉挛可能在短期内影响移植效果,但通过血管活性药物的及时使用,动脉痉挛通常可得到很好的缓解。

除外技术因素,挤压或移植血管扭曲也是造成移植失败的可能原因,包括隧道建立失误、血肿压迫或移植血管跨关节受压等因素,都可能降低移植物内血流量,导致移植物内血栓形成而移植失败。

(2)内膜增生致移植物闭塞:在静脉移植过程中,手术操作和术后血管张力提高,可能造成移植术后出现一系列复杂的生物学反应。受损静脉在局部产生多种细胞因子,并趋化聚集中性粒细胞和单核细胞,使这一过程级联放大。该反应促使平滑肌细胞活化,并在中膜增殖。活化后平滑肌细胞迁移至内膜,并在内膜引起基质沉积,从而引起内膜增厚导致管腔狭窄、血流下降及腔内血栓形成。但移植物的形态学却由管壁增厚与管壁扩张相对平衡的过程所决定。若管壁向外扩张大于管壁增厚,则管腔不会形成狭窄。如果管壁的向外重构扩张弱于管壁增厚,则很可能导致随后移植失败。

(3)移植物瘤样扩张:由于静脉移植物的管壁较薄,其存在术后移植物瘤样扩张的可能性。术中静脉损伤和静脉压升高可能导致血管壁损伤,继而出现局部炎症反应和中膜弹力纤维损害,最终导致瘤样扩张。若出现明显的瘤样扩张,除了其破裂风险外,仍有可能出现压迫症状,如肢体疼痛、搏动性包块等。明显的移植物瘤样扩张可能需要再次手术。

2. 术中评估预防移植失败 尽管目前下肢自体静脉旁路移植术已较为成熟,但其仍有约 5% 的失败率。早期失败可能的原因包括移植血管扭曲、内膜悬垂物和技术缺陷等。对于下肢旁路手术,可以通过术中局部和远端动脉搏动情况,或术中超声判断移植血管内血流量来进行判断。通过查体及术中超声相结合,可以显著提高术中异常情况的发现率。一期术中发现并处理异常情况优于二次干预,其可显著降低术后并发症的发生率。

（1）血管造影：血管造影目前仍是动脉疾病诊断的金标准，是静脉移植术前、术后应用最广泛的评估方法。高质量的术中造影设备为静脉移植术提供了充分的技术保障，术中若考虑存在狭窄、扭曲等病变，可在术中造影及时明确病变情况。但由于其只有一个投影平面，导致内膜翻起等轻度病变不易被发现，且动脉造影不易区分远端流出道的问题是痉挛所致还是结构异常。膝下动脉术后通常出现痉挛，但大多通过使用血管活性药物可以显著缓解血管痉挛。且由于技术限制，动脉造影不能提供吻合口血流流速等有关血流动力学方面的评估。

（2）术中双功超声测量流速：双功超声目前已成为术中评估移植后通畅性最常用的方法，结合了B超和速度谱分析功能，可以同时提供对解剖和血流动力学的评估，漂浮的瓣膜、撕裂的内膜、吻合口狭窄或血栓形成等均可检测到。由于其简洁性和准确性，目前已有多项研究均支持术中评估优先选择双功彩超。

静脉移植的手术过程中，流速测定对判断移植后通畅情况有极大的帮助。若术中流速低于80ml/min，则被认为存在吻合口狭窄或其他影响通畅的情况，需进一步排查原因。有文献报道流速对预测静脉移植后中长期通畅率有重要的意义。但单独的流速指标受到多种因素的干扰，故我们在决策时需结合血管造影等多方面来评估。

六、典型病例

患者，男，69岁。主诉右下肢间歇性跛行1年余，加重伴右足跟溃疡1个月。有慢性阻塞性肺疾病（COPD）病史多年。4年前外院诊断为高血压病，予以美托洛尔47.5mg每日2次口服，血压控制较好。2年前于外院诊断2型糖尿病，口服二甲双胍治疗，血糖控制欠佳。1年余前患者逐渐出现右下肢间歇性跛行，跛行距离约200m，未予重视。此后跛行距离逐渐缩短。1个月前，患者患肢出现静息痛，左足跟处出现溃疡，外院予以药物治疗后症状无好转，转我院。查体：右下肢肢端苍白，右足跟可见2cm×3cm大小溃疡，底部可见较多淡黄色分泌物。右足皮温较对侧低，双侧腓肠肌无压痛；双下肢皮肤感觉对等，无感觉减退；双侧足背动脉、胫后动脉、右侧腘动脉搏动不能扪及，双侧股动脉、左侧腘动脉搏动可扪及。双下肢活动无明显受限。实验室检查：白细胞7.31×10^9/L，中性粒细胞比值0.652，血小板183×10^9/L，血红蛋白134g/L；白蛋白41.6g/L；创面分泌物培养未见细菌或真菌生长。影像学检查：CTA示右侧股浅动脉通畅，右侧腘动脉P1段远端未显影；右侧胫后动脉显影尚可，右侧胫前动脉、腓动脉均未显影；小腿段部分侧支形成；左股浅动脉及腘动脉未见明显狭窄，左侧胫前动脉及胫后动脉和腓动脉显影尚可，未见明显闭塞。入院诊断：双下肢动脉硬化闭塞伴右下肢远端缺血；2型糖尿病；高血压2级（极高危组）；COPD。治疗方案：右下肢重度缺血，由于闭塞病变位于腘动脉段，腔内治疗并无合适有效支架选择处理跨膝关节段，因此选择外科手术治疗。手术方式：取左侧大隐静脉大腿段，倒置大隐静脉后，分别与右侧股动脉远端和胫后动脉起始段行端-侧吻合（图12-3-4）。

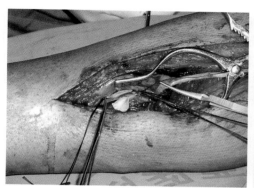
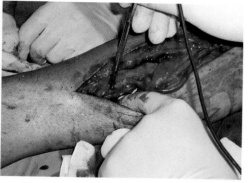

图 12-3-4　右侧股动脉 - 胫后动脉自体大隐静脉旁路移植
胫后静脉吻合口（左）和术中超声证实胫后静脉吻合口通畅（右）

第四节　自体血管原位旁路移植

　　自体大隐静脉原位移植技术首次由 Hall 于 1962 年报道，但其方法非常繁琐，需要在移植过程中打开多个位置切除静脉瓣膜，需非常高难度的技术操作，并没有获得广泛接纳。高效瓣膜切除器械的发展为原位移植技术提供了机会，它能减少对静脉进行的操作并能保存完整的滋养血管，重新激发了外科医师对原位移植技术的热情。这种方法由 Leaiher 等首次报道，其比"切除"型静脉移植的通畅率有所改善。但这些早期分析使用了以前的对照组，而现在原位移植与翻转或不翻转移植相比，并未发现长期效果有明显差异。

一、适应证

　　下肢动脉粥样硬化的患者中尤其是老年患者，往往呈多节段性病变，可累及股腘、胫前、胫后动脉，许多Ⅲ、Ⅳ期慢性下肢缺血患者需要行膝下动脉重建（尤其是胫腓干动脉分叉远端）。膝下大隐静脉的口径较膝上段小，如果选择大隐静脉倒置旁路术，因宿主动脉与大隐静脉口径明显不匹配，流入道管径只有 2mm 左右，移植物血流量会受到限制，不利于移植物保持畅通。而股浅动脉节段性病变且远端流出道良好的Ⅱ期下肢动脉缺血的患者，由于动脉口径较大、阻塞段较短，人造血管旁路术或血管腔内治疗术同样可以取得满意的效果。

　　大隐静脉原位旁路术主要适用于下列情况：①下肢动脉长段或阶段性闭塞，引起严重缺血或间歇性跛行逐渐加重者；②下肢动脉流出道情况差，动脉直径较细，而不适合行人造血管转流的下肢缺血患者；③手术的同侧肢体静脉无病变，大隐静脉直径大于 3mm；④无条件购买人造血管时，大隐静脉可作为人造血管的代用品完成股 - 腘动脉旁路术。

二、术前准备

　　术前准确的动脉造影评估病情，合理制订治疗方案，是保证手术成功的基本条件。通过造影确定硬化闭塞平面,术中远端吻合口应建立在动脉闭塞的远端。随着专用血管超声仪的改进和超声医师技术的提高,B超显像逐渐成为下肢血管重建手术前首选的评估手段。流入道及流出道的选择是决定手术成败的关键,术前积极评估流入、出道的血供是否丰富,B超可在生理环境下测定静脉的尺寸、质量和静脉瓣功能,确定大隐静脉是否通畅,合理选择吻合口位置,有助于术中移植静脉的选择。但超声检查结果取决于操作者的水平,且在双大隐静脉等解剖变异情况下,超声评估结果往往并不准确。

三、手术方法

(一) 操作要求

1. **分离** 在游离静脉时为了减少对血管内皮的损伤。血管内皮对血流动力学和血管内环境稳态有至关重要的作用,血管内皮完整性破坏会诱导血小板的沉积与炎性介质的聚集,刺激平滑肌细胞的增生,导致血管闭塞。因此,保证血管内皮的完整性,有助于抑制内膜增生,提高移植物的远期通畅率。术中应尽量避免直接对静脉的操作,合理应用钝性分离和锐性剥离,并采取"不接触技术"分离移植静脉。虽然手术过程中不能完全做到不接触静脉,但必须避免直接用血管钳夹内膜。结扎侧支时应远离主干,防止主干管腔狭窄或切割导致血管内皮损伤。

2. **彻底破坏静脉瓣** 术中彻底切除破坏静脉瓣膜是手术的难点,瓣膜破坏不全是原位大隐静脉转流术后移植物闭塞的最常见原因。大隐静脉近端第一对瓣膜(隐股瓣膜)较为厚韧,应在直视下剪除,仅靠瓣膜切除器往往切除不全。选择合适规格的静脉瓣膜刀可以避免操作损伤大隐静脉内膜。一项研究称,应用静脉瓣膜刀处理后,70%~95%的瓣膜被完全破坏,而近段静脉不匹配问题最明显,可能只有部分瓣叶被破坏,仔细检查这一区域非常有必要。对各种类型瓣膜刀的效果进行直接比较的报道并不多,一项研究指出可扩展的静脉瓣膜刀更容易发生瓣膜切除不全,但另一项研究却认为各种瓣膜刀之间效果比较,没有统计学差异。术中血管造影、彩色多普勒超声检查和血管镜可以辅助评估瓣叶切除的完整性,但前两项检查不敏感,检测到残留瓣膜的几率仅约20%,血管镜相对更敏感。对于直视瓣叶切除或移植过程,血管镜敏感性几乎可达100%,但鉴别瓣膜异常的意义却不确定,少数研究表明常规使用血管镜对移植物长期通畅率并没有改善。术中常规使用血管镜最大益处可能是早期发现先前存在的有病理改变的静脉段,这类静脉早期移植失败率较高。

3. **避免移植静脉扭曲** 由于移植静脉远端跨越膝关节与膝下动脉吻合,有成角扭曲造成移植物闭塞的可能。所以,大隐静脉远端吻合口应建立在动脉的前内侧壁,可避免大隐静脉的扭曲。

4. **吻合口角度** 大隐静脉远近断端都应修剪成30°,此角度下做动静脉吻合既能扩大吻合口口径而增加血流量,又能避免吻合口近段成角保证移植静脉通畅。移植血管口径不应<3mm,有报道称只有当血管口径>3mm才能保持移植物长期通畅。当膝下动脉流出道不满意时,可保留远端2~3支大隐静脉分支不予结扎,以保证远端组织动脉血供。

（二）操作流程

1. **第一步**　术前体表标记大隐静脉主干及属支,患者可采取腰-硬联合麻醉或全身麻醉。

2. **第二步**　首先根据术前检查结果探查远端流出道、胫前动脉或足背动脉,选择管壁及管腔条件较好的(管壁柔软、管腔通畅、无明显动脉硬化斑块)部位作为流出道。再探查近端股总动脉、股浅及股深动脉,必要时探查髂动脉,对于髂动脉、股总动脉局限狭窄或闭塞部位术中可施行内膜剥脱,也可术中同时行球囊扩张支架置入联合手术。

3. **第三步**　选择管壁及管腔条件较好的部位作为近端流入道,于卵圆窝处结扎切断大隐静脉各属支,可减少分离结扎大隐静脉侧支的创伤及术后动静脉瘘的发生。全身肝素化后,紧贴股静脉将大隐静脉切断,用6-0prolene缝线缝合股静脉。在直视下剪除大隐静脉第1对瓣膜。切开股总动脉,必要时做内膜剥脱。用5-0prolene缝线将大隐静脉与股总动脉做端-侧吻合。

4. **第四步**　选择合适规格的THE BUSHTM瓣膜刀依次破坏各对瓣膜。沿大隐静脉走行作一个长切口或多个小切口,结扎大隐静脉行径的分支,确认大隐静脉远端喷血良好。将大隐静脉远端与预选流出道血管(胫后动脉、胫后静脉、胫前动脉或足背动脉)用6-0prolene缝线行端-侧吻合或端-端吻合。

5. **吻合技术**　同第三节自体血管旁路移植技术。

四、常见并发症防治

1. **肢体肿胀**　慢性下肢缺血患者由于动脉供血不足,静脉及淋巴回流也相应减少,肢体循环达到新的平衡状态。当动脉转流成功后,动脉供血明显增加,而静脉与淋巴回流需要一定时间才能恢复,导致术后肢体肿胀。另外,肢体缺血时缺血组织无氧代谢,酸性代谢产物聚积,加重肢体肿胀。不需要特殊处置,给予改善循环、消肿、改善静脉功能后,症状均可明显缓解。

2. **术后早期移植物血栓形成**　术中大隐静脉扭曲成角或大隐静脉瓣膜破坏不完全,常导致移植静脉内血栓形成。大隐静脉远近断端都应修剪成30°避免扭曲成角;术中动脉造影和动脉测压可以发现未完全破坏的瓣膜,血管镜可以更直观地看到残留的瓣膜。

3. **远端切口愈合困难**　由于Fontaine Ⅲ、Ⅳ期动脉硬化闭塞症患者合并较多其他的疾病,机体抵抗力较差,如手术操作欠规范、手术切口大影响局部血液循环,或局部组织血液循环较差等因素,均可导致伤口液化、感染,切口愈合困难。

第五节　下肢动脉内膜剥脱术

糖尿病足外科治疗主要包括下肢血管重建和截肢,动脉内膜剥脱术适用于腹主动脉分叉部及一侧或者双侧髂动脉、股-腘动脉局限性段病变者。

一、术前准备

1. 影像学检查 在糖尿病足动脉内膜剥脱术前,对下肢动脉狭窄病变进行合理的检查评估非常重要。动脉影像学检查的标准选项包括多普勒超声、DSA,还有近年来应用越来越广泛的 CTA、MRA。CTA 可能低估动脉病变的狭窄程度,而 MRA 可能高估动脉狭窄程度,如果两项检查结果不一致,通常需要第三种影像学检查或行血管造影以明确诊断。

2. 药物治疗 术前药物治疗包括抗血小板聚集、抗凝、扩血管、活血化瘀以及解痉止痛等治疗。动脉剥脱术后除应注意上述常规药物治疗外,还应注意控制血糖,避免术后发生再次狭窄和动脉闭塞。

二、手术方法

(一) 血管内膜切除术

动脉内膜切除术是血管外科基本的手术操作,每一个血管外科医师都应掌握。动脉内膜切除包括去除造成动脉管腔狭窄或闭塞的动脉粥样硬化斑块,可以作为一个独立的手术方法或者与旁路手术相结合。例如,股总动脉和股深动脉内膜切除术可以作为下肢动脉粥样硬化闭塞独立的干预手段,也可以作为主 - 双股动脉旁路手术的一部分,以确保进入股深动脉流出道的血流通畅;也可以作为腹股沟以下近端吻合旁路手术的一部分。动脉内膜切除术经常会导致增厚的血管内膜以及血管中膜内侧变薄,留下血管中膜的外侧以及外膜。动脉瘤患者不适合采用内膜切除术,因为其血管外膜层已经脆弱且变性,难以进行吻合和承受动脉压力。常见动脉内膜切除术有开放式内膜切除术和半关闭式内膜切除术。

1. 开放式动脉内膜切除术 开放式内膜切除术是将术前评估确定的阻塞段动脉远、近端游离,全身肝素化(肝素 0.5mg/kg 静脉注射)5 分钟后,阻断阻塞动脉远近端,在动脉狭窄或闭塞病变段纵向切开动脉前壁,从动脉粥样硬化斑块与动脉外膜下纤维肌层间的裂隙逐步分离,剥离整个血栓内膜斑块。必须在准确的病变血管壁平面进行剥离,剥离时应从动脉切开的两侧边缘一直延续到血管后壁,最后形成圆周。术中可以用血管镊夹住血管外膜边缘并适当往外拉,帮助外膜与斑块脱离。应用剥离器可以方便剥离内膜及粥样硬化斑块,剥离器所受阻力较小,最后剥离区域的内膜切除面和未切除段血管壁之间形成较明显的界限,减轻对血管内膜的损伤。为避免血流恢复灌注后斑块或内膜翻起,术中剥离内膜时可不断用肝素氯化钠溶液冲洗剥离区域,使残留的内膜或斑块在液体中漂浮,利于彻底清除残留内膜和斑块。术中应及时发现动脉腔内残留少许粗糙的内膜边缘,必要时采用血管滑线褥式缝合,使动脉内膜光滑平整。血管滑线应在动脉壁外打结,血管内膜缝合应行内进外出的全层缝合,一端的缝合点至少应该距离剥离面边缘远端 1mm,另一端在动脉内膜切除表面的交界处(图 12-5-1)。

2. 半关闭式动脉内膜切除术 半关闭式动脉内膜切除术目的是避免病变处行彻底的动脉纵切口过长。通常动脉内膜切除需较长的切口吻合,使用该技术可以缝合两个小切口,分别位于近远端,只需要在动脉上开一个切口,斑块在另一端

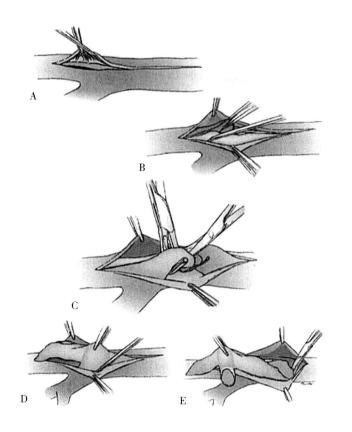

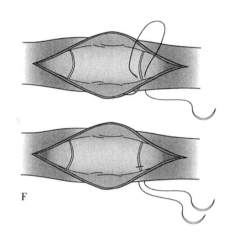

图 12-5-1　开放式内膜切除术示意图

A~E. 将动脉纵行切开,剥离斑块;F. 固定内膜,一端的缝合点至少应该距离剥离面边缘远端1mm,另一端在动脉内膜切除表面的交界处

用手或血管钳帮助下被碎裂,从而不需要再行另一个切口(图 12-5-2)。本式的缺点在于末端的不可预测性。

(二)动脉切口关闭

动脉切口可以原位缝合或人工血管补片成形。选择缝合方法取决于很多因素,包括动脉管腔的大小,动脉切开的方向以及动脉粥样硬化的程度等。

1. 原位缝合　沿动脉原切口原位缝合相对简单,可以迅速完成。可以应用于没有病变以及管径大于 5mm 的纵向切口血管上,即使是在直径仅 2mm 的胫前动脉和胫后动脉也可采用这种吻合方式。连续缝合是各种原位缝合方法中最快的一种,应缝合包括动脉壁的所有血管结构。外膜的纤维应该被修剪掉,而不能凸入管腔内,以免血栓形成。缝合时针头方向应先从动脉内膜进针,再从血管外膜穿出,即"由内而外"(图 12-5-3),因为在动

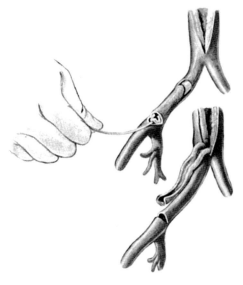

图 12-5-2　半关闭式动脉内膜切除示意图

斑块在特殊的环形内膜剥离器帮助下从翻转的节段被拽出

脉粥样硬化斑块位置从外进针会把斑块推离动脉管壁,导致斑块破裂、夹层形成以及管腔内血栓形成。连续缝合最好是无病变的动脉,虽然存在动脉粥样硬化斑块亦可行连续原位缝合,但应优先考虑间断缝合(图 12-5-4)。

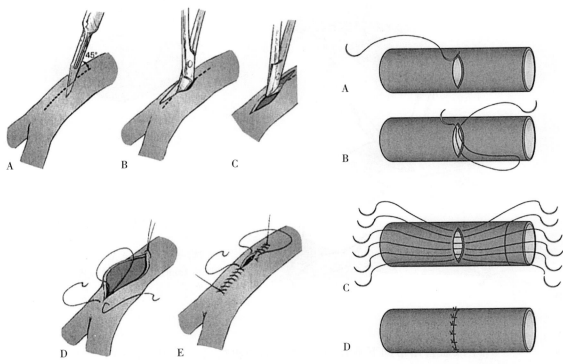

图 12-5-3　半关闭式动脉内膜切除术动脉原位连续缝合技术示意图

图 12-5-4　半关闭式动脉内膜切除术动脉原位间断缝合技术示意图

2. 补片缝合　如果预计使用原位缝合技术会造成动脉切口处管腔明显狭窄的时候,可以采用补片缝合技术。其适应于下列情况:①技术性因素:动脉口径小于 5mm;动脉切口处存在明显的粥样硬化斑块;动脉切口处边缘参差不齐或者动脉走行明显扭曲;动脉管壁有面积缺损;存在内膜增生等无法切除的阻塞性病理病变。②非技术性因素:高血脂;大量吸烟;女性患者;既往再狭窄病史。

利用补片,一是针头不间断地从补片外侧面进入,从血管内膜面进针穿出,可以避免推移斑块碎片进入动脉管腔以及血栓形成或剥离;二是允许动脉切开处血管壁较多地与补片缝合而不至于导致血管狭窄。缝合补片时最简单的办法是先固定补片的每一个顶点,再缝合补片的每一条边。当缝合到很深的位置时,可以使用降落伞技术,缝合从尖端开始或者稍离尖端的位置进针,先不打结。连续缝合直到近端三个点都稳稳固定在顶点中心两侧的位置。当补片缝合到牵拉有一定张力时再收紧补片(图 12-5-5)。缝合过程中,应使用肝素氯化钠溶液冲洗阻塞段动脉,缝合结束前分别开放远端血流和近端血流,确保远端回血良好,近端喷血良好后,完成血管缝合。术后早期可能并发血栓形成,后期再次发生狭窄等,临床上多和血管重建等手术方式联合应用。

三、典型病例

患者,男,72 岁。主诉左下肢间歇性跛行 4 年余,静息痛伴左足溃疡 1 个月。5 年前外院确诊 2 型糖尿病,予口服降糖药治疗,血糖控制欠佳。4 年余前患者无明显诱因逐渐出现左下肢间歇性跛行,跛行距离约 800m,未予诊治。此后跛行距离逐渐缩短,近半年来跛行距离 150m。1 个月前患肢出现静息痛,左足跟处出现溃疡,外院予以药物治疗后症状无好转,转我院。查体:左下肢肢端红肿,左足跟可见 2cm×2cm 大小溃疡,底部可见少量淡黄色分泌物。左下肢小腿下份至足部皮温明显降低,右下肢小腿下份至足部皮温稍降低,双侧足背动脉、胫后动脉搏动不能扪及、左侧腘动脉搏动明显减弱,双侧股动脉、右侧腘动脉搏动可扪及。双侧腓肠肌无压痛;左下肢足部皮肤感觉较对侧

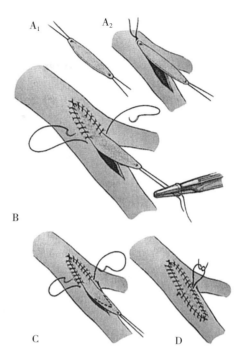

图 12-5-5　半关闭式动脉内膜切除术补片缝合技术示意图

差。实验室检查:白细胞 $8.31×10^9$/L,中性粒细胞比值 0.712,血小板 $103×10^9$/L,血红蛋白 124g/L;白蛋白 40.6g/L;创面分泌物培养未见细菌或真菌生长。影像学检查:CTA 显示左侧股浅动脉通畅,局部轻度狭窄;左侧腘动脉显影尚可;左侧胫前动脉、胫后动脉及腓动脉均未显影;小腿段部分侧支形成;右股浅动脉及腘动脉未见明显狭窄,右侧胫前动脉及胫后动脉和腓动脉显影尚可,未见明显闭塞。入院诊断:左下肢动脉硬化闭塞伴重度缺血;2 型糖尿病。治疗方案:左下肢重度缺血,由于闭塞病变位于腘动脉段下,CTA 显示左侧小腿动脉主干均未显影,因此选择左下

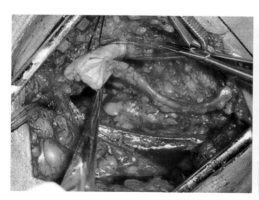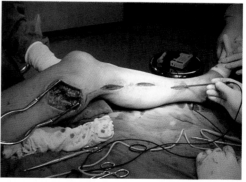

图 12-5-6　左侧腘动脉大隐静脉动脉化手术示意图

腘动脉大隐静脉端 - 侧吻合(左)和大隐静脉动脉化后超声确认大隐静脉远端血流情况(右)

肢大隐静脉动脉化手术。手术方式:于左侧收肌管处股浅动脉远端及腘动脉P1段,同时显露此处大隐静脉,结扎大隐静脉根部后,破坏左侧大隐静脉瓣膜,将大隐静脉与左侧腘动脉行端 - 侧吻合(图 12-5-6)

(赵纪春　袁 丁)

参 考 文 献

[1] Lavery LA, Armstrong DG, Harkless LB. Classification of diabetic foot wounds [J]. J Foot Ankle Surg, 1996, 35: 528-531.

[2] Lipsky BA, Berendt AR, Deery HG, et al. Diagnosis and treatment of diabetic foot infections [J]. Clin Infect Dis, 2004, 39: 885-910.

[3] American DA. Peripheral arterial disease in people with diabetes [J]. Diabetes Care, 2003, 26: 3333-3341.

[4] McNeely MJ, Boyko EJ, Ahroni JH, et al. The independent contributions ofdiabetic neuropathy and vasculopathy in foot ulceration. How great are the risks? [J]. Diabetes Care, 1995, 18: 216-219.

[5] Apelqvist J, Larsson J, Agardh CD. The importance of peripheral pulses, peripheral oedema and local pain for the outcome of diabetic foot ulcers [J]. Diabet Med, 1990, 7: 590-594.

[6] Clayton W, Elasy TA. A review of the pathophysiology, classification, and treatment of foot ulcers in diabetic patients [J]. Clin Diabetes, 2009, 27: 52-58.

[7] Levin ME. An overview of the diabetic foot: pathogenesis, management and prevention of lesions [J]. Int J Diab Dev Countries, 1994, 14: 39-47.

[8] Société de PathologieInfectieuse de Langue Française. Management of diabetic foot infections. short text. Société de PathologieInfectieuse de Langue Fran-çaise [J]. Med Mal Infect, 2007, 37: 1-25.

[9] Sumpio BE, Lee T, Blume PA. Vascular evaluation and arterial reconstruction of the diabetic foot [J]. Clin Podiatr Med Surg, 2003, 20: 689-708.

[10] Donnelly R, Hinwood D, London NJ. ABC of arterial and venous disease.Non-invasive methods of arterial and venous assessment [J]. BMJ, 2000, 320: 698-701.

[11] Frohlich ED, Susic D. Blood pressure, large arteries and atherosclerosis [M]. In: Safar ME, Frohlich ED, eds. Atherosclerosis, Large Arteries and Cardiovascular Risk. vol. 44. New Orleans, LA: Karger, 2007. 117-124.

[12] Vayssairat M. Ⅶ. Microcirculatory explorations [J]. J Mal Vasc, 2002, 27: 280.

[13] Vayssairat M, Le Dévéhat C. Critical analysis of vascular explorations in diabetic complications [J]. J Mal Vasc, 2001, 26: 122-125.

[14] Young MJ, Adams JE, Anderson GF, Boulton AJ, Cavanagh PR. Medial arterialcalcification in the feet of diabetic patients and matched non-diabetic control subjects [J]. Diabetologia, 1993, 36: 615-621.

[15] Williams DT, Harding KG, Price P. An evaluation of the efficacy of methods used in screening for lower-limb arterial disease in diabetes [J]. Diabetes Care, 2005, 28: 2206-2210.

[16] Brooks B, Dean R, Patel S, et al. TBI or not TBI: that is the question. Is it better to measure toe pressure than ankle pressure in diabeticpatients? [J]Diabet Med, 2001, 18: 528-532.

[17] Barnes RW. Noninvasive diagnostic assessment of peripheral vascular disease [J].Circulation, 1991, 83: I20-I27.

[18] Pérez-Martin A, Meyer G, Demattei C, et al. Validation of a fully automatic photoplethysmographic device for toe blood pressure measurement [J]. Eur J VascEndovascSurg, 2010, 40: 515-520.

[19] Pierret C, Tourtier JP, Bordier L, Blin E, et al. Subintimal angioplasty and diabetic foot

revascularisation [J]. Presse Med,2011,40:10-16.

[20] Dormandy JA,Rutherford RB. Management of peripheral arterial disease (PAD).TASC Working Group. TransAtlantic Inter-Society Consensus(TASC) [J]. J VascSurg,2000,31:S1-S296.

[21] Norgren L,Hiatt WR,Dormandy JA,et al. Inter-Society Consensus for theManagement of Peripheral Arterial Disease(TASC II) [J]. J VascSurg,2007,45:S5-S67.

[22] Jeffcoate WJ,Harding KG. Diabetic foot ulcers [J]. Lancet,2003,361:1545-1551.

[23] Akbari CM,Pomposelli Jr FB,Gibbons GW,et al. Lower extremity revascularization in diabetes: late observations [J]. Arch Surg,2000,135:452-456.

[24] DeRubertis BG,Pierce M,Ryer EJ,et al. Reduced primary patency rate in diabetic patients after percutaneous intervention results from more frequent presentation with limb-threatening ischemia [J]. J VascSurg,2008,47:101-108.

[25] Marzelle J,Fichelle JM,Cormier F,et al. Outcome of infrainguinal endovascular revascularization procedures for limb-threatening ischemia [J]. Ann VascSurg,1995,9:S24-S31.

[26] Taylor SM,Kalbaugh CA,Blackhurst DW,et al. A comparison of percutaneous transluminal angioplasty versus amputation for critical limb ischemia in patients unsuitable for open surgery[J]. J VascSurg,2007,45:304-310.

[27] London NJ,Srinivasan R,Naylor AR,et al. Subintimal angioplasty of femoropopliteal artery occlusions:the long-term results [J]. Eur J VascSurg,1994,8:148-155.

[28] Bolia A,Sayers RD,Thompson MM,et al. Subintimal and intraluminal recanalisation of occluded crural arteries by percutaneous balloon angioplasty [J]. Eur J VascSurg,1994,8:214-219.

[29] Ingle H,Nasim A,Bolia A,et al. Subintimal angioplasty of isolated infragenicular vessels in lower limb ischemia:long-term results [J]. J Endovasc Ther,2002,9:411-416.

[30] Scott EC,Biuckians A,Light RE,et al. Subintimal angioplasty:our experience in the treatment of 506 infrainguinal arterial occlusions [J]. J VascSurg,2008,48:878- 884.

[31] Met R,Van Lienden KP,Koelemay MJ,et al. Subintimal angioplasty for peripheral arterial occlusive disease:a systematic review [J]. CardiovascInterventRadiol,2008,31:687-697.

[32] Alexandrescu V,Hubermont G,Philips Y,et al. Combined primary subintimal and endoluminal angioplasty for ischaemic inferior-limb ulcers in diabetic patients:5-year practice in a multidisciplinary 'diabetic-foot' service [J]. Eur J VascEndovascSurg,2009,37:448-456.

[33] Cheng SW,Ting AC,Lau H. Combined long-segment angioplasty and stenting of the superficial femoral artery and popliteal-distal bypass for limb salvage [J]. J CardiovascSurg(Torino),2000, 41:109-112.

[34] Suding PN,McMaster W,Hansen E,et al. Increased endovascular interventions decrease the rate of lower limb artery bypass operations without an increase in major amputation rate [J]. Ann VascSurg,2008,22:195-199.

[35] Klinkert P,Post PN,Breslau PJ,et al. Saphenous vein versus PTFE for above-knee femoropopliteal bypass [J]. A review of the literature. Eur J VascEndovascSurg,2004,27(4): 357-362.

[36] Conte MS,Bandyk DF,Clowes AW,et al. Results of PREVENT III:a multicenter,randomized trial of edifoligide for the prevention of vein graft failure in lower extremity bypass surgery [J]. J VascSurg,2006,43(4):742-751.

[37] Uhl C,Hock C,Betz T,at al. Comparison of venous and HePTFE tibial and peroneal bypasses in critical limb ischemia patients unsuitable for endovascular revascularization [J]. Vascular, 2015,23(6):607-613.

[38] Hock C,Betz T,Töpel I,at al. A comparison of tibial and peroneal venous and HePTFE bypasses in diabetics with critical limb ischemia [J]. Surgeon,2015:3(3)210-215.

[39] Bradbury AW,Adam DJ,Bell J,et al. Bypass versus Angioplasty in Severe Ischaemia of the Leg (BASIL)trial:A survival prediction model to facilitate clinical decision making [J]. J VascSurg, 2010,51(5 Suppl):52S-68S.

［40］ Hallock GG. Venae comitantes as a source of vein grafts ［J］. J ReconstrMicrosurg,2007,23(4): 219-223.

［41］ Conte MS. Challenges of distal bypass surgery in patients with diabetes:patient selection, techniques,and outcomes ［J］. J VascSurg,2010,52(3 Suppl):96S-103S.

［42］ Cavallini M,Caterino S,Murante G. Revascularization of the ischemic diabetic foot by popliteal-to-distal bypass ［J］. Minerva Cardioangiol,1999,47(1-2):7-13.

［43］ Davies AH,Hawdon AJ,Sydes MR,at al. Is duplex surveillance of value after leg vein bypass grafting? Principal results of the Vein Graft Surveillance Randomised Trial (VGST) ［J］. Circulation,2005,112(13):1985-1991.

［44］ Tinder CN,Chavanpun JP,Bandyk DF,et al. Efficacy of duplex ultrasound surveillance after infrainguinal vein bypass may be enhanced by identification of characteristics predictive of graft stenosis development ［J］. J VascSurg,2008,48(3):613-618.

［45］ Rhodes JM,Gloviczki P,Bower TC,at al. The benefits of secondary interventions in patients with failing or failed pedal bypass grafts ［J］. Am J Surg,1999,178(2):151-155.

［46］ Bandyk DF. Infrainguinal vein bypass graft surveillance:how to do it,when to intervene,and is it cost-effective ［J］. J Am Coll Surg,2002,194(1 Suppl):S40-S52.

［47］ Mills JL,Fujitani RM,Taylor SM. The characteristics and anatomic distribution of lesions that cause reversed vein graft failure:a five-year prospective study ［J］. J VascSurg,1993,17(1): 195-204.

［48］ Holzenbein TJ,Pomposelli FB Jr,Miller A,et al. Results of a policy with arm veins used as the first alternative to an unavailable ipsilateral greater saphenous vein for infrainguinal bypass ［J］. J VascSurg,1996,23(1):130-140.

［49］ Schanzer A,Hevelone N,Owens CD,et al. Technical factors affecting autogenous vein graft failure:observations from a large multicenter trial ［J］. J VascSurg,2007,46(6):1180-1190.

［50］ Hall,KV. The great saphenous vein used in situ as an arterial shunt after extirpation of the vein valves ［J］. A preliminary report.,1962,51:492-495.

［51］ Leather RP,Shah DM,Buchbinder D,Annest SJ,at al. Further experience with the saphenous vein used in situ for arterial bypass ［J］. American journal of surgery,1981,142:506-510.

［52］ Connolly,JE. The history of the in situ saphenous vein bypass ［J］. Journal of vascular surgery, 2011,53:241-244.

［53］ Izumi Y,Magishi K,Shimizu N. The results of in situ saphenous vein bypass for infrainguinal arterial reconstruction:Comparison between two types of valvulotomes ［M］. The International journal of angiology :official publication of the International College of Angiology,Inc 19.2010: e126-128.

［54］ Fransson,T,Thorne J. In situ saphenous vein bypass grafting - still first line treatment? A prospective study comparing surgical results between diabetic and non-diabetic populations ［J］. VASA. Zeitschrift fur Gefasskrankheiten,2010,39:59-65.

［55］ Eiberg JP. In-situ bypass surgery on arteriographically invisible vessels detected by Doppler-ultrasound for limb salvage ［J］. The Journal of cardiovascular surgery,2004,45:375-379.

［56］ Thorne J. Intraoperative angioscopy may improve the outcome of in situ saphenous vein bypass grafting:a prospective study ［J］. Journal of vascular surgery,2002,35:759-765.

［57］ Nelson PR,McEnaney PM,Callahan LA,et al. Impact of endovascular-assisted in situ saphenous vein bypass technique on hospital costs ［J］. Annals of vascular surgery,2001,15:653-660.

［58］ Goh RH,Sniderman KW,Kalman PG. Long-term follow-up of management of failing in situ saphenous vein bypass grafts using endovascular intervention techniques ［J］. JVIR,2000,11: 705-712.

［59］ Rhodes JM. The benefits of secondary interventions in patients with failing or failed pedal bypass grafts ［J］. American journal of surgery,1999,178:151-155.

［60］ Bandyk DF,.Infrainguinal vein bypass graft surveillance:how to do it,when to intervene,and is it cost-effective？［J］Journal of the American College of Surgeons，2002，194：S40-52.

［61］唐兰，朱西娥，费淑霞，等.糖尿病神经病变与足坏疽关系的探讨［J］.中国糖尿病杂志，1997，(1)：48-49.

［62］王春梅，谷涌泉，李建新，等.糖尿病足介入治疗围手术期处理［J］.介入放射学杂志，2013，22(9)：780-785.

［63］王椿，余婷婷，王艳，等.糖尿病患者下肢动脉病变筛查及危险因素分析［J］.中国糖尿病杂志，2007，15(11)：643-646.

［64］王爱红，赵湜，李强，等.中国部分省市糖尿病足调查及医学经济学分析［J］.中华内分泌代谢杂志，2005，21(6)：496-499.

［65］Yang W，Lu J，Weng J.China National Diabetes andMetabolic Disorders Study Groupet al.Prevalence of diabetes amongmen and women in China［J］.The New England Journal of Medicine，.2010，362(1)：1090-1011.

［66］李永恒，何利平，冉兴无，等.华西医院住院糖尿病足的流行率及临床疗效［J］.西部医学，2011，23(7)：1228-1233.

［67］Nicolaas C，SchaperJA，Karel B.The International Consensus and practical guidelines on the management and prevention of the diabetic foot［J］.Current Diabetes Reports，2003，3(6)：475-479.

［68］Faglia E，Clerici G，Clerissi J，et al.Early and five-year amputa-tion and survival rate of diabetic patients with critical limb ischemia：data of a cohort study of 564 patients.European Journal of Vascular and Endovascular Surgery［J］.2006，32：484-490.

［69］Goodney PP，Nolan BW，Schanzer A，et al.Factors associated with amputation or graft occlusion one year after lower extremity bypass in northern New England［J］.Annals of Vascular Surgery，2010，24(1)：57-58.

［70］黄斌，赵纪春，马玉奎，等.糖尿病足下肢动脉闭塞性病变的外科血管搭桥治疗［J］.四川大学学报，2012，43(5)：747-751.

第十三章

截 肢 术

第一节 概　述

截肢是指切除四肢的某一部分,在关节部位的切除称为离断。对于部分糖尿病足病患者来说,截肢是不可避免的治疗手段。当前糖尿病足的治疗措施主流是多措施保肢,能保肢的不截肢,保肢治疗需要多专科协作,如内分泌科、血管外科或介入治疗科、慢性创面修复专科或整形科、矫形科、中医外科和疼痛科等。目前推崇以患者为中心的 MDT 式服务,应用尽可能多的技术为糖尿病足病患者服务。但限于多种因素,糖尿病足的截肢手术不可废除,不能保肢的坚决要截肢。

在我国,糖尿病人群中糖尿病足溃疡发病率达 15%,其中 14%~24% 的患者需要截肢治疗。随着我国人口老龄化,这个比例还在增高。据统计,在美国,大截肢率 35/10 万 ~45/10 万,大部分是动脉硬化周围血管病引起,其中糖尿病足占多数。

在了解截肢术前,应明确如下几个概念:①小截肢:是指在踝关节及其以下水平的肢体切除;②大截肢:指在踝关节水平以上的肢体切除;③初次截肢:是指疾病全程第一次截肢;④重复截肢:是指先前截肢未治愈而再次从远端开始截肢;⑤再截肢:指先前截肢愈合之后而再次在同一肢体截肢;⑥双侧截肢:是指两下肢同时截肢,不管其截肢水平的高低。

糖尿病足患者往往年龄大,多种基础疾病并存,影响截肢平面评估的因素较多,术后并发症多,康复慢,术后生活质量不佳,生存期短。研究显示下肢大截肢30 天内围术期死亡率超过 10%;急性缺血情况下,下肢大截肢围术期死亡率高达25%;下肢大截肢 1 年存活率 50%~60%,5 年内再截肢率高达 50%。鉴于上述特点,糖尿病足截肢前,医师需要考虑多种因素,治疗抉择较为困难。一般而言,当糖尿病足患者存在如下情况时应行截肢术:①急迫的严重感染或组织坏死并发症,危及生命的肢体;②足部溃疡深在,面积大,感染重,或已发生窦道、骨髓炎,经多学科综合治疗难以彻底清创和控制感染的肢体;③已经腐臭、干枯坏死,丧失生机的肢体;④继发无法缓解的严重缺血性疼痛的肢体;⑤继发慢性创面癌变的肢体;⑥继发足部严重畸形的肢体。

第二节　手　术　方　法

一、术前评估

1. 全身因素　对于急速进展的大范围软组织坏死的肢体或大范围严重感染的肢体尽快截肢,保命第一,尽快安排急诊截肢手术,或经快速复苏后尽快手术。术中、术后继续调整患者脑、心、肺、肝、肾等重要脏器功能,全身免疫活性及营养支持治疗。

对于感染局限于踝关节以下且进展缓慢的,或感染局限小腿中段以下,停止进展,或大范围如达到膝关节水平的干性坏死界限已经分明的患者,如果全身炎症反应轻微的,可在保守治疗同时密切观察病情变化,调整患者重要脏器功能及全身状态,充分做好术前准备,完善检查明确血管病变状况,了解有无血管重建的可能性,以及其他可降低截肢平面的策略,使患者利益最大化。

全身免疫活性保持一定的水平,可以血淋巴细胞绝对数来衡量,该数值与抗感染能力呈正相关,一般要求$\geq 1.5 \times 10^9/L$。组织营养水平可以血浆白蛋白和血红蛋白来衡量,一般要求血红蛋白 >90g/L,白蛋白 >30g/L。

2. 截肢平面选择　患者病情决定截肢平面,一定在坏疽平面以上选择,决不能在坏疽或感染创面内进行截肢手术。选取尽可能低的截肢平面,从而最大限度上保留肢体长度,才可能获得最佳康复和适配假肢。保留膝关节很重要,膝水平以下截肢保留膝关节活动性,与膝上截肢相比将会明显提高康复的可能,膝水平以下截肢应当首选。

但具体需要根据病情分析,以下几种情况需特别考虑:①长期卧床患者如瘫痪者,通常选膝上平面,减少术后切口不愈合、膝关节挛缩等并发症。②具有极高手术风险的高龄多病患者,最好选膝上平面截肢,避免再次手术风险。③经截肢平面综合评估,膝下截肢肯定不愈合的病例,经膝关节离断也是一种适宜的选择。④年轻好动、术后康复可能性大、相对健康患者,可选更低位截肢平面,若能通过血管重建等措施降低截肢平面最佳。

有经验的外科医师可成功预测 80% 左右的截肢结果,通常通过如下方法确定平面:①皮色、皮温、动脉搏动、创面出血等对截肢平面选择有直接参考价值。②节段性多普勒测压仪:一般认为踝压 <35mmHg 提示踝下截肢可能不愈合,需膝下截肢,其缺点是易受动脉壁钙化影响,造成过高评估病情。③脉搏容积记录仪:可校正节段多普勒测压因动脉壁钙化造成的误差,二者可互补。④经皮氧分压($TcPO_2$)优于以上两种办法,一般认为 $TcPO_2$>40mmHg(校正值 >30mmHg)提示在相应的平面截肢可愈合。⑤血管造影资料:DSA、CTA、MRA 等造影资料显示的血管闭塞节段和截肢平面的关系大致为髂外动脉闭塞需膝上截肢;股浅动脉闭塞需行膝下截肢;膝下动脉闭塞需行踝下截肢。但这种经验是在同节段侧支循环血管大致正常的情况下才相对准确,因此要结合其他评估手段综合考虑,决定截肢平面。

二、技术要点

1. **围术期处理**　围术期常规应用抗生素,根据创面细菌培养结果及药敏试验选择药物。若非急诊保命手术,术前要调整患者血糖,改善贫血、低蛋白,稳定重要脏器功能。

2. **麻醉选择**　踝下截肢术可选择局麻和神经阻滞麻醉,膝下、膝上截肢术要选择椎管麻醉或全身麻醉。

3. **切口选择**　切口有讲究,要考虑到以前的切口、现有创面和坏死组织。

4. **组织切除**　坏死组织要彻底清除干净,包括严重缺血的组织也要清除,但有时候判断缺血程度很有难度;肌腱感染部分必须全部切除。

5. **神经血管保护**　有明确命名的神经要轻微用力牵拉就近端切断任其回缩,亦可局麻药物封闭,避免术后出现神经瘤性疼痛。有明确命名的血管即使闭塞无出血也要牢固结扎,消灭出血隐患。

6. **残端及切口处理**　截骨残端修整光滑,避免出现尖、刃、粗糙骨突,特别是皮包骨头的部位,如小腿前方,防止残端压迫性溃疡发生。有张力的缝合是切口皮缘坏死、感染和不愈合的常见原因之一,因此截肢切口必须无张力缝合,若有张力可以再增加近端截骨或延迟闭合。一般需要放置引流,大切口放置引流管,小切口放置引流条,趾节手术可免引流,不要因为缺血肢体而省略引流措施。延迟闭合或闭合不全的切口可用 VSD 等负压吸引装置帮助隔离覆盖,还可及时清除渗出物,促进切口愈合。

三、手术方式

1. **跖列状截趾**　当坏疽超过趾根以上,单纯截趾不能去除坏死组织,需要施行跖列状截肢术,包括外跖列截趾、内跖列截趾和多跖列截趾。外跖列截趾术较易,包括第一跖列截趾术和第五跖列截趾术。内跖列截趾术手术难度较大,且并发症多发,往往需要重复截肢,已逐渐被局部清创和中医药外治法取代。≥3 个跖列的趾根或跖骨头坏疽,既往多行多跖列截趾,目前更多趋向选择经跖骨截趾术。

2. **经跖骨截肢术(TMA)**　本术式适宜于≥3 个跖列的趾根或跖骨头坏疽,或≥3 个跖列的截趾术失败需重复截肢术者。本术式不复杂,安全性高,并发症相对少,该术式以较小的肢体损失保留了最大的足部功能,术后康复较快,方便配置术后辅助支具且穿着舒服,患者生活质量较高。麻醉可选择神经阻滞麻醉。极少数情况下可加做跟腱延长术,必须先行跟腱延长,再清创截肢。选择鱼嘴状切口,如跖侧皮肤有损伤先处理,T 形闭合。跖骨截骨残端要形成背远跖近的斜面,避免跖侧骨性隆突,在足底形成压迫性溃疡,第一、第五跖骨截骨时还要考虑截骨残端形成内外斜面,避免足两侧骨性压迫。注意保护腓骨短肌附着点,即第五跖骨基底部,一般保留 1cm 以上,避免足内翻;若无法保留则可将腓骨短肌附着点移位到邻近组织固定。牵拉肌腱就近端切断任其回缩,感染的肌腱要向上分离并全部清除感染部分。完全清创后,冲洗伤口,松开止血带,彻底止血。皮肤边缘锐性切割,有利于愈合。绝对无张力缝合,必要时增加截骨量。不能一期闭合的切口,可以负压吸引装置隔离覆盖,二期闭合。术毕一般需要放置引流条,视情况 2~3 天拔出。若行跟腱延长术,术后石膏夹板临时中立位固定 8~12 周。术后抬高患足防止水肿。

3. 中后足截肢 中后足截肢包括 Lisfranc 截肢(经跖跗关节离断)、Chopart 截肢(经距跗关节离断)和 Syme 截肢(经踝关节离断)3 种术式。这三个术式术程复杂,并发症、后遗症多,术后生活质量差,支具难配,不舒适,效果差强人意,所以该术式目前施用率低;对于年轻患者或有强烈要求的患者,从保留肢体长度角度考虑,可酌情设计执行。

4. 小腿截肢 小腿截肢是比较常用的术式,原则上讲,截肢平面越低越好,但在具体临床实践中,糖尿病足的小腿截肢常常选择小腿上、中段平面,其中小腿上段平面即膝下截肢更常用,因为该平面截肢术后软组织包被充分,愈合快,不易发生残端溃疡,假肢适配舒适度高,康复快,患者可获得最大功能性收益。选择椎管麻醉或全麻。缺血严重可不用止血带,若血管通畅,最好预先使用止血带。皮瓣根据坏死部位和既往手术瘢痕等具体情况选择不同切口,可有后长前翻皮瓣、前后等长鱼嘴样皮瓣、内外等长皮瓣等。胫骨粗隆下 10~12cm 是最常用截骨部位,如果病情需要还可向上延长截骨,但必须保留胫骨粗隆髌韧带附着点。腓骨比胫骨保留略短 1cm,也有文献支持胫腓骨等长截骨,中间融合固定。软组织特别是皮肤要保留足够长度,包被截骨残端;肌肉层过厚时可削薄,保留腓肠肌,去掉比目鱼肌,避免臃肿。神经、血管遵循一般原则处置。胫骨前方斜形切骨并磨光,避免骨性隆突压迫皮肤,包括腓骨髓腔骨蜡封闭,减少渗出与感染。关闭切口,无张力分层缝合,放置引流管或引流条 2~3 天。缺血肢体适度加压包扎,膝关节伸直位石膏托固定,可减轻围术期切口牵拉疼痛,避免术后膝关节屈曲挛缩。

5. 膝关节离断 适应于无保留膝关节条件,或长期卧床患者避免膝下截肢术后膝关节挛缩而再次截肢者。该术式有较高的一期愈合率,手术时间短,出血少,残肢稳定结实,易负重。但术后切口渗液时间较长,术中尽量清除膝关节周围滑膜;愈合后残端软组织菲薄,佩戴假肢容易造成残端软组织损伤。

6. 膝上截肢 适应于坏疽范围超过膝关节,膝关节屈曲挛缩,严重缺血膝下预计难以愈合,高龄多病卧床避免再次手术等情况。又分上、中、下平面,以残端越长越好,有利于患者移动和保持平衡稳定。技术要点同前。

7. 髋关节离断 在糖尿病足患者截肢治疗中,很少会用髋关节离断,即使主髂动脉闭塞的病例一般膝上截肢都会愈合,所以偶然在近端膝上截肢术后重复截肢或再次截肢的病例需髋关节离断。

总之,需要再认识糖尿病足截肢。糖尿病足截肢初期目标是去除感染坏死组织并缓解疼痛。长期目标是残肢愈合,佩带假肢,使患者重新站起来恢复生活能力,截肢应该是终末期糖尿病足患者一种替代性重建过程,故不应一概定义为治疗失败。

(李跃京)

参 考 文 献

［1］胥少汀,葛宝丰,徐印坎.实用骨科学［M］.北京:人民军医出版社,2005.
［2］许樟荣,顾洪斌,译.糖尿病足:下肢动脉疾病与肢体保全［M］.天津:天津科技翻译出版公司,2011:5.
［3］石鸿雁.血清白蛋白是良好的预测糖尿病足病溃疡截肢风险及医疗费用的临床指标［J］.中华老年多器官疾病杂志,2013,12(12):919-923.
［4］周笑允,王刚.经皮氧分压与截肢平面选择的分析［J］.中国医药指南,2013,23(3):218-219.

第十四章

清创与引流

第一节　清　创　术

一、治疗目的

糖尿病足溃疡通常具有迁延不愈的特点,即使对经验丰富的专科人士而言,也是非常具有挑战性的伤口。细菌生物膜是造成糖尿病足溃疡难愈性的重要原因之一,这种观点近年来已经被学术界认可。研究表明,糖尿病足病溃疡细菌生物膜感染率为67.9%,85%的糖尿病下肢截肢患者在截肢前其足溃疡存在细菌生物膜感染。研究表明,要杀死或消除细菌生物膜内的细菌,许多抗生素所需要的最低浓度实际上已经超过了最高处方剂量。因此,标准剂量下的抗生素通常可有效杀灭检验科培养的敏感浮游型细菌,但对患者体内以生物膜形式存在的同类型细菌作用甚微或无作用。2015年第25届欧洲伤口管理协会会议(EWMA)总结了对伤口细菌生物膜处理的基本原则:减少细菌生物膜负荷,防止细菌生物膜重建。

清创术可一次性或多步骤操作以保持创面的稳定。进一步的清创取决于每次换药的情况,如果创面没有改善,医生应该重新审视目前的治疗方法,并寻找潜在的原因,如是否有缺血、感染、炎症,并考虑患者是否服从治疗方案,如没有佩戴减压装置或服用抗菌药物等,调整治疗策略,提高患者依从性。

二、清创方法

(一) 锐性清创

目前没有一种如何方法可以最有效地使创面愈合。然而在实践中,创面处理的金标准是用剪刀、镊子、刀片进行的规范的、局部的锐性清创。其优点在于:切除坏死/腐烂组织和胬脓;减少压力,有利于底层组织的检查;有助于分泌物或脓液引流;有助于优化创面的准备;刺激伤口愈合。

胬脓可能覆盖溃疡,在清创之前应仔细制订治疗计划,向患者说明可能的结果,清除所有失活组织,胬脓,异物,深度达到可见出血的组织。重点是清除创面边缘及创面基底以预防"边缘效应",以助于上皮长入肉芽组织。

锐性清创是有创的手术,医生必须向患者充分解释风险和益处。此外,在锐性清创之前,医师必须了解血管的状态,对需要进行血管手术者不应进行大范围的清创。"牙签"式的清创方法适用于清除松软的胼胝。其他方法适用于锐性清创不能施行者或者患者不能接受,以及其他更适合患者的清创方法。

(二)祛腐清创术

祛腐清创术需在局部麻醉或神经阻滞麻醉下进行,根据创面不同情况采取不同的方法。

对于难脱腐肉的创面,以止血钳提起难脱腐肉,组织剪修剪腐肉,至少量出血为宜,并尽量保护健康的筋膜及肌腱组织。

对于有潜行创缘的创面,探及潜行创缘底部,行 V 形切口,扩大创面,以利于体位低位性引流为度并尽可能多地保留皮肤组织。

对于有坏死肌腱暴露的创面,如发现腱鞘感染,则对病变的腱鞘切开通畅引流:沿肌腱走行方向切开皮肤、皮下组织,清除坏死肌腱;或在坏死肌腱近端包括约1cm 的正常肌腱处,取一小切口,依次切开皮肤、皮下组织,切断肌腱,然后从原伤口将坏死肌腱抽出;若该肌腱全部坏死、感染,则从该肌腱骨的附着处切断,从原伤口抽出;若肌腱表层或部分坏死、变性,可以在原伤口从表面剔除部分坏死肌腱,见其少量出血为度。

对于暴露死骨的创面,以咬骨钳将已经坏死疏松的骨组织清除,使骨创面低于周围肉芽组织并有少许出血,骨创面尽量不要有明显尖锐的骨断面。

对于接近小关节囊的骨坏死创面,清创范围应越过该关节囊,并剔除健侧软骨帽。

(三)蚕食清创术

选择糖尿病足溃疡创面局部腐肉软化、浮起组织,沿其基底部修剪,以修理坏死组织为主,尽量少损伤正常组织,修剪的部位也是有次序地逐步进行,由浅入深,以尽量不出血为宜。清创需多次、逐步进行,尽量保护新生肉芽及尚未失活的的筋膜及肌腱组织。适用于糖尿病足溃疡感染合并缺血的Ⅱ~ Ⅳ级创面,创面坏死组织较软化但难以脱落者;或患者生命体征不稳定,全身状况不良,不能耐受一次性较大范围清创者。

(四)奚氏祛腐清筋术

适用于糖尿病足肌腱变性坏死症(筋疽)重症。常规消毒、铺巾、局麻。探查创面及窦道等,切开皮肤或扩展疮面,暴露变性坏死肌腱。创周用苯扎溴铵酊消毒,用"啄食法"清除病灶处肌腱、筋膜及周围已发生坏死的组织。消灭潜行的死腔,排出深部积脓及分泌物。用双氧水或甲硝唑注射液冲洗创面,纱条引流或填塞,加压包扎。术后观察创面渗液、渗血情况及体温、血压。

(五)蛆虫疗法

蛆虫方法可以相对快速无创祛湿,缩小腐烂组织、消化病原体。这种方法必须由专科医生决定。蛆虫治疗可能有助于提高溃疡愈合率,减少细菌属种数量。联合清创,蛆虫治疗可用于糖尿病足合并骨髓炎的治疗。蛆虫疗法安全有效但是不推荐作为神经性坏死的清创方法因为蛆虫不能消除胼胝。相对于自容清创法本法可以提高疗效。

(六) 超声、水刀清创

有助于降低糖尿病足溃疡创面内细菌负荷,促进创面愈合,缩短愈合时间。联合负压创面治疗也可被推荐。

水刀清创这是一种可选择的清创方法,高能水柱可以精准地去除创面边缘的失活组织。

(七) 清创自溶

这是一种自然的清创方法,它应用潮湿的敷料软化去除失活的组织。过度潮湿的敷料会使创面泡软而影响愈合;不推荐在有缺血或干性坏死的组织使用吸湿的敷料。

(曹烨民 李 斌)

第二节 负压引流术

一、封闭式负压引流术

传统方法治疗糖尿病足一般需要很长时间,创面常易合并感染、水肿、周围形成瘢痕且创面难以愈合。封闭式负压引流术(enclosed negative pressure drainage,ENPD)是近年来发展起来的治疗慢性溃疡创面的一种新方法。是被誉为当前治疗创面的革命性技术,被誉为里程碑式的治疗手段,大大地提高了糖尿病足创面的愈合率,显著地缩短了患者的住院时间,减轻了患者的痛苦和经济负担。

关于"封闭式负压引流术"的英文缩写,文献资料不一,国内最常见的缩写为"VSD",国外常使用"NPWT"或"VAC"等。本书采用"ENPD"的英文缩写,即:"enclosed negative pressure drainage,ENPD"。作为"封闭式负压引流术"的英文缩写,"VSD"既不合"封闭式负压引流术"的中文意思,也不合这一技术的本质特点。负压引流,它是利用贴膜将创面封闭,通过负压装置的抽吸作用,使创面局部形成一定的负压,从而达到洁净创面,改善微循环的目的,这离真空还相差得很远。很显然,用"Vacuum"这一词表述这一技术特点不妥。这一问题楚同彬在《糖尿病足病及下肢慢性创面修复》一书中也提出了质疑。在此,我们有必要对这一问题作以澄清,还原这一技术的本来面目。所以,我们摒弃其他的英文缩写,而采用"ENPD"作为"封闭式负压引流术"的英文缩写,以正本清源。

(一) 治疗机制

1992 年,德国 Fleischmann 医生发明了 ENPD 并应用于开放性骨折创面,随后美国的 Argenta 和 Morykwasl 对此法分别进行了临床和实验研究,并获得美国食品药品监督管理局(FDA)认可,从此在北美和欧洲迅速推广开来。国内由裘华德教授于 1994 年引进 ENPD 并应用于临床。

关于 ENPD 的治疗机制,近年有多项研究。第四军医大学许龙顺等用激光多普勒观察负压引流对局部创面的血流影响,证明负压能够增加局部创面的血流灌注,促进肉芽组织生长及创面愈合。吕小星等研究结果证实 ENPD 可以降低创周血管的通透性,从而减轻创周水肿。

　　ENPD 利用智能化控制的负压吸引装置,通过连接管和填充敷料使伤口周围形成密闭环境,间歇或持续地在伤口处产生负压,其治疗机制体现在如下几方面:①很强的洁净创面作用:可以将存留于创面上液化的坏死组织、细菌、脓性的分泌物等吸出,使创面上的分泌物达到零聚集的效果,解除了抑制和阻碍创面愈合的不利因素,改善了创面的愈合环境和条件减少了细菌繁殖的培养基,洁净了创面,减轻创面感染程度。②良好的修复创面作用:通过改善创面血液循环,促使肉芽组织增生,以达到增加组织血流、减轻水肿、促进创面愈合的目的。③促进液化:在封闭的负压状态下,它又能加速创面坏死组织的液化,显著地缩短了治疗周期,所以,ENPD 对糖尿病足性溃疡、压疮等慢性感染性难愈合创面有非常独特的疗效,可以说目前任何一种治疗措施无法替代其在糖尿病足慢性溃疡的作用。

(二) 系统及特性

　　封闭式负压引流套装包括引流管及连接管、用于封闭的自粘贴膜和护创材料三部分。护创材料有外置吸盘式和内置引流管式两类;按其海绵的化学结构和物理特性分为 PU 海绵和 PVA 海绵两种,不同材质的护创材料具有不同特点。

　　(1) PU 海绵:PU 海绵为聚氨酯海绵,其物理结构特点是海绵的空间骨架纤细,孔眼较大。当创面的脓性分泌物较多时,低负压状态下,这一结构特点非常有利于创面的引流洁净。PU 海绵本身的化学性质具有一定的疏水性,故其空间骨架的吸附性较差,沥水性较好,与创面上的脓性分泌物不易粘合,有利于分泌物的引流。PU 海绵护创材料上述理化特性,决定了其洁净创面的作用优于 PVA 海绵护创材料,特别适合于脓性分泌物较多的慢性感染性创面。PU 海绵敷料的结构特点,使得它具有相当的柔软性,尤其对于具有复杂形态的糖尿病足足趾等特殊部位的溃疡创面更加适应。

　　但也有不足之处。由于 PU 海绵空间骨架纤细,孔眼较大,组织相容性较好,肉芽组织容易长入海绵体内,下次更换海绵时容易导致出血。窦腔内留置 PU 海绵不宜过深,否则下次取出时可能由于肉芽组织与海绵嵌入融合而使海绵残留于窦腔形成异物,而影响创面的愈合。

　　(2) PVA 海绵:PVA 海绵为聚乙烯醇海绵,空间骨架短粗,孔眼较小。当创面的脓性分泌物较多时,低负压状态下,不利于创面分泌物的引流洁净。PVA 海绵具有一定的亲水性,易溶于乙醇(临床使用中不能接触酒精),这一特性决定了其空间骨架的吸附性较强,沥水性较差,与创面上的脓性分泌物容易粘合,也不利于分泌物的引流。

　　由于 PVA 海绵的密度较大,空间间隙较小,材质本身的吸附性较强,低负压状态下,不利于分泌物的引流,不适合感染较重、脓性分泌物较多的慢性创面。由于足部位于患者肢体的最末端,足趾血管的动脉压力已经变得很小,若用 $200 \sim 300 \text{mmHg}$ 的负压对糖尿病足尤其是足趾进行 ENPD 治疗,则完全有可能因为高负压本身的压力而使足趾缺血缺氧坏死。加之将其用于渗出较少的肉芽创面上,容易变性变硬而失去了负压引流的作用使治疗失效。正是由于 PVA 海绵的这些理化特性,决定了其在糖尿病足创面上临床应用上的局限性。但其有特殊作用,即创面分泌物较少时会变得坚硬,利用这种变质特性,将其用于糖尿病足创面植皮术

PVA 海绵   PU 海绵

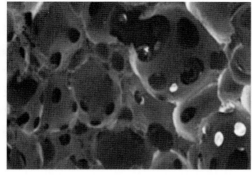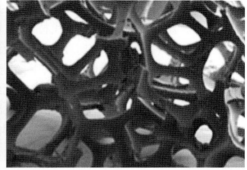

图 14-2-1   电镜下 PVA 海绵与 PU 海绵空间骨架结构差异

后创面的固定保护,效果良好。

（三）使用方法

不管哪种糖尿病足创面,行 ENPD 治疗前均应严格按照清创消毒术的流程要求对创面进行清创消毒,擦干创面周围皮肤,根据创面的位置、形状、大小等选择合适的护创材料并适当修剪,一般不提倡缝合固定。再用自粘贴膜封闭护创材料及创周。随即连接负压引流装置,调试参数,检查气密性无异常后,棉垫敷料保护包扎。应用 PU 海绵护创材料一般采用 60~80mmHg 的间歇式负压为宜(冲洗负压宜用持续负压引流),但应根据创面的具体情况随时调整。若创面较大、坏死组织及脓性分泌物较多时,可酌情加大负压。

由于糖尿病足创面种类繁多,形态各异,不同时期创面可能需要不同的护创材料。所以,应根据创面的具体情况适当地选择不同护创材料,最大限度地发挥其各自的优势和特性。糖尿病足创面的负压治疗,本质上讲,没有什么过深的技术含量。就某一个具体的创面而言,采用什么护创材料,怎么去做,是用冲洗负压,还是给氧负压,是直接负压,还是水胶体 + 负压,是用吸盘式负压,还是内置引流管式负压,则很有讲究和技巧。若应用不当,其临床效果将大打折扣。将糖尿病足创面的负压治疗艺术化,使其在糖尿病足患者的创面上发挥最佳的治疗效果。

二、冲洗负压治疗

（一）治疗原理

冲洗负压的原理是源于创面的水浴疗法,而水浴疗法又源于创面毒素的溶解稀释原理。

溶解稀释原理就是把感染的创面浸浴在溶液中时,创面上液化的坏死组织、细菌、渗出的炎性介质及脓性分泌物等会均匀弥散溶解在溶液中。浸浴的溶液量越大,溶解在其内的毒素物质的浓度就会越低,此时滞留创面的有害物质会相应减少。水浴疗法就是利用这一原理洁净感染创面。对于严重感染的创面,最有效的治疗方法是应用大量 0.9% 氯化钠溶液冲洗创面,与 ENPD 相结合,用于糖尿病足创面的循环冲洗负压引流,疗效良好。

（二）治疗方法

糖尿病足创面冲洗负压方法比较简单,于创面的护创材料下留置冲洗管(冲洗管最好用吸痰管代替)。注意冲洗管与引流管间隔位置越远越好,若有窦腔则应将冲洗管置于窦腔内最深处。冲洗液常选用碘附氯化钠溶液(0.9% 氯化钠溶液500ml+5% 碘附 10ml)、甲硝唑液、三氧水等,每日 2 次。随着冲洗液进入创面或窦腔,将创面及窦腔内液化坏死组织及脓性分泌物等有害物质溶解冲洗液中,随即被负压引流装置系统抽吸引流出体外,如此的循环冲洗引流,有害毒素物质会逐渐清除干净,在负压的作用下,增生的肉芽组织逐渐填充创面床或窦腔,最终使创面愈合。

至于该用普通负压还是冲洗负压治疗,则应根据患者及创面的具体情况选择。冲洗负压比普通负压的治疗效果要好,但会增加成本。一般平面创面可应用冲洗负压,若有腔隙性坏死必须行冲洗负压。

三、注意事项

1. **严格掌握适应证**　并非所有糖尿病足溃疡创面都适应 ENPD 治疗,治疗前一定先要评估患者全身及创面情况。若有电解质紊乱、血糖控制不佳、血流动力学不稳定等情况,一般不宜立即进行 ENPD 治疗,待病情稳定后方可进行。否则,会加速患者基础疾病的恶化,导致极其严重的后果。

2. **了解患肢血管通畅情况**　进行 ENPD 治疗前应先检查患者下肢血管通畅情况,只有在大血管通畅的情况下才能取得较理想的效果,必要时应先行血管重建治疗。但应结合临床实际,尤其在基层医院,可不必等血管造影结果再治疗。人体内本身就有一整套复杂的平衡机制。有创伤就有修复,当创伤发生后,内平衡被打破,体内的自我修复机制就会立马启动。当末端的主干血管堵塞之后,其营养的远端组织就会缺血,这时缺血组织就会产生一系列应激应答反应,诱导堵塞血管的近端向周围产生毛细血管内皮细胞生长因子等,促使新的血管再生,重新营养远端缺血的组织。这就是为什么临床上我们看到许多糖尿病足创面并未行开通血管的治疗,仅行 ENPD 治疗,仍然达到创面愈合目的。按理说,血管堵塞之后,其所营养的创面没有血供,是不能愈合的,而现实的情况恰恰相反,这就告诉我们,血管重建治疗并非必需的治疗措施(大血管闭塞除外)。当然辅助应用活血化瘀药物也是非常关键的治疗,目前常用硫酸氢氯吡格雷、贝前列素钠及中药三七粉联合,效果良好。

3. **应遵循扩创术的总原则**　对糖尿病足创面进行 ENPD 治疗之前,应常规对创面进行清(扩)创消毒治疗,并应遵循如下原则:能保则保,能留则留,倡"小打小闹",忌"大刀阔斧"。因人体的体重全部靠双足承担,而足部又位于肢体最末端,血管、肌腱、韧带、骨骼等组织相对于其他部位都小,其局部解剖结构相当复杂,足的完善与否对维系人体基本生活功能至关重要,所以对糖尿病足患者来说,创面的处理原则是"能保则保、能留则留""慎用锐器、小心扩创"。目前用于临床的清创方法有化学清创、物理清创(超声波和水刀)、生物清创(蛆虫清创)、手术清创和负压清创,而负压清创无疑是最安全最有效最温和的清创方式。患者尽管足趾糖尿病足性坏死脱落,我们仅对患者行左足跖骨切除术,而尽量保留了足跟,这对患者未来的生存质量意义非常重大。因为患者保留了足跟，康复之后完全可借助助力器行走，若从高位截肢，患者只能坐轮椅或安装假肢，生活无法自理，生活质量会明显下降。此外，扩创术后不宜直接行 ENPD 治疗，待 1~3 天后创面稳定、无活动性出血或渗血时方可治疗。

4. 足趾间必须分隔包扎　进行糖尿病足创面的 ENPD 治疗时，不管足趾有无创面，若贴膜包裹足趾，足趾间均应用小纱块分隔包扎，以免足趾皮肤被汗液浸渍溃烂。

5. 治疗参数设置有讲究　护创材料修剪的大小要合适，以不超出创面范围为宜，避免损失正常皮肤。用吸盘式护创材料粘贴吸盘时，吸盘放置的位置应尽量避开肉芽创面，放置在有坏死组织的部位或窦道口处，就不会造成肉芽组织损伤，且更易于分泌物的抽吸引流。此外，负压设置不宜过大，PU 海绵护创材料的负压设置以 60~80mmHg 为宜，因其孔隙较大，负压过大会使孔隙塌陷实变，不利于分泌物的引流。PVA 海绵负压设置的下限应不 <200mmHg。治疗期间，每日检查负压的密闭情况，尤其是冲洗负压时封闭的贴膜容易漏气脱落。负压有效的标志是护创材料明显塌陷皱缩，创面干燥、无分泌物聚集。若护创材料隆起、潮湿或积液，提示负压失效，应立即处置，否则会加重创面的感染。

四、动静脉泵

动静脉泵又称为间歇性充气压力装置 IPC（intermittent pneumatic foot compression），是一种模仿足底静脉丛生理效应而制成的临床物理治疗仪器，能够快速充气可使静脉内血液形成高速的脉冲血流，使血液快速回流至心脏，促进血液循环，保持较好的血液回流频率，从而增加动脉灌注功能，有效改善足部动脉血流量和血流速度，防止血栓在管壁的沉积。

（田耿家）

第三节　创面辅助制剂

一、伤口清洁剂

一些产品被认为有助于去除细菌和组织碎片，并破坏细菌生物膜，例如含有聚己双胍（PHMB）、十一碳烯酰胺丙基甜菜碱（Betaine）的普朗特系列产品。一些活体和非活体研究发现，普朗特液体与其他伤口清洁溶液相比能更高效地清除伤口组织碎片、细菌和细菌生物膜。可用普朗特液体冲洗、擦拭伤口及其周围皮肤，也可湿敷伤口并停留 15 分钟。普朗特液体可单独使用，但建议配合使用普朗特凝胶，以获得更好的疗效；普朗特凝胶可直接涂抹于伤口、填入伤口空腔，或用普朗特凝胶浸透常规敷料后填充于伤口空腔；伤口使用普朗特产品后，根据伤口具体类型、部位、渗出量等选择二级敷料覆盖；如有可能，建议在最开始的治疗阶段每天使用，后期随着伤口的进展决定使用频率。普朗特系列产品可作为系统性抗生素治疗的替代疗法或与其联合使用，用来支持伤口基底准备和清除生物膜，并且该产品无系统吸收性、无细胞毒性、无细菌耐药性,可长期用于伤口。

二、生长因子

表皮生长因子有助于加速创面肉芽组织生成和上皮组织的形成,提高创面愈合速度;碱性成纤维细胞生长因子能改善创口愈合质量,改善局部循环,改善临床症状,有效缩小糖尿病足创面面积,缩短创面愈合时间;应用重组人粒细胞-巨噬细胞集落刺激因子(rhGM-CSF)可促进糖尿病足溃疡患者慢性创面的愈合,促进糖尿病难愈性创面愈合,和重组表皮生长因子同时应用可以促进创面肉芽生长,提高创面愈合率。

三、血小板凝胶

用于糖尿病足慢性创面的血小板凝胶主要种类有自体富血小板凝胶,异体血小板凝胶,重组人血小板源性生长因子凝胶。自体富血小板凝胶(APG)治疗糖尿病足溃疡、糖尿病慢性溃疡、糖尿病难治性皮肤溃疡优于常规治疗法,且治疗伴窦道的溃疡更有优势;可以缩短患者的治疗时间。

(曹烨民　李 斌)

第四节　局部抗感染

一、治疗原则

美国感染病学会(IDSA)和国际糖尿病联盟(IDF)推荐按照严重程度对糖尿病足感染分级并用于指导抗菌治疗。非感染的糖尿病足不应使用抗菌治疗,所有感染的伤口均需要抗菌药物治疗。抗菌治疗的一般原则:①在发现感染迹象时,需评估严重程度,进行恰当的细菌培养和外科手术引流;②在清洗创面和清除坏死组织后选择最佳的标本以做细菌培养;③严重感染的患者需给予广谱抗菌药物治疗而不必等待细菌培养结果,轻、中度感染患者可给予针对性强的窄谱抗菌药物;④糖尿病患者存在免疫缺陷,因此皮肤共生细菌也可引起严重的组织损伤,如果从确切途径获得的样本培养出感染细菌的话,可以认为这些细菌就是病原菌;⑤革兰阴性细菌(特别是从溃疡创面的棉签分离出的),除非临床上判断患者感染的风险很大,一般不作为治疗的靶细菌;⑥患者发热和有中毒症状时应做细菌培养;⑦即使给予了适当的治疗,也应该定时地检查创面以确定是否感染或感染扩散。

临床微生物学家/感染病专家在治疗中具有关键作用,实验室检查结果应该与临床表现、病史相结合指导抗菌药物的选择;对深部脓肿、坏死组织和一些骨组织感染及时的外科处理是治疗的关键。

二、治疗作用

随着抗菌药物耐药性的增加(如耐甲氧西林金黄色葡萄球菌)和其他的并发症(艰难梭菌感染)导致局部抗感染治疗的增加,以应对创面生物负荷的增加。局部使用抗菌药物不增加耐药性,可以获得局部的高浓度,但它不穿透正常皮肤或深部组织。

作为糖尿病足感染辅助治疗的常用局部抗菌药物:①含银敷料,包括无机或有机银化合物,磺胺嘧啶膏剂或敷料;②聚亚己基双胍(PHMB),包括溶剂、凝胶或浸膏敷料;③碘剂,包括聚维酮碘(浸膏敷料)、或卡地姆碘(油膏、粉剂或浸膏敷料);④医用蜂蜜,包括凝胶。油膏或浸膏敷料。

三、适应证

局部抗生素可以用于下列情况:①抗菌药物的组织渗透性差,例如患者血供较差时;②缺乏明显的感染症状和体征的,但临床上怀疑细菌生物负荷增加的不愈合组织。

在上述情况下,局部抗菌药物(单用或作为全身治疗的一部分)可以减少细菌负荷,避免创面进一步污染。早期使用可以阻止感染向深部扩散。

四、治疗措施

(一)轻度感染

对于近期没有接受抗菌药物治疗的表浅糖尿病足溃疡即轻度感染者,可用经典的口服抗菌药物,治疗金黄色葡萄球菌和 β- 溶血链球菌感染;有细菌培养时可以选择更加有效的抗菌药物;当伤口对治疗效果不敏感时应进一步进行细菌培养。

对轻度感染或大量细菌繁殖的创面,开始两周内要定时检查局部抗菌药物使用情况,近期的一项研究推荐适当使用含银敷料。

两周后的处理方法:①创面改善,但持续感染存在,建议继续原方案,同时回顾审视治疗方案;②创面改善,感染消失,停用抗菌药物,创面使用非抗菌敷料;③创面无改善,考虑停用抗菌药物,重新细菌培养,考虑是否再手术或血管重建;④换药时发现有感染表现,应给予全身抗菌药物。对中重度的深部组织或骨组织感染,局部抗菌药物不推荐使用。

(二)中重度感染

中重度感染是深部组织感染,包括蜂窝织炎、淋巴管炎、化脓性关节炎、筋膜炎等。应早期使用广谱抗菌药物。治疗开始时取感染组织或脓液行细菌培养,但不必等待培养结果;根据微生物学检查结果及药物敏感性试验调整抗菌药物;当治疗效果不佳时也应及时调整抗菌药物。感染控制而且细菌培养明确细菌后,改用口服抗菌药物。感染消退后继续使用抗菌药物,但不必持续到完全康复。

大多数情况下,抗菌药物使用 1~3 周;对怀疑耐甲氧西林金黄色葡萄球菌(MRSA)感染者直接给予经典的抗 MRSA 治疗:有 MRSA 感染史,局部周围有 MRSA 感染者,严重的感染。没有最佳的抗菌药物使用期限,其使用基于感染的严重程度和对治疗的反应。

(三)重度感染

重度糖尿病足感染的多重细菌感染和慢性不愈创面的菌群的多样性是创面慢性化的重要因素,细菌生物膜是在慢性创面形成的多菌落的复合体,缺乏明显的感染表现,肉眼无法看到,常规细菌培养难以发现。细菌产生的超聚合物形成细菌生物膜,是一层稠厚黏液,抗菌药物很难渗透。治疗应针对通过规范的反复清创和有效地清理创面,破坏生物膜的负荷;应用抗菌敷料阻止生物膜的再生成和黏附。

(曹烨民　李　斌)

参 考 文 献

[1]　Haycocks S,Chadwick P. Sharp debridement of diabetic foot ulcers and the importance of meaningful informed consent [J]. Wounds UK,2008,4(1):51-56.

[2]　Bakker K,Apelqvist J.Schaper NC on behalf of the International Working Group on the Diabetic Foot Editorial Board. Practical guidelines on the management and prevention of the diabetic foot 2011 [J]. Diabetes Metab Res Rev,2012,28(1):225-231.

[3]　International Diabetes Federation Clinical Guidelines Taskforce. Global guideline for type 2 diabetes [E]. Brussels:IDF,2012. Available at:http://www.idf.org. Accessed March 2013.

[4]　Scottish Intercollegiate Guidelines Network. Management of diabetes. A national clinical guideline [E]. Guideline no 116. Edinburgh:SIGN,2010. Available at:http://www.sign.ac.uk/guidelines/fulltext/116/index.html. Accessed March 2013.

[5]　Steed DL,Donohoe D,Webster MW,et al. Effect of extensive debridement and treatment on healing of diabetic foot ulcers [J]. J Am Coll Surg,1996,183:61-64.

[6]　Mulder G,Armstrong D,Seaman S. Standard,appropriate,and advanced care and medical-legal considerations:part one — diabetic foot ulcerations [J]. Wounds,2003,15(4):92-106.

[7]　Wounds UK. Effective debridement in a changing NHS:a UK consensus [E]. London:Wounds UK,2013. Available from:www.wounds-uk.com. Accessed March 2013.

[8]　Armstrong DG,Athanasiou KA. The edge effect:how and why wounds grow in size and depth [J]. Clin Podiatr Med Surg,1998,15(1):105-108.

[9]　Armstrong DG,Lavery LA,Nixon BP,et al. It's not what you put on,but what you take off:techniques for debriding and off-loading the diabetic foot wound [J]. Clin Infect Dis,2004,39(Supp12):S92-S99.

[10]　王军,张庚扬,侯玉芬,等.糖尿病足溃疡期中医综合外治方案规范的多中心临床研究[J].北京中医药大学学报,2013,20(2):15-18.

[11]　阙华发,唐汉钧,向寰宇,等.益气化瘀为主综合方案治疗糖尿病性足溃疡临床观察[J].上海中医药杂志,2010,44(1):14-17.

[12]　天津中医药学会外科专业委员会.糖尿病足溃疡Ⅱ-Ⅳ期中医综合外治方案(草案)[J].中国中西医结合外科杂志,2012,18(3):318-320.

[13]　邢鹏超,曹烨民.奚氏清消方及祛腐清筋术治疗糖尿病筋疽重症90例临床观察[J].北京中医药大学学报(中医临床版),2013,20(3):20.

[14]　Bradbury S,Fletcher J.Prontosan Made Easy [E].Wounds International 2011,2(2).Available from http://www.woundsinternational.com.

[15]　Costerton JW.The etiology and persistence of cryptic bacterial infections:a hypothesis [J].Rev Infect Dis,1984,6(3):S608-616.

[16]　Bester E,Kroukamp O,WolfaardtGM,et al.Metabolic differentiation in biofilms as indicated by carbon dioxide production rates.Appl Environ Microbiol .2010,76(4):1189-1197.

[17]　Adler AI,Boyko EJ,Ahroni JH,Smith DG (1999)Lower-extremity amputation in diabetes. The independent effects of peripheral vascular disease,sensory neuropathy,and foot ulcers. Diabetes Care 22:1029-1035.

[18]　Pecoraro RE,Ahroni JH,Boyko EJ,Stensel VL (1991)Chronology and determinants of tissue

repair in diabetic lower-extremity ulcers. Diabetes 40：1305-1313.

［19］ Wounds UK. Effective debridement in a changing NHS：a UK consensus. London：Wounds UK, 2013. Available from：www.wounds-uk.com. Accessed March 2013.

［20］ 王爱萍,蒋克春,等.糖尿病足溃疡治疗中 MDT 技术效用的研究［J］.中华内分泌代谢杂志, 2011,27（6）：482-484.

［21］ 蒋克春,王爱萍,等.蛆虫治疗糖尿病足病 1 例［J］.实用临床医学,2010,11（1）：40-41.

［22］ 蒋克春,柳岚,等.蛆虫成功治疗糖尿病足合并慢性骨髓炎 2 例［J］.临床荟萃,2012,27（15）： 1363-1365.

［23］ Haycock S,Chadwick P. Debridement of diabetic foot wounds. Nursing Standard 2012,26（24）： 51-58.

［24］ Mulder G,Armstrong D,Seaman S. Standard,appropriate,and advanced care and medical-legal considerations：part one — diabetic foot ulcerations. 2003,15（4）：92-106.

［25］ Game F. The advantages and disadvantages of non-surgical management of the diabetic foot. Diabetes Metab Res Rev 2008,24（1）：S72-S75.

［26］ 李亚范,龚艺贞,庞进军,吕妙,韦智晓.高压氧治疗糖尿病足溃疡临床疗效及安全性的 Meta 分析［J］.中国全科医学,2013,16（20）：2378-2382.

［27］ 黄荣曦,杨刚毅,李伶,李生兵,卢松.高压氧辅助治疗糖尿病足溃疡有效性及安全性的 Meta 分析［J］.中国糖尿病杂志,2013,21（12）：1081-1087.

［28］ 魏立民,孙素芬,宋光耀,等.重组人表皮生长因子联合含银敷料治疗中重度糖尿病足溃疡 的疗效及安全性观察［J］.中国全科医学,2011,14（15）.6

［29］ 陈海燕,陈晓荣,梁燕,王静.自体富血小板凝胶治疗难治性糖尿病足的疗效观察［J］.护 士进修杂志,2008,5（9）：830-831.

［30］ 王艳,王椿,何利平,杨阆峙,吕丽芳,刘关键,冉兴无.自体富血小板凝胶与标准疗法治疗 糖尿病难治性皮肤溃疡的随机对照研究［J］.中国糖尿病杂志,2009,17（11）：822-826.

［31］ 何继东,欧阳晓波,张兰,杨秀蓉,伍秋蓉.自体富血小板凝胶治疗糖尿病足溃疡的系统评 价［J］.Chin J Evid-based Med,2010,10（7）：838-841.

［32］ 马丽.自体富血小板凝胶在治疗糖尿病足和糖尿病皮肤慢性溃疡中的临床疗效观察［J］. 中国现代药物应用,2014,4（8）：86-88.

［33］ 曾芳馨,彭祖江,田源.rhPDGF 凝胶治疗神经性糖尿病足疗效和安全性系统评价［J］.局解 手术学杂志,2014,23（4）：363-366.

［34］ Mulder G,Armstrong D,Seaman S. Standard,appropriate,and advanced care and medical-legal considerations：part one — diabetic foot ulcerations. Wounds 2003,15（4）：92-106.

［35］ International Diabetes Federation Clinical Guidelines Taskforce. Global guideline for type 2 diabetes. Brussels：IDF,2012. Available at：http://www.idf.org. Accessed March 2013.

［36］ Lipsky B,Berendt A,Cornia PB. Infectious Diseases Society of America clinical practice guideline for the diagnosis and treatment of diabetic foot infections. IDSA guidelines. Clin Infect Dis 2012,54（12）：132-73.

［37］ European Wound Management Association（EWMA）. Position document：Wound bed preparation in practice. London：MEP Ltd,2004. Available at http://woundsinternational.com Accessed March 2013

［38］ Bakker K,Apelqvist J,Schaper NC on behalf of the International Working Group on the Diabetic Foot Editorial Board. Practical guidelines on the management and prevention of the diabetic foot 2011. Diabetes Metab Res Rev 2012,28（1）：225-31.

［39］ Lipsky B,Berendt A,Cornia PB. Infectious Diseases Society of America clinical practice guideline for the diagnosis and treatment of diabetic foot infections. IDSA guidelines. Clin Infect Dis 2012,54（12）：132-73.

［40］ Chadwick P. International case series：using Askina®Calgitrol® Paste in the treatment of diabetic foot infection：case studies. London：Wounds International,2013. Available at：http://www. woundsinternational.com. Accessed March 2013.

［41］ Chadwick P. International case series: using Askina®Calgitrol® Paste in the treatment of diabetic foot infection: case studies. London: Wounds International, 2013. Available at: http://www. woundsinternational.com. Accessed March 2013.

［42］ Chadwick P. International case series: using Askina®Calgitrol® Paste in the treatment of diabetic foot infection: case studies. London: Wounds International, 2013. Available at: http://www. woundsinternational.com. Accessed March 2013.

［43］ World Union of Wound Healing Societies (WUWHS). Wound infection in clinical practice. An international consensus. London: MEP Ltd, 2008. Available at http://woundsinternational.com Accessed March 2013.

［44］ International Consensus. Appropriate use of silver dressings in wounds. An expert working group review. Wounds International 2012. Available at: http://www.woundsinternational.com Accessed March 2013.

［45］ Mulder G, Armstrong D, Seaman S. Standard, appropriate, and advanced care and medical-legal considerations: part one — diabetic foot ulcerations. Wounds 2003, 15 (4): 92-106.

［46］ Lipsky B, Berendt A, Cornia PB. Infectious Diseases Society of America clinical practice guideline for the diagnosis and treatment of diabetic foot infections. IDSA guidelines. Clin Infect Dis 2012, 54 (12): 132-73.

［47］ James GA, Swogger E, Wolcott R, et al. Biofilms in chronic wounds. Wound Repair Regen 2008, 16 (1): 37-44.

［48］ Neut D, Tijdens-Creusen EJA, Bulstra SK, et al. Biofilms in chronic diabetic foot ulcers — a study of two cases. Acta Orthop 2011, 82 (3): 383-85.

［49］ Davis SC, Martinez L, Kirsner R. The diabetic foot: the importance of biofilms and wound bed preparation. Curr Diab Rep 2006; 6 (6): 439-45.

［50］ Apelqvist J. Diagnostics and treatment of the diabetic foot. Endocrine 2012, 41 (3): 384-97.

第十五章

皮瓣转移与植皮术

第一节 概 述

植皮术（即皮肤移植术、游离皮片移植）是将人体的皮肤由一处（供区）切下其部分厚度或全层厚度，完全与本体分离，移植到另一处（受区），重新建立血液循环，并继续保持其活力以达到修复的目的。皮肤移植是 19 世纪后期创伤及整形重建外科技艺突飞猛进发展的标志。

皮瓣转移（flap transfer）也称皮瓣移植（transplantation of flaps）。皮瓣是由皮肤的全厚层及皮下组织所构成。与游离皮片移植不同的是，在皮瓣形成与转移过程中，必须有一部分与本体（供皮瓣区）相连，此相连的部分称为蒂部；皮瓣必须有与机体皮肤相连的蒂，以保持血液供应，其他面及深面均与本体分离，转移到另一创面后（皮瓣受区），暂时仍由皮瓣蒂部供应血运营养，一般皮瓣在移植处愈合 3 周左右之后，受皮瓣区创面血管长入皮瓣，建立新的血运后，再将蒂部切断，才完成皮瓣转移的全过程，故又名带蒂皮瓣，但局部皮瓣或岛状皮瓣转移后则不需要断蒂；或行血管吻合，血液循环重建后以供给皮瓣的血供和营养，才能保证移植皮瓣的成活。前者称为带蒂皮瓣移植（pedicle flap transfer）；后者则称为游离皮瓣移植（free flap transfer），或血循重建游离皮瓣移植（revascularized free flap transfer）。皮瓣转移后，由带有全层皮肤和丰富的脂肪组织，其收缩性远较游离植皮小得多，而且可耐受外力摩擦，并能保持皮瓣转移前原有的色泽。

在创面修复中，皮瓣对于覆盖较深较大的创面、保护深部组织是一种理想的材料。皮瓣转移是创面修复外科、整形外科等最基本也是最常用的操作技术之一，有着广泛的临床用途。

第二节 皮片移植术

一、皮片的分类

皮片按其来源分为自体、同种、异种皮片；按其厚度分类可分为刃厚皮片、中厚皮片、全厚皮片和含真皮下血管网皮片。

1. **刃厚皮片** 平均厚度约 0.3mm，包含皮肤表层及少量真皮乳突层。其特点为真皮含量少，皮片菲薄，易于成活，易切取，供皮区不受限制，愈合迅速。缺点是弹性差，易于挛缩，不耐摩擦，色泽深暗，外形不佳。主要用于肉芽创面，大面积烧伤及撕脱伤皮肤缺损的覆盖。Gallico曾用自体皮片培养不含真皮的表皮细胞覆盖烧伤创面，效果与刃厚皮片相似。

2. 中厚皮片 平均厚度为0.3~0.6mm，根据所含真皮层的厚度，又分为薄中厚皮片和厚中厚皮片两种，前者约包含真皮1/3厚度，后者可达真皮厚度的3/4。中厚皮片的优点：含有较多的弹力纤维，愈合后收缩性小，能承受压力和耐磨，抗感染能力强，外观及质地较好，供皮区还能借以毛囊、皮脂腺、汗腺上皮的生长而自行愈合。在创面修复及整形外科中广泛应用，尤其是各关节功能部位的皮肤移植。

3. 全厚皮片 此皮片包含表皮与真皮全层，但不带皮下组织。全厚皮片的实际厚度，随年龄、性别及身体不同部位各异。其优点为柔软而具弹性，收缩性小，耐磨，皮色、纹理、质地近似正常皮肤，外形及功能也较好，主要修复面部及功能部位（如关节周围、手掌、足底等）的皮肤缺损。缺点是对供皮区条件要求较高，感染创面及瘢痕较多血液循环较差的部位，成活要求高。

4. 含真皮下血管网皮片 由冢田贞夫于1979年首创。它除包含表皮层及全部真皮层外，还保留真皮下血管网及少许皮下脂肪，也有称其为血管网皮片。其优点为如果移植成活，外形、色泽、质地与功能均具有明显的优越性。但缺点是移植条件和技术要求很高，成活率不够稳定，因而限制了这类植皮方法的推广应用。

二、适应证

当外伤或手术因素造成皮肤连续性被破坏和缺损时，必须及时予以闭合，否则可能产生常见的创面急性或者慢性感染，如有重要血管、神经、肌腱失去皮肤软组织的保护，则可导致创伤加深、加重。较大面积皮肤缺损时，可导致水、电解质、蛋白质的过量丢失，进而可致机体营养不良。创面瘢痕愈合影响美观或合并功能障碍时，日后需行整形治疗。

植皮术中供区取下的一部分皮肤，覆盖创面区域（受区）后，需要在受区得到新的血管供血才能够成活。一般情况下，自体皮肤移植成功的几率很大，但也有植皮成活欠佳甚至不成活的可能。此外所有植皮都会在受区留下轻重不一的瘢痕，供区如果切取中厚皮片以上厚度，也会遗留瘢痕。故需严格选择适应证。外科医师面对创面，应对其所在部位、大小、深度、重要结构暴露的程度等做全面评估，再制订修复计划。考虑修复方法时，要优先选择简单的手段。

可供临床选择的基本方法有：①游离创口周围皮下组织后直接缝合；②皮片移植；③局部皮瓣移植；④远位皮瓣移植；⑤游离皮瓣移植；⑥皮肤软组织扩张术。其中皮片移植简单易行，可用于人体任何部位皮肤缺损的修复，只要受区有足够的血供来维持移植皮片生存的需要。

但皮片移植不适用于：①去除骨膜的皮质骨面及去除软骨膜的软骨面；②去除腱膜的肌腱；③去除神经外膜的神经；④放射治疗后的组织；⑤感染创面，细菌数$>10^5$/g；⑥溶血性链球菌感染的创口；⑦异物存留，如接骨板、螺钉、硅橡胶、羟基磷灰石等。虽然手术医师在植皮中会采用多种方法以增强植皮后的美容效果，但植皮后植皮区边缘一般均会留有缝合痕迹甚至瘢痕。

三、皮片的切取

皮片切取的方法有很多,方法的选择主要由所取皮片的厚度,部位所决定。全厚皮片及真皮下血管网皮片多采用手工取皮法;而断层皮片多采用专用器械取皮,所选器械不同,取皮的厚度也不同。例如滚轴刀(图 15-2-1)所取皮片多偏薄,为刃厚皮片、中厚皮片;鼓式取皮机(图 15-2-2)所取皮片偏厚,多为厚中厚皮片;而电动取皮机(图 15-2-3)可自由调节刻度,厚薄均可。

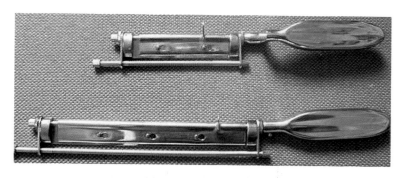

图 15-2-1　滚轴刀切取皮片

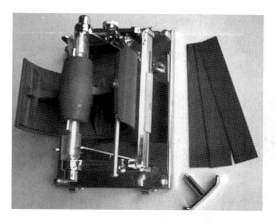

图 15-2-2　鼓式取皮机切取皮片

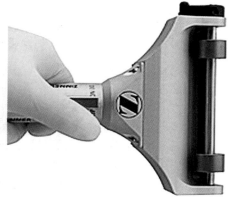

图 15-2-3　电动取皮机切取皮片

（一）全层皮片切取

一般采用手工取皮法,多用手术刀切取。取皮前先用不易变形的布片或塑料膜片剪成与受区创面的形状和大小相同的模型,然后将模型平放在供皮区皮肤上面,用亚甲蓝或手术刀轻轻刻画其轮廓。切取皮片时,可按轮廓线切开皮肤全层至显露出皮下脂肪层为度,再自创缘的一端作 2~3 针牵引线。用手术刀将全层皮片与其皮下脂肪之间进行分离切取皮片。在切取过程中,可用示指横放在皮片下,以便于操作。

(二)断层皮片切取

目前临床上应用的有 4 种方法,各皮片切取的手术体位、麻醉方法、消毒、铺单及其他术前准备相同。

1. 取皮刀片取皮移植法 取皮刀片及供皮区涂沫适量的液状石蜡。助手用手掌将供皮区压紧绷平,术者可徒手持取皮刀片,或用止血钳、小取皮刀架夹持保险刀片,将刀片从一端开始向另一端作前、后幅度不大的移动或拉锯式的推进。一般刀片和皮肤表面呈 10°~15° 角左右。其厚度同刀刃与皮肤的夹角(角度越大越厚)及施加的压力(压力越大越厚)有关,操作中不易掌握。标准表层皮片为半透明状,平整、边缘不卷曲,供皮区创面呈密密麻麻的小出血点。当皮片大小达到所需要时,将皮片切取下。

2. 滚轴刀取皮法 安装好刀片,根据刻度调节两端旋钮,将滚轴与刀片间的距离调整到即将取皮的厚度并固定旋钮,刀片和供皮区涂抹液状石蜡。助手帮助将供皮区两侧压紧绷平。手术者以优势手握住刀柄,将取皮刀压在皮肤上,宽度根据需要而定。下刀时刀片和皮肤表面呈 40° 角切入皮肤,然后角度可调小到 20° 左右,也可根据情况进行调整。将滚轴作拉锯式、前后幅度不大的移动,由一端向另一端滑动,直至取得所需要大小的皮片,然后将皮片切取下(图 15-2-4)。用滚轴取皮刀切取刃厚或中厚皮片方法简便,较容易掌握,基本上不受供皮部位的限制,可切取由肩胛经胸背、腰部至臀部的宽而长带状的薄中厚皮片。为了切取大张皮片,凹陷部位可用 0.5% 普鲁卡因加 1∶200 000 肾上腺素作皮下浸润注射,使局部变平整、变硬而易于切取,全身麻醉患者皮下浸润注射采用 0.9% 氯化钠溶液即可。为防止边缘不整齐,刀刃要锋利,切割的压力要均匀,在持刀时腕关节保持稳定,避免拉锯前进时刀刃压力忽轻忽重。

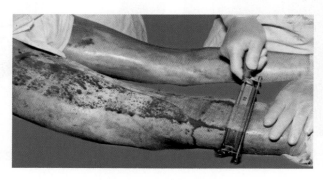

图 15-2-4 滚轴刀取皮法

3. 鼓式取皮机取皮法 用洁净纱布擦拭鼓面,上好刀片调节取皮厚度,置于鼓架上,鼓面朝上锁定,用 75% 乙醇擦鼓面脱脂,随后在鼓面粘贴医用双面胶,注意避免双面胶下残留气泡。用 75% 乙醇在供皮区均匀涂抹脱脂、脱水。操作时术者左手握鼓柄,右手握刀柄,将鼓的前缘与供皮区涂胶区前缘悬空对齐,然后按压使鼓面与皮肤接触,手术者左手持续将鼓下压、后滚,右手将刀做拉锯状切皮,两个动作配合协调,才能顺利切取皮肤。切皮进程中同时注意鼓的两侧,如果一侧切下皮肤比所需的要宽,则稍抬该侧;如果一侧所切皮肤比所需宽度要窄,则稍将该侧鼓下压,以调整取皮宽度(图 15-2-5)。鼓式取皮机取皮厚度均匀,并可根据创面需要切取厚度和形状符合创面要求的皮片,但此取皮技术对术者要求较高,需要有一个实践锻炼过程。注意事项:①熟悉鼓

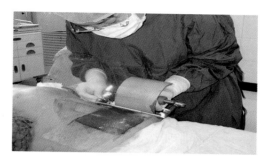

图 15-2-5　鼓式取皮机取皮法

式取皮机的性能和特点;检查刀刃是否锋利,刻度盘是否准确,鼓面两侧是否平整,轴与刀架有无松动。②供皮区如有高低不平或骨突隆起时,皮下注射 0.9% 氯化钠或 0.35% 普鲁卡因溶液,使局部变平坦后取皮。注射药液的进针点应在取皮范围以外,以免渗液而影响切皮。如需要越过髂前上棘取皮时,除上述措施外,鼓面运行接近骨突时,用鼓推移骨突处皮肤向前,切皮 1~2cm 后,再将鼓面向后滑,越过骨突,继续切皮即可。胸部取皮勿伤乳头、乳晕。四肢取皮时,助手可用手托起供皮区的软组织,使皮肤与鼓面粘连,切皮时不致脱落。消瘦而皮肤松弛的患者,皮下注入较多的 0.9% 氯化钠,皮肤表面积相对增大而平整,可切取较多皮片。③切皮时如一侧刀刃切入皮肤过深,助手可用止血钳稍压其附近皮肤,使切入过深的边缘与鼓脱离,或术者自行调整鼓面施于供皮区的压力来纠正。已切至皮下脂肪的切口应予缝合。④连续取皮法:用鼓式取皮机先切取一整鼓中厚皮片。切毕,皮片仍与供皮区相连。继之,以前一鼓皮片的止点为起点,再切取所需长度的皮片。大腿上段取皮由内向外横行。胸腹部、背部等处取皮也可以采用此法。⑤在中厚皮片切取时注意观察皮片切取的厚度。如供皮区创面呈现弥漫性出血或鼓面的皮片微透红,表示皮片较薄;如创面为大出血点,颜色微黄,或鼓面的皮片呈白色,或间有黄点,表示皮片已厚或切皮过深。要根据植皮区创面的需要,调整刻度盘,继续切取符合厚度要求的皮片。若供皮区被切取过深至皮下脂肪时,可另取刃厚皮片覆盖,以免供皮区长久不愈或瘢痕严重增生。

4. 电动取皮机取皮法　电动式取皮机是用电动机推动刀片作急速左右摆动切取皮片(气动式与电动式取皮机两者相似,仅动力不同而已),操作容易,不必黏胶,取皮快速、方便,在肢体平坦部位取皮长度可随意控制。调节厚度时,先将刻度盘上的指针旋至“0”,然后按顺时针方向每旋一格为 0.025mm,如旋至“10”,皮片厚度即为 0.25mm。若在不平的部位取皮时(如胸壁季肋部),应在凹陷部皮下注射 0.9% 氯化钠,以使皮面平坦。在供皮区涂少许液状石蜡,将皮肤牵紧,使皮面平整紧张。接通电源,按动开关,刀片即快速左右摆动。将刀片与皮面保持40°~45° 角切入皮肤(压力不宜过大,以免皮片过厚),逐渐向前推进,直至所需的长度为止。

四、受区准备

(一)新鲜创面植皮

患者无手术禁忌证。较大的植皮手术,需术前备血准备输血。并向患者及家属解释有关术后制动、配合治疗及预期效果等。

彻底切除受皮区瘢痕组织,并松解挛缩的筋膜、肌膜。一般而言,致密的脂肪垫区、筋膜浅面、肌肉、骨膜、软骨膜等均可以植皮。脂肪组织和较厚瘢痕表面植皮时,皮片的血管再生较慢。受手术损伤的脂肪组织有可能液化,导致植皮失败。植皮区彻底止血非常重要,通常用结扎血管法处理活动的出血点,也可用电烙或电凝止血。热敷是用以处理毛细血管出血的好方法。有时可加用1:(200 000~500 000)的肾上腺素纱布压迫止血,止血后需用0.9%氯化钠反复冲洗,以防止手术后植皮区继发性出血,致皮片下血肿而影响皮片成活。总之,受皮区的彻底止血要有充分耐心,只有在彻底止血的创面上植皮,才能使皮片获得优良的成活率。

(二)肉芽创面植皮

肉芽创面植皮成败的关键是抗感染,应该包括术前、术中各个阶段。

1. 术前创面的准备　包括肉芽创面周围健康皮肤积垢、皮屑的清洗及创面内残余坏死组织的清除与0.9%氯化钠纱布湿敷。健康的肉芽创面应鲜红、平整、颗粒致密、易出血、分泌物少、无水肿、周围可见新生上皮,只有这样,植皮才能生长较好。如分泌物较多或明显化脓,每日可用0.9%氯化钠或高渗盐水纱布湿敷创面2~3次。

2. 湿敷方法　将一层湿的纱布平铺于创面上,再盖以松的湿纱布及干纱布,绷带包扎。借由松纱布的毛细管作用,不断引流创面的分泌物 .以控制感染。肉芽有水肿时,可用1%~3%高渗氯化钠溶液湿敷并加压包扎,抬高患肢,促使肉芽转为平坦结实。对过度增生的肉芽,手术时可用锐刀削去或用刀柄刮除,直至基底部纤维板,周围的新鲜上皮也可切除0.5cm左右。但创面过大、出血较多的四肢手术,应扎止血带后施行。如果刮除肉芽时将纤维板也刮除,可露出皮下脂肪组织。在脂肪层上植皮,可因脂肪组织损伤后抗感染能力差而出现感染、坏死、液化,使植皮失败,应注意避免。应根据创面分泌物细菌培养和药物敏感试验,进行针对性的抗感染治疗。

3. 术中操作事项　①尽量清除肉芽、坏死组织,用1.5%过氧化氢溶液、0.1%苯扎溴铵、0.9%氯化钠反复冲洗3次,以减少创面细菌,使其成为较新鲜的创面。②按创面大小、供皮区多少、植皮区外形与功能要求,选用筛状或大片植皮,将皮片严密覆盖创面。皮片移植完毕,盖网眼纱布一层,冲洗植皮区,再盖以较多的疏松湿纱布及干纱布,用绷带加压包扎,并用石膏托固定制动。

五、技术要点

按皮片的形状分类,可分为点状、邮票状、筛状、网状、微粒皮及整张皮片植皮等。按来源分类:有自体皮、同种异体皮和异种皮。自体植皮最常采用,移植成活后即成为永久性覆盖。同种异体植皮仅起暂时性覆盖创面的作用,存活期只有2~3周。异种植皮存活时间更短,仅为9~12天。根据皮片的种类,厚度的不同,皮肤移植操作也有所不同。以下所述移植操作均为自体皮肤移植。

(一)点状植皮

将取下的刃厚皮片剪切成 0.3~0.5cm 的小方形或长方形皮片,移植于肉芽创面,皮片间距 0.5~1.0cm。其间距越小,创面愈合越快。皮片可在多用切皮板上两次交叉切成小方块;或采取徒手的方法,先将皮片剪成条状,然后切成点状;亦可将皮片的皮面平摊于凡士林纱布或 0.9% 氯化钠纱布上,连同纱布剪成大小适宜的皮片,进行移植(图 15-2-6)。点状植皮法具有刃厚植皮的优点,操作简单,要求植皮区的条件低,即使有轻微的感染,或在坏死组织不完全脱落,其间有较红润的肉芽组织时,皮片仍能生长。另一方面,点

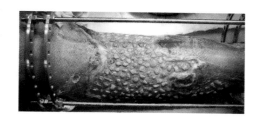

图 15-2-6　点状植皮法

状植皮可以节省供皮区,皮片愈小,利用率愈高,扩大生长的倍数愈大,可运用于烧伤创面的修复,适宜于对大面积深度烧伤而供皮区不足的患者。点状植皮后远期遗留斑片状瘢痕,故不适用于面部或关节部位移植,以免形成挛缩,影响功能与外貌。目前这种植皮方法已被微粒皮片移植所代替,有时用于很小创面的补充植皮。

(二)邮票状植皮

将较大的刃厚皮片或薄中厚皮片剪成或用滚筒式多功能切皮机将其制备成邮票大小,移植于制备好的肉芽创面上,间距可为 0.5~1.0cm(图 15-2-7)。由于对皮源节省很少,移植皮片周围瘢痕多,所以自体皮片邮票状植皮现已较少用。如果用异体皮或异种皮邮票状暂时覆盖创面、缩小间距,可以保护创面、减少渗出、减轻感染,为自体植皮创造条件,仍较常用。

(三)筛状植皮

在大张断层皮片上用手术刀多处戳洞,洞的大小为 0.5~1.0cm,密度视需要而定(图 15-2-8)。此方法既可使皮片面积扩大,又有利于植皮区的引流,常用于除颜面以外的其他部位植皮,包括新鲜创伤皮肤缺损、Ⅲ度烧伤切痂后或肉芽创面等,远期效果良好。

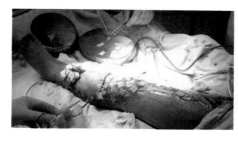

图 15-2-7　邮票状植皮法

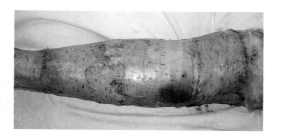

图 15-2-8　筛状植皮法

(四) 网状植皮

将切取的大张薄、中、厚皮片在滚筒式多功能切皮机上切出密集的孔洞,拉开皮片成网状,扩大面积。依所用切皮板不同,皮片扩大的倍数有 1.5、3、6、9 等几种类型(图15-2-9)。此方法可节约自体皮源,缩短手术时间,适用于深度烧伤切削痂后的创面或肉芽创面。皮片面积一般以扩大 3 倍者为合适;扩大 6 倍者用于非功能部位,也可取得较好效果。但为了减少网状植皮网眼的创面暴露,可用异体皮、异种皮、人工皮等作重叠覆盖。

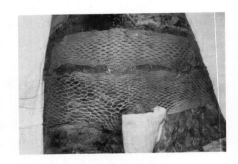

图 15-2-9　网状植皮法

网状皮片大大扩大了皮片边缘长度,有利于上皮向网眼内生长。但如网眼创面暴露过多或引起感染,可导致植皮失败或延长愈合时间。愈合良好的网状植皮区,经用弹性绷带持续包扎后,可减少网孔瘢痕增生,远期可有一定的弹性和耐磨性,外观与功能均较点状植皮为佳。如不进行弹力包扎,有时也可见到网眼内出现菱形突起的瘢痕增生,呈网格状。故不适用于暴露部位或功能部位.以免影响外观与功能。

(五) 微粒皮肤移植术

微粒皮肤移植术是取厚 0.1~0.2mm 薄断层皮片,将皮片切割成很小微粒,其数量很多,总的边缘很长,依靠处于边缘的细胞有向外周空间扩展的机会,发挥其分裂繁殖、向周围蔓延修复创面的作用,使皮片得到最充分的利用。将自体皮剪成约1mm 的微粒,越小越好,放入 0.9% 氯化钠中即可漂浮在表面,由于皮肤表皮比真皮比重轻,且表皮比重较水小,在水中微粒皮的表面均自然向上,漂浮在水面,方向基本一致。然后利用绸布转移法,将微粒皮移植到同种异体皮上,即可移植(图15-2-10)。因本方法主要应用大面积烧伤患者,因此类患者自体皮源缺乏,希望用少量自体皮覆盖大面积创面,具体方法不再冗述。

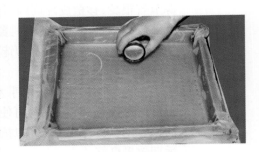

图 15-2-10　微粒皮肤移植术

(六) 整张皮片移植术

先就创面轮廓和皮片的形状作好适当安排,再将皮片与创面周边作数针定位缝合,剪去多余的皮片后,将皮片与创缘作间断缝合,每隔数针留一长线。缝合时宜使皮片保持一定张力,过松过紧皆不利于皮片成活。创面凹凸不平部位宜应用绷线缝合,即穿过皮片和创面基底行间断缝合,皮片上放置小纱布团,将缝线结扎在纱布团上面。缝合毕,须将皮片下之积血和空气排出,必要时可作多数穿刺孔以利引流。按序将所留的长线,每 3 条或 4 条用一止血钳夹住,使之有条不紊。创面用一大张凡士林纱布平整地覆盖,外加多层细软纱头或碎纱布均匀堆放在皮片上,并将创面之凹洼处填实。将所留的长线相互对应结扎,以使皮片与创面得以密切接触。然后在包堆的周围用凡士林纱布缠绕,包堆上覆盖多层纱布、棉垫,用胶布粘贴敷料,再用绷带包扎固定,必要时可加用夹板或石膏绷带固定。一般多用于眼睑、口唇外翻及鼻翼畸形的修复;面颈部瘢痕的修复;手掌及足底负重部位的修复,如糖尿病足的皮肤缺损修复。

六、术后处理

术后卧床休息 2~3 周,抬高患肢 5~10 天,直至皮片成活。同时严密观察病情变化,观察患者饮食、睡眠情况,预防低蛋白血症、继发性贫血;术后 3 天如有体温升高和白细胞升高,要考虑伤口感染。术后 3~4 天若有跳痛、胀痛者疑可能感染,针刺或蚁行感表示植皮区内干燥;患者感到敷料内潮湿,或敷料外可见渗液,闻之有臭味,可能已有感染。无感染者则为血腥味。对术后感染或有感染可能者要有针对性地选用抗菌药物,通常常用 3~5 天即停药。

无菌创面于术后 8 天左右首次检查,8~10 天拆线。污染或肉芽创面于 2~3 天后更换敷料。首次检查时,逐层揭开敷料。揭开最内层时,先浸湿后揭下,避免撕脱皮片。大片中厚植皮皮片生长良好者,颜色红润有光泽。如有水疱,可剪破排液;有局灶性血肿者,可剪开皮片引流,及时剪除坏死皮片,补充植皮,不必等待观望;血浆肿者,皮片可从血浆中吸取营养维持活力,于排液后置回原处.加压包扎。有时可用刮匙伸入皮片下,刮除毛囊、汗腺及向真皮创面移行生长的上皮细胞,加压包扎后可望生长良好。

植皮后 7~10 天,皮片已生长较好,允许逐步进行功能活动,但要继续包扎 10~14 天。糖尿病足植皮者 2~3 星期后才能应用弹力绷带包扎,逐步下地练习行走。

七、植皮失败因素及预防

创面处理的全过程,从最早的清创、削切痂、创面用药、移植区准备、术中操作、术后管理等均能影响皮肤移植的存活率。了解植皮失败的主要因素,有意识地加以防范,有助于提高皮肤移植成活率。

1. **皮片下血肿**　皮片下血肿是新鲜创面植皮失败最常见的原因。为此要求术者耐心做好创面止血,移植皮片才可望成活。植皮时如创面渗血难止,可暂时将皮片覆盖创面,或用 1:1000 肾上腺素纱布覆盖创面压迫 5~10 分钟,渗血即止,然后掀起皮片,清除创面及皮片上的小凝血块,再缝合皮片。包扎植皮区时,仍需维持麻醉,减少患者躁动,直至包扎固定完毕,则可减少血肿的产生。如果考虑凝血障碍因素所致,术前应采取相应措施,如应用钙剂、维生素 K、止血药物及凝血因子,或输新鲜血等。

2. **感染**　创面感染也是造成植皮失败的常见原因,因而必须严格遵守无菌操作。新鲜创面植皮感染机会较少。肉芽创面植皮,各个环节都要注意,如创面湿敷、清洗和处理创面前后,用 1.5% 过氧化氢溶液、0.1% 苯扎溴铵、0.9% 氯化钠反复清洗 3 次,可将创面上细菌由 10^5 个减少至 $10~10^2$ 个,再行植皮则成活率高,感染不明显。创面适当应用抗菌药物,术后亦应注意防止感染,如有感染迹象,及时揭开伤口,换药、引流。

3. 包扎固定不当 皮片移植时,松紧度应适当。妥善包扎固定,并有适当的压力,使皮片紧贴于创面,植皮区包扎的压力一般为 20~25mmHg,有利于皮片血运建立。但过度压迫不利于毛细血管生长,如在骨性标记明显处,则可使已经开始建立血运的皮片坏死。骨突周围要用松纱布垫平,包扎时压力均匀分布又不过紧。颈、臀、会明、四肢植皮应用夹板作关节固定,以免皮片错位。用弹性绷带包扎植皮区可达到压迫和限制活动的效果。

4. 创面不良 在裸露的骨皮质或肌腱上植皮,直径超过 0.5cm 时,可影响皮片成活,手术时可转移局部皮瓣或组织瓣将裸露肌腱与骨质覆盖后再植皮。瘢痕切除时不彻底,糖尿病周围血管病变和神经病变导致的下肢神经营养性溃疡因局部血运差或缺少某种生长因子,游离皮片难以生长。

5. 全身情况差 如贫血、低蛋白、营养不良、糖尿病、全身感染等均可能导致植皮失败,故必须先治疗与纠正上述并发症与疾病,植皮才有成功可能。

第三节 皮瓣及肌皮瓣移植术

一、适应证

1. 修复皮肤缺损创面 有肌腱、骨、关节、大血管、神经等组织裸露的新鲜创面或有深部组织(肌腱、神经、骨、关节等)缺损或外露的创面,或不稳定瘢痕紧贴骨面,或合并有溃疡形成等,为加强局部软组织的厚度,或为后期进行肌腱、神经、骨、关节等组织的修复,都应该施行皮瓣修复手术。

2. 增强局部血运、改善营养状态 顽固性糖尿病足创面因血供和营养缺乏,伤口很难愈合,可通过皮瓣输送血液,改善局部营养状态,最好采用局部轴型皮瓣或岛状皮瓣。且不需断蒂,这样不仅可保持修复区的良好血供,并可能有较好的感觉恢复。

二、皮瓣的分类

传统对皮瓣的分类方法主要有两类:①按形态可分为扁平皮瓣与管形皮瓣(即皮管);②按取材及修复缺损部位远近而分为局部皮瓣(邻接皮瓣)与远位皮瓣(带蒂皮瓣)。20 世纪 70 年代后,由于对皮瓣血液供应、血管分布研究的深入,而提出了按皮瓣血液循环类型的分类法,即将皮瓣分为任意型皮瓣(random pattern skin flap 或称随意型皮瓣)与轴型皮瓣(axial pattern skin flap)两大类,概述如下。

(一) 任意型皮瓣

任意型皮瓣又分为如下几种:①局部皮瓣:又称邻接皮瓣(local skin flap 或 adjacent skin flap),包括推进皮瓣(advance skin flap)、旋转皮瓣(rotation skin flap)、交错皮瓣或易位皮瓣(transposition skin flap),后者还可称对偶三角皮瓣或 Z 形皮瓣;②邻位皮瓣(interpolation skin flap);③远位皮瓣(distant skin flap);④管形皮瓣(tubed flap);⑤筋膜皮瓣(fascia skin flap)。

(二)轴型皮瓣

轴型皮瓣又称动脉性皮瓣,即皮瓣内含有知名动脉及伴行的静脉系统,并以此血管作为皮瓣的轴心,与皮瓣长轴平行,此类皮瓣即称为轴型皮瓣。1973 年 Daniel Williams 等根据皮肤血供的解剖学研究,将皮瓣分为直接由皮肤动脉供血的轴型皮瓣和由肌皮动脉供血的任意型皮瓣两大类。但是近年来轴型皮瓣的范围又进一步扩大,它既包括带皮肤皮下蒂的半岛状(peninsular)皮瓣及仅带血管蒂的岛状皮瓣(island skin flap)外,还包括带血管蒂的肌皮瓣(myocutaneous flap)。其蒂部既可是包含皮肤及皮下、肌肉、血管的蒂,也可是肌肉、血管蒂,还可以是单纯的血管蒂。由轴型皮瓣派生的吻合血管的游离皮瓣(free skin flap),更具有能一次转移,疗效好、疗程短、患者痛苦小等优点,这些都使创面修复外科和整形外科等增添了新的治疗手段和方法。

形成轴型皮瓣的血供类型除直接皮肤动脉外,尚有知名血管干分支血管网形成的轴型皮瓣(包括肌间隙、肌间隔穿出的血管在皮下形成血管网等)、带血管蒂的肌皮动脉供养的皮瓣以及终末支血管形成的神经血管岛状皮瓣等。在轴型皮瓣中又有直接皮肤动脉、肌皮动脉、动脉干网状血管及肌间隔或肌间隙血管等类型,后 3 种血管供应若在手术时不能将深部的血管干包含在皮瓣内,就不能形成轴型皮瓣,而只能作为任意型皮瓣应用。

轴型皮瓣由于含有与皮瓣纵轴平行的知名动、静脉,血运丰富,其成活长度显著优于任意型皮瓣已为临床实践所证实。同时其应用方式亦更灵活,可以呈半岛状或岛状,移转时不受角度影响。多数情况下可以不经延迟术而及时转移,因而急诊时应用设计更显得方便实用,为头、颈、胸、腋、手、足等多处肿瘤外科及创伤外科的即刻修复提供了良好的修复材料。因而,近年来发展很迅速,在创面修复方法和手段上有了进一步的发展和提高。

三、皮瓣的设计

1. **缺损的判断** 设计皮瓣前需要首先搞清缺损处的伤情,包括部位、形状、大小、有无严重挛缩情况、周围皮肤条件等,针对上述情况选择适当的供皮瓣区,如关节部位若有挛缩,瘢痕松解后的缺损区将可能增长数倍必须充分估计,此时可用健侧或健康人相同部位的大小作预测,以减少设计上的误差。

2. **供皮区与皮瓣选择** ①选择皮肤质地,颜色近似的部位为供皮瓣区;②以局部,邻近皮瓣,安全简便的方案为首选;③应尽可能避免不必要的"延迟"及间接转移;④皮瓣设计的面积大小,应比经切除瘢痕松解后的实际创面还要大 20% 左右;⑤应尽量多选用血运丰富的轴型皮瓣或岛状皮瓣移植。

3. **逆行设计程序** 逆行设计或"试样"是皮瓣设计必不可少的步骤,其大致程序如下:①先在供皮瓣区绘出缺损区所需皮瓣大小、形状及蒂的长度;②用纸(或布)按上述图形剪成模拟的皮瓣;③再将蒂部固定于供皮瓣区,将纸型(或布型)掀起,试行转移一次,视其是否能比较松弛地将缺损区覆盖。这种在病床上根据患者的实际情况和可以耐受的体位模拟比试的设计方法叫逆行设计,也叫皮瓣逆转设计法(planning a skin flap in reverse)。它可防止设计脱离实际情况,只有通过这种逆行设计才能检验所设计之皮瓣的大小、位置、形状能否与缺损区准确吻合,患者对这种体位能否耐受。所以,任何皮瓣手术设计最后均应通过此种方法检验。

4. 皮瓣的形成 皮瓣形成时应注意皮瓣的血液循环,因为皮瓣形成后早期的营养主要依靠蒂部血液循环供应,以维持其活力;任意皮瓣长与宽的比例一般不宜超过 2∶1,超过一定的比例,皮瓣远端即可出现血运障碍或坏死;设计皮瓣时还应使蒂部略宽,并循主要血管的走行方向,以保证血液循环。

四、肌皮瓣

(一) 适应证

应用游离植皮和局部皮瓣不能获得满意效果的情况下才应用肌皮瓣,但是以下几种情况应更严格地把握适应证:①软组织缺损包括较深的缺损,有肌肉缺损或大血管神经裸露,骨、关节外露或肿瘤切除后较深的创面;②局部营养差的慢性顽固性溃疡,如恶性变的溃疡、局部条件差的慢性骨髓炎及骨不连;③组织器官再造,如乳房、阴道、阴茎等的再造;④肌肉功能的重建或肌肉丧失神经支配又无法修复者,可以用肌瓣或肌皮瓣转移代偿部分功能。

(二) 优缺点

1. 优点 ①抗感染力强:因肌皮瓣的肌肉血液循环非常丰富。Chang、Mathes 等动物实验研究,给传统的随意型皮瓣与肌皮瓣下各接种金黄色葡萄球菌,结果随意型皮瓣感染坏死,而肌皮瓣则无感染和坏死。故临床上适用于糖尿病足夏科关节病的慢性骨髓炎,获得较好的疗效。②愈合力强:放射性溃疡、瘢痕组织多,局部血供差的部位均能较快愈合。组织丰厚,缓冲作用强,有良好的衬垫作用,最适宜修复骨质的空腔,术后复发机会少。③便于旋转:肌皮瓣有较大的旋转弧,便于向多方面转移,若做成岛状肌皮瓣,可达 180° 的转移范围。④应用范围广:操作简便,不需要特殊条件及设备,故应用范围较广。因而从一定意义上讲,肌皮瓣优于随意皮瓣、管状皮瓣及游离皮瓣。

2. 缺点 ①外观臃肿欠美观,供区形成较深瘢痕,也影响外观;②皮瓣常缺乏感觉;③部分肌皮瓣转移后供区肌力有一定的影响,若无协同肌代偿应避免选用。

(三) 选择原则

只有符合如下 3 个条件的骨骼肌才能被切取为肌皮瓣:由肌肉浅层或肌肉内走行的肌皮动脉供应皮肤血运;有协同肌代偿其功能;以血管蒂为轴有相当大的移动性或旋转弧。肌皮瓣的选择应遵守就近取材,即就近转移的原则,有时一个部位的缺损修复,可接受几个方向来的肌皮瓣,这就需要根据受区和供区情况,权衡比较,如缺损区的大小、深度、功能的需要(如有的部位特别需要有感觉的肌皮瓣,而有的肌肉功能重建就要求带运动神经的肌皮瓣)、供区肌皮瓣转移后对功能及外形影响的程度等。为了选择最适宜的肌皮瓣,防止可能发生的肌皮瓣血运障碍、坏死及肌肉纤维化等并发症,必须对肌肉血管供应与各部肌皮瓣的概况有全面了解。

临床上常用肌皮瓣有胸大肌肌皮瓣、背阔肌肌皮瓣、阔筋膜张肌肌皮瓣,因均不在糖尿病足创面应用,故不冗述。

第四节　游离皮瓣移植术

一、适应证

　　游离皮瓣移植术也称吻合血管的皮瓣移植术。20世纪70年代Daniel和杨东岳先后应用显微外科技术在临床成功完成吻合血管的游离皮瓣移植手术。此后，与皮瓣有关的基础研究和解剖学研究发展较快，这对寻找新的皮瓣供区起到积极推动作用，修复的部位遍布全身各处，全身可切取的皮瓣和肌皮瓣共有一百余处，解决了创伤重建与整形外科修复领域中诸多难题，取得了令人瞩目的成果。游离皮瓣移植术目前在临床应用较广泛，但技术要求高，仍有一定的失败率；在吻合血管游离皮瓣适应证掌握、皮瓣供区的合理选择、提高成活率及减少并发症等方面仍有提高空间。

　　凡是符合皮瓣手术适应证且不能采用带蒂转移者，是游离皮瓣的考虑对象；如果患者全身情况允许，受区血管条件好，有可供吻合的动、静脉（最好两条）、具备一定的手术条件（硬件和医生手术技能），则采用游离皮瓣移植术修复是较理想的选择。具体适应证：①因严重外伤或低度恶性肿瘤切除后使深部组织如肌肉、肌腱、神经及骨骼等裸露的创面，不适合采用皮片或邻近转移皮瓣修复者；②慢性骨髓炎病灶清除后或慢性溃疡切除后，创面无法用其他简易方法覆盖者；③关节瘢痕挛缩畸形，切除瘢痕，矫正畸形后有深部组织裸露，或在瘢痕区内进行骨、关节、肌腱或神经修复手术者；④受区附近必须有完好的知名动、静脉，或其外径可供缝合的小血管，且阻断此动、静脉的血液循环后不影响肢体或其他组织的血液供应，此外其血管外径最好与移植皮瓣血管外径接近或一致。

　　皮瓣供区选择需经过以下条件筛选：①对皮瓣供区形态和功能影响较小，较隐蔽；②皮瓣供区血管较恒定，血管蒂较粗、较长，最好有感觉神经伴行；③皮瓣解剖剥离层次较清晰，操作较容易。临床常用的游离皮瓣供区主要有肩胛区皮瓣、胸脐皮瓣、股前外侧皮瓣、背阔肌皮瓣、阔筋膜张肌肌皮瓣等。

二、术前准备

（一）供区的要求和准备

　　1. **外观条件**　供区是指切取的移植组织如皮瓣、肌肉、骨骼或神经等组织的部位。其皮肤外观正常，无瘢痕和炎症，骨骼无变异。如需进行足趾移植，供足不能有足癣。供区的组织尤其是带有皮肤的移植组织，必须考虑到与受区的色泽和毛发分布相适应。

　　2. **功能条件**　供区在切除游离组织后，不应对局部功能和外观有明显影响。应衡量手术后对供区组织功能的影响与受区功能重建的得失，特别是部分皮瓣、肌肉皮瓣、足趾或神经等移植手术尤需慎重考虑。移植组织厚薄也应与受区缺损区相一致。要注意供区移植组织的大小范围与其厚薄间的关系，由于病变切除后的受区创面会扩大，而皮瓣离体后会缩小，若皮瓣与创面等大，缝合后将张力过大而影响血液循环。因此皮瓣的长宽应比创面大 2~3cm,若皮下脂肪厚者还要加大,否则创口不易顺利缝合。

3. 切口设计 切口要注意移植组织血管解剖特点,既要满足受区的需要,还要考虑到供区的局部血液循环供应区域和功能。超出皮瓣血供范围较大面积的皮瓣,需在移植术前进行皮瓣延迟术。

4. 血管条件 无论是吻合血管的皮肤、肌肉、骨骼、神经和大网膜还是复合组织的移植,必须有一条知名动脉和其伴行静脉或邻近的知名静脉,血管要有明确的解剖位置,变异少,而且易于解剖。如果计划移植的组织能找到 2 条供血动脉和 2 条以上的静脉,则更有利于移植组织的成活。供区血管应无病变。在切取足部组织时,必须检查患者供足的足背动脉搏动情况,足背静脉是否完好。如有多次局部静脉穿刺史,可能会使足背静脉(特别是大隐静脉)管壁纤维化增厚,管腔狭窄或闭塞。这种血管往往会影响组织移植的成活,不宜采用。

供区组织的血管应有合适的外径,太细的血管对移植组织的存活有影响。供区与受区的血管外径和蒂的长短应相适应,有的移植组织血管蒂短而外径大,或血管蒂长而外径小。为了弥补此种差别,有时可切取与移植组织营养血管相连的主干血管段或血管盘,以利于血管吻合成功。

5. 神经条件 需要带运动神经的肌肉皮瓣移植时,要注意支配肌肉的运动神经不应是分散的多支,而应为集中的单支。对移植组织血管床内残留血液的处理,有人主张用肝素等渗氯化钠溶液或肝素普鲁卡因溶液灌洗,防止凝血块形成。也有人主张将移植组织浸入冷的肝素 0.9% 氯化钠溶液中,并用手轻柔挤压组织,使残血排出。

6. 组织选择 供区组织的选择还应考虑受区修复的需要。如受区创面是否需要修复深部组织,拟同时修复还是分期修复,以此决定切取皮瓣同时是否需要切取肌腱、肌肉、骨骼或神经以及皮瓣的厚薄等。

(二) 受区的要求和准备

受区的局部组织常因外伤、炎症、肿瘤及瘢痕等原因处于病理状态,这给移植术带来一定的困难。因此,必须在术前充分判断局部病变情况,周密地设计手术方案,严格掌握手术适应证,才能顺利地进行移植手术。

1. 创面准备 因糖尿病足需行皮瓣移植术者有慢性溃疡存在,应在术前 3 天开始应用有效抗生素,局部创面也可选用抗生素溶液湿敷每日数次。术中应首先切除炎性溃疡及瘢痕组织,达到比较正常的组织层次为止。对非开放性的受区,应切除病变组织,解剖需要缝接的血管,修复已损伤的深部组织。

2. 血管条件

(1) 血管选择:受区要选用的动脉和静脉应是平行或相邻近的,最好有 1 条动脉和 2 条以上的静脉,例如桡动脉及其伴行的静脉,附近还有头静脉;胫后动脉及其伴行静脉,附近还有大隐静脉。血管要有适当的长度和口径,最好受区的口径与移植组织血管口径相一致,二者口径相差最多不可超过 1 倍,以免有一端血管壁出现皱缩形成涡流,形成血栓;但最小的口径要能在手术显微镜下缝接为原则。并注意选择血管缝合的部位,以方便血管吻合操作,避免在受区造成血管受压和扭曲为原则,故最好在较浅表的部位进行操作。

受区静脉的解剖和处理也需要在手术显微镜下进行,由于静脉壁薄,操作更须轻柔。如局部静脉因外伤和炎症等病变而不能利用时,应在受区的皮下或相邻的组织内找到两条以上的静脉。如长度不足,亦可用静脉移植来弥补。

(2) 血管吻合:对端吻合受区动脉与移植组织动脉时,需注意以不影响受肢远端的血液循环为原则。在膝以下可选用两条主要供应动脉之一,如伤肢仅有 1 条供应动脉时,就必须依靠动脉造影来判断侧支循环情况以决定取舍。

(3) 血管游离:游离受区血管时必须沿血管壁解剖,最好在手术显微镜下细心分离及剥除缝接处的血管外膜,避免损伤血管。同时也可观察血管有无损伤和其他病理状况,如因过去受伤、炎症及周围瘢痕等影响而致血管外膜形成瘢痕,管壁增厚,失去正常弹性等,或切断动脉后血流非喷射而出而呈涌溢而出者,虽有搏动,亦属不正常的血管。动脉的搏动不是判断血管是否正常的唯一标志,有的搏动虽好,但血管壁的质量不好。对不好的血管段均应切除,直至正常处为止。如因此血管长度不够时,需行静脉移植。若伴行静脉也因损伤等因素而不正常时,可以在受区附近寻找正常皮下静脉以供应用。不能勉强吻合受损伤的病变血管。

(4) 血管痉挛:对于血管痉挛,可用 2% 利多卡因溶液或罂粟碱外敷,使之缓解。对顽固的痉挛,小段血管可切除。如长时间痉挛不能解除者,应暂时放弃移植术。

3. **神经条件**　带神经的组织移植,在受区也应找到适当的感觉神经支或运动神经支。前者在皮下较易找到,后者可在混合神经干中寻找,但要分辨出运动束或感觉束常较困难。此外也可利用已受损毁的肌肉支配神经,这类神经肌支一般比较正常。不正常的神经束应逐段彻底切除,直至出现正常神经断面为止。

4. **其他组织**　受区的瘢痕、肿瘤及其他病变组织要彻底切除。如治疗皮肤肌肉缺损,应尽量切除瘢痕组织。

三、股前外侧皮瓣切取术

(一) 适应证

股前外侧皮瓣于 1984 年由徐达传首先报道,罗力生介绍了该皮瓣的解剖和临床应用。经过 30 多年的研究,该皮瓣越来越多用于修复四肢、颈部、躯干、会阴等部位软组织缺损、深部组织外露。皮瓣切取部位隐蔽、供瓣面积大、可携带肌肉、阔筋膜、皮神经等多种组织,满足不同创面修复需要;旋股外侧动脉血管蒂部恒定,口径粗,血管蒂长,因此是临床最常用的游离皮瓣供区之一。

(二) 技术要点

1. **皮瓣设计**　以旋股外侧动脉降支为蒂,按受区创面设计皮瓣大小。皮瓣可呈椭圆形、菱形或半圆形等。

2. **显露血管神经**　先切开皮瓣内侧缘皮肤,切口向腹股沟动脉搏动处延长,切开皮肤、皮下组织及阔筋膜,将皮瓣向外掀起在股外侧肌边缘向外侧寻找肌皮动脉穿支或肌间隙皮支。于股直肌与股外侧肌间隙向深面分离,向内侧牵开股直肌,显露旋股外侧动脉降支血管神经束,向下分离至第 1 个肌皮动脉穿支,自其进入肌肉处与穿出肌膜之间的表面切断股外侧肌,把肌皮穿支从肌肉分离出来。分离时结扎切断至肌肉的分支,亦可保留血管周围一部分肌纤维以保护血管,如果皮瓣较大则包括 2~3 个肌皮动脉穿支。继之再向上分离旋股外侧动脉降支及其伴行静脉直到接近起始部,并把至股外侧肌的神经血管束分离出来。亦可自上而下先显露旋股外侧动脉降支,随着向下找出和分离肌皮穿支。

3. **切取皮瓣**　血管蒂分出后,再切开皮瓣的下缘及外后缘,在阔筋膜下游离皮瓣,继而切开皮瓣上缘。若进行皮瓣游离移植,则在上缘延长切口,将股外侧皮静脉及神经游离至受区所需长度后切断,并结扎静脉近端。至此,带有血管蒂的皮瓣已全部游离。待受区准备就绪,即可按需要的长度切断血管蒂。

4. **缝合创面**　供区创面小者可直接缝合,创面大者可行游离植皮修复。

四、术后处理

吻合血管的组织移植成功关键在于吻合血管的通畅,血管通畅率高主要依靠精细的缝合针线、手术器械和精湛熟练的缝合技术。但是从临床和试验的观察,即使血管吻合当时情况良好,血管腔内血液通畅,但后期仍可因感染、血管痉挛及血栓形成而致移植失败,因此术后积极进行抗感染、抗痉挛、抗血栓的"三抗"治疗是预防吻合血管的组织移植失败的重要措施。

(一) 抗感染

吻合血管的组织移植手术后发生感染,不仅使伤口不能一期愈合,更严重的是炎症波及血管,可引起血管持续性痉挛,血管管壁明显炎性反应,壁层组织肿胀,引起血管闭塞,最后形成血栓,甚至可使血管壁坏死,发生吻合口破裂出血。这些不仅导致血流中断,甚至可发生严重脓毒症等危及患者生命。

预防感染,应该从术前一直贯彻到创面完全愈合的全过程中。手术前的准备和手术中的无菌技术,术后患者应转入特护病房,由专人观察护理,在观察血运时,应严格注意无菌技术,是预防感染的关键。因吻合血管的组织移植手术时间一般较长,5~10 小时甚至更长,这就增加了感染的机会。为此,术后应使用抗生素,一般可先用青霉素 80 万 U,每 4~6 小时 1 次,链霉素 0.5g 每日 2 次,这样对革兰阴性菌和革兰阳性菌都有作用。如感染发生或创面细菌培养阳性,则应根据其敏感试验结果,进行药物更换调整。

(二) 抗痉挛

血管痉挛是血管外科中比较常见的现象。痉挛后血管通畅性将受影响,并能继发血栓形成,使管腔完全阻塞。小血管痉挛的原因:①神经性痉挛:系自主神经兴奋所致,常由疼痛、寒冷等因素引起;②肌肉性痉挛:系血管壁层平滑肌纤维高度收缩所致,常由术中对血管外膜的分离、牵拉、创伤等机械性刺激所致,以及术后炎症对血管壁的化学性刺激,或固定不充分的骨断端刺激等引起。

针对以上原因,术后应采取积极的抗痉挛措施:①适时给予止痛药,伤肢石膏托制动、体位舒适,减少患者躁动;②纠正血容量不足,予以补液、输血维持血压,增加血流速度;③予以保温,室温在 25℃为宜;④应用解痉药,常用自主神经拮抗药如罂粟碱、普鲁卡因、氯丙嗪等,平滑肌松弛药如烟酸肌醇、苄唑啉、烟草酸等,可选择 1~2 种药物应用,必要时可在血管近侧段内直接注射。罂粟碱口服剂量 200~250g/d,每日 2 或 3 次;3% 盐酸罂粟碱溶液可做皮下注射,每次 30~60mg,每 6 小时一次;静脉给药应慎用,必须使用时应缓慢静脉滴注,以免全身血管床迅速扩张,影响血流动力学稳定,加之罂粟碱对心脏有抑制传导作用,故可出现心室颤动甚至心搏骤停而死亡。⑤手术探查:对顽固性血管痉挛(有时与血管栓塞不易鉴别)应及时进行手术探查。手术显露血管吻合处及受区血管段,检查有无血管段损伤、血管外膜下血肿及血管内栓塞等,排除这些因素后,血管周围用温的 0.9% 氯化钠或 3%~4% 硫酸镁溶液、罂粟碱溶液和 2% 利多卡因溶液外敷,必要时可用温热普鲁卡因溶液注入血管作液压扩张。经上述处理后仍无效者,可切除痉挛段血管,行静脉移植。

(三) 抗血栓

吻合血管时,血管内膜损伤越重血栓的发生率就越高。在血栓形成及抗凝治疗的动物实验中观察到,当血管内膜挫伤达到剥脱程度时,其血栓发生率高达 75%。但在同样血管条件下,如采用抗凝治疗,可使血栓发生率下降至 13.6%,这说明抗凝治疗在预防血栓方面是有作用的。因此抗凝药的使用,在某些情况下是必要的。但必须指出,凡准备做抗凝治疗者,术中必须彻底结扎止血,特别是毛细血管的渗血处一一处理。在抗凝治疗过程中,必须定期复查凝血功能。对平时出血倾向或有其他脏器出血者,如溃疡病、食管静脉曲张或月经过多等不应使用抗凝治疗。

1. 肝素　肝素为一种黏多糖的硫酸酯,它能延长凝血时间,作用机制主要是抑制血浆中凝血活酶的活性,阻止凝血酶原转变为凝血酶;同时又降低凝血酶原的活性,抑制纤维蛋白原变成纤维蛋白,从而防止纤维素凝块的形成。

肝素的使用途径,一般以静脉滴注比较安全,若经静脉注射后其作用发生快,消失亦快,无蓄积作用。机体对肝素首次应用和随后的反应基本相同,因此首次剂量的确定很重要。为使用安全,有人主张在应用肝素前先做肝素耐量试验。在临床实践中,我们认为下列方法简便可靠:手术中首次按 1mg/kg 剂量应用肝素,注意观察手术创面,如无明显出血现象,术后即可按此剂量继续使用;如果创面出血明显,则说明机体对肝素较为敏感,术后将剂量减半应用。间隔时间以每小时静脉注射为宜。

硫酸鱼精蛋白是肝素的拮抗药,当肝素过量引起严重出血时,可用硫酸鱼精蛋白中和。1mg 硫酸鱼精蛋白可中和 100U 肝素,一般静脉注射 1% 硫酸鱼精蛋白 5ml 即可,必要时经 15 分钟再补充注射 5ml。

2. 右旋糖酐 -40　右旋糖酐 -40 系葡萄糖组成的多糖,由于分子中葡萄糖部分相互连接的方式和数量不同,所以衍生出中、低、小 3 种分子量的右旋糖酐制剂。右旋糖酐 -40 为 40 000,黏度为 0.160~0.190,输入人体 1 小时后,从尿中排出 50%,24 小时排出 70%。比较起来,右旋糖酐 -40 的黏度和排泄速度介于中、小分子右旋糖酐之间,不仅改善微循环,还能扩充血容量,具有较好的抗凝作用。其作用机制是:①使血液稀释,扩充血容量;②减少血小板;③可使红细胞和血小板的负电荷增加。

连续应用数天右旋糖酐 -40 溶液后,红细胞、血红蛋白、血小板均可明显下降,所以应每日检查血常规,适当输血。另外,由于右旋糖酐能与血浆中纤维蛋白原和抗血友病球蛋白相结合,血小板又因吸附右旋糖酐分子而失效,所以连续应用后,可能发生出血现象。当血小板减少至术前的 1/2 时,常常会出现伤口渗血,甚至形成血肿。如将右旋糖酐减量或停用,则血小板就会上升,渗血就会停止。

3. 阿司匹林　阿司匹林抗凝作用机制为:进入血液后易与白蛋白结合,使已与白蛋白结合的抗凝药游离,而发生抗凝作用;能抑制肝脏合成凝血酶原,通过血小板释放二磷腺苷,而阻碍血小板的凝集,能使血小板中抗肝素因子不易释放,故减少了血管内栓塞的机会。

应用阿司匹林抗凝治疗注意事项:①用量要小于常规用量,一般用 0.3g,每日 2~3 次;②注意观察药物过敏反应,除可发生荨麻疹、支气管哮喘、血管神经性水肿外,还可发生过敏性休克;阿司匹林可引起过敏性皮疹,有多形性红斑型、水疱型和紫斑型三种类型。停药后一般可消退。

4. 双嘧达莫　具有扩张血管和预防血栓形成的作用。双嘧达莫能降低血小板黏附性、聚集性和第Ⅳ因子的功能。当双嘧达莫在血液中超过常规浓度时,可抑制血小板的功能,如低于常规浓度,则对血小板的功能无影响。故用药量应根据其血中浓度来调节。与阿司匹林合用时,效果更好。每次 25~50mg,每日 3 次。如血中浓度过高时,可能出现持续性头痛、消化不良、乏力及低血压所致的眩晕等不良反应。

由于抗凝疗法可发生一些并发症,许多学者不主张应用,特别是肝素的并发症较多,掌握不好弊多利少,目前在临床多采用右旋糖酐 -40 并用小剂量阿司匹林治疗。

五、典型病例

患者,男,65 岁。因右足红肿破溃 1 个月入院。既往糖尿病病史 10 年,血糖控制不稳定。1 个月前无明显诱因,右足第 4、5 趾开始红肿破溃,继而出现足背及外踝部皮肤红肿,并逐渐出现右足第 4、5 趾及足背、外踝部皮肤发黑坏死。入院后右足 X 线片示:第 4、5 趾中远节趾骨骨质坏死。诊断糖尿病足并感染坏疽。予以内科系统治疗,包括控制血糖、血脂、改善循环、营养神经、抗感染等。行下肢血管造影示:胫前动脉和足背通畅,胫后动脉部分栓塞。行胫后动脉球囊扩张加支架成形术等腔内血管介入治疗以重建胫后动脉血流。全身情况稳定后,采用手术清创和水刀精确清创和负压技术(NPWT)以清除坏死组织、控制感染、改善创基,并去除右足第 4、5 趾中远节趾骨坏死骨质。负压治疗 1 周后,行二期手术封闭右足创面。术中利用右足第 4、5 趾剔除死骨后形成的局部皮瓣直接缝合。由于外踝及足背部分肌腱外露,故在同侧大腿设计股前外侧游离皮瓣,大小约 13cm × 7cm,将皮瓣血管与足背动静脉吻合,覆盖右外踝及足背创面,彻底封闭右足创面。术后右足局部皮瓣和游离皮瓣成活良好,2 周后拆线出院(图 15-4-1~ 图 15-4-5)。

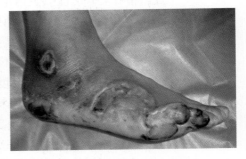

图 15-4-1　右足入院时创面情况

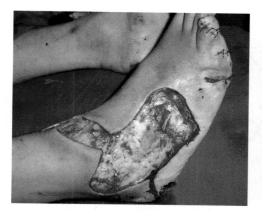

图 15-4-2　经过清创＋负压治疗后右足创面情况，右足第 4、5 趾利用剔除死骨后形成的局部皮瓣直接缝合

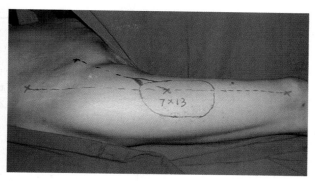

图 15-4-3　右侧大腿设计股前外侧游离皮瓣，大小约 13cm×7cm

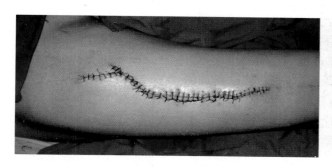

图 15-4-4　右侧大腿游离皮瓣供区直接拉拢缝合

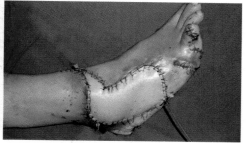

图 15-4-5　利用股前外侧游离皮瓣和局部皮瓣封闭右足创面

（陶　克）

参 考 文 献

［1］ 侯春林,顾玉东.皮瓣外科学［M］.上海:上海科学技术出版社,2013.
［2］ 王炜.整形外科学［M］.杭州:浙江科学技术出版社,1999.
［3］ 杨宗城.烧伤治疗学［M］.北京:人民卫生出版社,2006.
［4］ 盛志勇,郭恩覃,鲁开化.手术学全集:整形与烧伤外科手术学［M］.第 2 版.北京:人民军医出版社,2004.
［5］ 侯春林.带血管蒂组织瓣移位手术图解［M］.第 3 版,上海:上海科学技术出版社,2006.
［6］ 王成琪.王成琪显微外科学［M］济南:山东科学技术出版社,2009.
［7］ 任志勇.肢体组织缺损显微修复与重建手术学［M］.北京:军事医学科学出版社,2004.
［8］ 邢新.皮瓣移植实例彩色图谱［M］.第 2 版,沈阳:辽宁科学技术出版社,2011.
［9］ 胡大海,朱雄翔,韩军涛.西京烧伤与皮肤外科临床工作手册［M］西安:第四军医大学出版社,2012.
［10］ 钟世镇,徐达传,丁自海.显微外科临床解剖学［M］.济南:山东科学技术出版社,2000.

第十六章

夏科关节病

第一节 手术重建

一、手术时机

传统观念认为在夏科关节病急性期一般不推荐手术治疗,因为在此阶段存在严重水肿、骨髓炎等。然而,夏科关节病急性期是否可行手术重建目前仍受到争议。有文献报道非手术治疗措施如果能够提供一个没有重大骨质破坏和畸形的跖足结构被视为夏科关节病的首选治疗,如完全接触支具(total contact casting,TCC)。但另一些报道提示接受TCC治疗的急性期患者40%~50%可能会因为复发性溃疡或残留畸形而需要再行手术治疗。因此,有学者认为这种两个阶段的措施可能会导致患者需要长期固定而生活质量下降,且增加治疗经费。有学者指出较非手术治疗后再行手术治疗的夏科关节病患者,高危患者早期行手术重建可以提供及时复位的跖及稳定的足,提高患者的生活质量。

在临床实践中,夏科关节病慢性关节畸形阶段行手术重建术是比较常用的治疗手段。主要的手术方式有骨突出物切除术、关节融合固定术及肌腱延长术,以使畸形的足结构重新获得稳定,并且能预防溃疡反复发作。近年来随着医学技术的发展,足弓接骨板固定、轴向螺钉固定、锁定接骨板、逆行针以及外固定等已开始用于克服夏科神经关节病的组织固定问题。

无论早期还是慢性期手术,术前准备是至关重要的。对患者的年龄、营养状况及可能发生的并发症要进行详尽评估;专科医师对肝肾和心血管功能情况评估。经皮氧分压也需要达到术前标准(>30mmHg)才可行手术治疗。

二、手术方式

为了使夏科关节病的手术重建成功,以下4个重要的外科技术需要重视:①为了获得成功的关节融合术,融合区域必须超越受损区域,且不能破坏骨质及关节面;②骨切除术缩短了肢体以便减少包绕在受损区域的软组织张力;③采取最强的固定方式,从而可以承受软组织存在的问题;④硬件必须应用在适用最大机械功能的位置。

足弓接骨板固定是夏科关节病足中断塌陷最恰当的治疗方法。本方法使固定从塌陷骨区域延伸跨过未塌陷骨区域（图 16-1-1）。锁定接骨板固定技术对于严重骨质破坏的改善有显著优势。由于足弓接骨板不能放置于整个距舟关节处，所以载距突处病变不能使用此技术。轴向螺钉内固定术用于足中断重建术是通过顺时或逆时针拧入跖骨髓腔内，对于应力集中区的骨质已破坏者不提倡应用此技术。通过去除各跖骨关节间所有软骨及舟状骨 - 楔状骨关节和距舟关节间的软骨从而完成融合重建术。通常外固定术主要用于夏科关节病下肢重建术后提供横跨的稳定结构（图 16-1-2）。

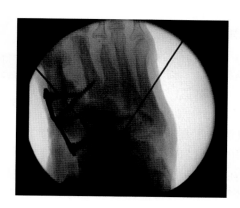
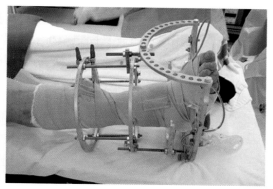

图 16-1-1　夏科关节病足弓接骨板固定　　　图 16-1-2　夏科关节病外固定

对存在骨髓炎、血管性坏死或者是足舟关节脱位的急性及慢性夏科关节，可考虑运用外固定支架。虽然夏科关节病很少影响踝和足后段，但是其产生的畸形所导致的残疾如果不经干预，将有截肢风险。跟腱挛缩是夏科关节病患者常出现的并发症，跟腱挛缩增加了足中段、后段及踝关节的应力，这种马蹄足畸形必须解决从而调整跟骨倾角。现已有很多不同的肌腱延长手术被提出，经皮跟腱延长术目前已应用于临床，但有 10% 的肌腱断裂率。通过 Z 型延长术的开放跟腱延长术也是被公认的手术方式，可使肌腱直接可视化，降低肌腱断裂的风险。

总之，夏科关节病的重建的目的是稳定足关节及预防皮肤溃疡，重建手术有许多种方法，外科医师应根据患者的病变特点结合临床，综合分析，选择最适宜的外科重建术。

第二节　术后矫治策略

糖尿病患者行夏科关节病的重建术显著增加了并发症的发生率，如骨折不愈合、延迟愈合及假关节形成等。为了减少并发症的发生，需要在外科重建术后行适宜的矫治方法。

一、支具和外固定装置

常规的矫治方法是在重建术后应用非负重支具或外固定装置。在夏科关节病关节融合术后采用外固定装置固定后可显著增加融合率，减少并发症的发生。一般在重建术后采用外固定支架固定 6 个月左右。目前最常用的支具是完全接触支具(total contact casting,TCC)(图 16-2-1),是一个夏科关节病制动矫治靴(charcot restraint orthotic walker,CROW),它是一个定制的双壳类全接触踝足矫形器,在一个刚性聚合物壳内充填各种不同密度泡沫从而分担下肢压力,限制进一步骨折的发生。Simon 等报道了 14 例夏科关节病经广泛的清创、切开复位、自体骨移植跗跖骨区域内固定重建术后,采用非负重支具固定至少 6 个月,术后患者关节融合术均获得成功,且均无长期并发症。

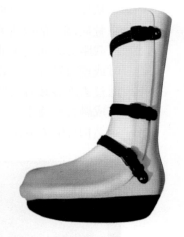

图 16-2-1　夏科关节病制动矫治靴

二、生物活性制剂

近年来一些生物活性制剂也被用于夏科关节重建术后,均有促进骨愈合过程的作用。主要的生物活性制剂有如下几种:①富血小板血浆:2009 年,Pinzur 报道在高危的夏科关节病患者重建术后注射 PRP,融合率可达 91.3%。②骨形态发生蛋白(BMP):目前已被确定的 BMP 有 20 余种,已发现 BMP-2、BMP-4 和 BMP-7 在骨的形成过程中发挥了重要作用,其中 BMP-2 和 BMP-7 可批量生产。2000 年,成骨蛋白 OP-1(BMP-7)被批准用于骨折长期不愈合的长骨。2009 年 Schuberth 等报道了将 OP-1 用于复杂的夏科关节病重建术及其他复杂的足和踝重建术,总体融合率为 84.21%。亦有报道将其用于足后段及踝部的融合术也非常成功。③软化骨基质:来源于皮质骨,既是骨诱导也是骨传导的移植替代骨。软化骨基质可以以多种形态存在,有凝胶、膏剂、粉剂、片剂、颗粒剂等其他各种形式,从而大大增加了外科手术适宜的种类。

三、骨刺激设备

骨刺激设备也是治疗夏科关节病的重要设备,目前有 3 种类型:①直流电设备:是具有可置入装置的设备,具有一个单或双钛阴极电极,可直接放置到所需部位,电池装置的阳极通常放置在皮下。直流电设备可以增加细胞内游离钙和过氧化氢,可使受损部位 pH 大幅度增加,从而促进愈合。直流电设备操作简单,故患者的依从性好。②电容耦合设备:电极放置在经皮兴奋的区域。体外研究表明,电容耦合设备可增加成骨细胞的分化,从而促进骨的愈合。此类设备的缺点是要求患者每天使用 3~10 小时,故依从性较差。③脉冲电磁场设备:是以电磁场的形式利用兴奋区域的电脉冲,可以直接应用于皮肤和支具。体外研究表明,脉冲电磁场设备可以通过分化纤维软骨细胞从而促进愈合。因其每天的使用时间亦需 3~10 小时,故患者的依从性仍是一个问题。

夏科关节术后矫治的目的是为了减少外科重建手术的并发症,促进骨愈合,提高患者的生活质量。临床医师应根据患者自身特点,综合分析,选择有效且实惠的矫治方法。

四、典型病例

患者,男,41 岁。因左足明显肿胀伴中度红斑、轻微疼痛 1 年余入院。有 2 型糖尿病病史 10 年,伴风湿病病史。1 年前患者因左足发生轻微扭伤而出现明显肿胀伴中度红斑、轻微疼痛。发病早期在某院骨科就诊,X 线片未见异常,诊断为足踝扭伤。1 年后患者足部水肿症状明显改善,红斑和皮肤温度由加重后又渐恢复正常,在该院复查左足 X 线片提示骨质改变,考虑为痛风,建议患者转风湿免疫科就诊。转诊后,B 超示:足中段骨骼不规则脱位,可见关节积液及特征性中度增强的血流。由于患者未提供更早的足部影像资料,遂行左足 X 线片示:足中段伴有骨碎片,跗骨及跖跗关节半脱位、脱臼(图 16-2-2)。追问病史,病程中足部皮肤无破溃,无溃疡史。根据检查结果及症状,确诊为糖尿病足,并夏科关节病。患者遂自行于某糖尿病足诊所就诊,MRI 检查

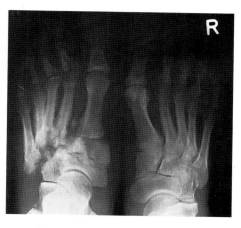

图 16-2-2　夏科关节病 X 线片
双足 X 线片显示,左足中段伴有骨碎片,跗骨及跖跗关节半脱位、脱臼,右足正常。

示:左足骨结构及关节严重破坏,足中段关节错位,伴骨髓水肿。给予相应治疗效果不佳(具体不详),2 个月后右足亦出现明显肿胀,足底出现大面积溃疡,方就诊我院。实验室检查提示:CRP10.4mg/L,红细胞沉降率 34mm/h;右足皮肤温度比左足高 4.5℃。右足 X 线片示:右足中段足骨错位且伴有骨碎片,符合夏科关节病改变。MRI 检查示:右足骨结构严重破坏,足中段关节错位,骨髓水肿,与左足类似。入院诊断:糖尿病足,双侧夏科关节病;不排除因右足软组织或骨继发感染。

(楚同彬)

参 考 文 献

［1］ Sanders LJ,Fryberg RG.Diabetic neuropathic osteoarthropathy:the Charcot foot ［M］. In:Fryberg RG,ed. The high risk foot in diabetes melitus.New York:Churchill Livingstone,1991.

［2］ Frykberg RG,Armstrong DG,Giurini J,et al.Diabetic foot disorders:a clinical practice guideline ［J］. J Foot Ankle Surg. 2000,39(11):2-6.

［3］ Sammarco VJ,Sammarco GJ,Walker EW Jr,et al. Midtarsal arthrodesis in the treatment of Charcot arthropathy ［J］. J Bone Joint Surg Am,2009;91:80-91.

［4］ Burns PR,Wukich DK. Surgical reconstruction of the Charcot rearfoot and ankle ［J］. Clin Podiatr Med Surg,2008,25:95-120.

［5］ Saltzman CL,HagyML,Zimmerman B,et al. How effective is intensive nonoperative initial treatment of patients with diabetes and Charcot arthropathy of the feet? ［J］Clin Orthop Relat Res. 2005,435:185-190.

［6］ Baravarian B,Van Gils CC. Arthrodesis of the Charcot foot and ankle［J］. Clin Podiatr Med Surg. 2004,21:271-289.

［7］ Thomas Mittlmeier MD,K. Klaue MD,Patrick Haar MD,et al. Should One Consider Primary Surgical Reconstruction in Charcot Arthropathy of the Feet?［J］.Clin Orthop Relat Res 2010, 468:1002-1011.

［8］ Pinzur MS,Sostak J. Surgical stabilization of nonplantigrade Charcot arthropathy of the midfoot［J］. Am J Orthop,2007,36:361-365.

［9］ Pinzur MS,Sage R,Stuck R,et al. A treatment algorithm for neuropathic(Charcot)midfoot deformity［J］.Foot Ankle,1993,14:189-197 .

［10］ Rosenblum BI,Giuini JM,Miller LB,et al. Neuropathic ulcerations plantar to the lateral column in patients with Charcot foot deformity:a flexible approach to limb salvage［J］. J Foot Ankle Surg,1997,36:360-363.

［11］ Allman RM,Brower AC,Kotlyarov EB. Neuropathic bone and joint disease［J］.Radiol Clin North Am,1988,26:1373-1381.

［12］ Schon LC,Marks RM. The management of neuroarthropathic fracture-dislocations in the diabetic patient［J］.Orthop Clin North Am.1995,26:375-392.

［13］ Jennifer Pappalardo,Ryan Fitzgerald. Utilization of Advanced Modalities in the Management of Diabetic Charcot Neuroarthropathy［J］. J Diabetes Sci Technol,2010,4(5):1114-1120.

［14］ Sammarco VJ. Superconstructs in the treatment of Charcot foot deformity:plantar plating,locked plating,and axial screw fixation［J］. Foot Ankle Clin,2009,14(3):393-407.

［15］ Assal M,Stern R. Realignment and extended fusion with use of a medial column screw for midfoot deformities secondary to diabetic neuropathy［J］. J Bone Joint Surg Am. 2009,91(4):812-820.

［16］ Jani MM,Ricci WM,Borrelli J Jr,et al. A protocol for treatment of unstable ankle fracturing using transarticular fixation in patients with diabetes mellitus and loss of protective sensibility［J］. Foot Ankle Int,2003,24(11):838-844.

［17］ Holstein P,Lohmann M,Bitsch M,et al. Achilles tendon lengthening,the panacea for plantar forefoot ulceration?［J］. Diabetes Metab Res Rev,2004,20(11):S37-40.

［18］ Simon SR,Tejwani SG,Wilson DL,et al.Arthrodesis as an early alternative to nonoperative management of charcot arthropathy of the diabetic foot［J］. J Bone Joint Surg Am,2000,82-A(7): 939-950.

［19］ Assal M,Stern R. Realignment and extended fusion with use of a medial column screw for midfoot deformities secondary to diabetic neuropathy［J］. J Bone Joint Surg Am,2009,91(4):812-820.

［20］ Ulrich Illgner,TymoBudny,InnaFrohne,et al.Clinical benefit and improvement of activity levelafter reconstruction surgery of Charcot feet using external fixation:24-months results of 292 feet［J］. BMC Musculoskeletal Disorders,2014,15:392.

［21］ Grant WP,Jerlin EA,Pietrzak WS,et al. The utilization of autologous growth factors for the facilitation of fusion in complex neuropathic fractures in the diabetic population［J］. Clin Podiatr Med Surg,2005,22(4):561-584.

［22］ Pinzur MS. Use of platelet-rich concentrate and bone marrow aspirate in high-risk patients with Charcot arthropathy of the foot［J］.Foot Ankle Int,2009,30(2):124-127.

［23］ Lieberman JR,Daluiski A,Einhorn TA. The role of growth factors in the repair of bone. Biology and clinical applications［J］. J Bone Joint Surg Am 2002,84-A(6):1032-1044.

［24］ Liporace FA,Bibbo C,Azad V,et al. Bioadjuvants for complex ankle and hindfoot reconstruction ［J］. Foot Ankle Clin,2007,12(1):75-106.

［25］ Schuberth JM,DiDomenico LA,Mendicino RW. The utility and effectiveness of bone morphogenetic protein in foot and ankle surgery［J］. J Foot Ankle Surg,2009,48(3):309-314.

［26］ Hasharoni A,Zilberman Y,Turgeman G,et al. Murine spinal fusion induced by engineered mesenchymal stem cells that conditionally express bone morphogenetic protein-2［J］. J Neurosurg Spine,2005,3(1):47-52.

［27］ Hardy MA,Logan DB. Principles of arthrodesis and advances in fixation for the adult acquired flatfoot ［J］. Clin Podiatr Med Surg,2007,24(4):789-813.

［28］ Wang Q,Zhong S,Ouyang J,et al. Osteogenesis of electrically stimulated bone cells mediated in part by calcium ions ［J］. Clin Orthop Relat Res,1998,348:259-268.

［29］ Brighton CT,Wang W,Seldes R,et al. Signal transduction in electrically stimulated bone cells ［J］. J Bone Joint Surg Am,2001,83-A(10):1514-1523.

［30］ Guerkov HH,Lohmann CH,Liu Y,et al. Pulsed electromagnetic fields increase growth factor release by nonunion cells ［J］. Clin Orthop Relat Res,2001,384:265-279.

［31］ AleksandraKonarzewska,LudomiraRzepecka-Wejs,Anna Korzon-Burakowska. Ultrasound diagnosed bone and joint destruction as a typical image in advanced Charcots arthropathy- case report ［J］. Journal of Ultrasonography,2012,12:226-232.

第十七章

护 理 技 术

第一节　基础护理

一、控制糖尿病

1. **饮食护理**　饮食治疗是糖尿病的基本治疗措施。根据患者体重、年龄及活动量算每日饮食量，以达到热量摄入与消耗的平衡，指导患者有规律地进食。原则上进食要定时定量，一日三餐合理分配，一般按 1/5、2/5、2/5 或 1/3、1/3、1/3 的比例，应避免饱餐。糖尿病足感染坏死患者因消耗大，应适当增加 10%~20% 的热量摄入，根据患者饮食习惯，使食谱多样化。在饮食的选择上提倡使用粗制米、面和适量杂粮，忌食葡萄糖、蔗糖、蜜糖及其制品，忌食动物脂肪，少食胆固醇含量高的食物，如动物肝脏、海鲜和蛋黄等。

2. **药物护理**　①口服降糖药应从小剂量开始，餐前服用，教育患者一定按时按剂量服药，不可随意增量或减量。②胰岛素在餐前半小时皮下注射，注射胰岛素严格掌握每毫升剂量，确保时间、剂量正确；此外，应有计划地更换注射部位以免因皮下硬结影响吸收。注射后观察有无疲乏、饥饿、头昏、出汗、心慌等低血糖症状，一旦发生立即静脉注射葡萄糖。

二、皮肤护理

1. **足部日常检查**　每日常规检查足部，仔细检查双足的足背和足底也包括趾间都应该检查到，包括各种损伤、擦伤、水疱，皮肤干燥、皲裂，鸡眼和胼胝，有无趾甲异常；皮肤温度及颜色是否异常，有无肿胀、溃疡、感染。重点检查足底、趾间及足部变形部位。可指导患者借助镜子观察到双脚的每个部分，用手触摸足背和足底，亦可请护理人员、家人或朋友帮忙。用热水袋、暖壶、电热毯取暖，切忌烤火，以免足部烫伤。

2. **睡前温水泡脚**　指导患者日常养成足部清洁护理习惯，每晚睡前温热水泡脚，并掌握正确方法：不要过分浸泡双脚，时间不宜超过 10 分钟；温度以手能接受的温度为宜；使用中性肥皂；保持脚趾间干爽，用浅色毛巾擦干脚趾间水分，并检查有无出血或渗液，如趾间因潮湿而发白，可用乙醇棉签擦拭；不要用毛巾或手用力搓揉脚趾，以免擦伤皮肤。

3. **定期修剪趾甲** 糖尿病足患者要定期修剪趾甲,趾甲过长会容易断裂损伤趾周组织。修剪趾甲是糖尿病足护理的基本功之一,最好不要患者自己剪,因患者足部末梢感觉差,误伤可能亦无感觉,最好由家人协助修剪。趾甲应直剪,勿斜剪,以免伤及甲沟;趾甲不宜剪得过短,一般到与趾尖同一水平线即可。剪完趾甲后一定要打磨平滑,以免足部皮肤划伤。

4. **选择透气性能好的鞋袜** 糖尿病足患者的鞋袜首选透气性能好、质地松软、大小适宜,勿穿着凉鞋或拖鞋,避免皮肤裸露在外碰伤。也不要穿过紧的或尖头鞋或高跟鞋,以免给足部增加负担,同时避免长时间步行。建议穿着专为糖尿病患者设计的减压鞋,鞋子要方头。指导患者穿鞋前要仔细检查鞋内有无异物,购置新鞋时须双足试穿,以舒服为标准,皮鞋以软皮为宜。由于患者足部神经感觉迟钝,往往踩到硬物亦无知觉,故切忌赤足走路,告诫患者即使在家中厨房或浴室也应穿布拖鞋。

合适的鞋袜均可以保护糖尿病足免受外伤、烫伤和感染。一般,没有足部畸形、神经病变的患者可以自己选择合适的鞋,以平底、棉质、软底、透气、松紧合适为宜,袜子以穿浅色棉袜为宜。对有神经病变和(或)有缺血性病变的患者,鞋袜则要满足足部的特殊需要,尤其是存在足部畸形时,可订制专门的个性化的糖尿病治疗鞋、鞋垫。购买鞋时要注意:买鞋的时间最好是下午至傍晚,此时段的双足会偏肿胀些。若双脚大小不一样,买鞋时以较大的一只为准。禁忌穿尖头鞋及高跟鞋。避免穿凉鞋、拖鞋外出行走。

(1) 穿鞋的注意事项:首次穿新鞋的时间不宜过久,以半小时为宜,以后再将时间逐步延长。穿新鞋后要仔细检查双足是否起水疱、破损甚至红肿,如有损伤说明此鞋不合适,不宜再穿。每次穿鞋后要仔细检查鞋底有无钉子、石子、碎玻璃等尖锐异物,并且要把鞋内杂物清除。鞋内面若开线或鞋垫有褶皱应及时修理好才能穿。利用生物力学原理制成的全接触塑形鞋(TCC)对糖尿病足的神经性溃疡有效,当不穿塑形鞋走路时则有 30%~57% 的溃疡复发。近年在此基础上进一步发展了一种可拆卸玻璃纤维塑形鞋(MABAL 鞋),与 TCC 鞋相比,MABAL 鞋可使踝关节自由活动,鞋子可随时拆卸,价格更低廉。

(2) 穿袜的注意事项:尽量穿棉质袜;选择浅色的袜子,这样足部有破损时才能及时发现;不要穿弹性过强的袜子,避免影响血液循环;不要穿有破洞或有补丁的袜子,避免足部的损伤;每天要更换袜子,保持足部的清洁、干爽;冬天可穿厚棉袜或毛袜保暖。

5. **注意保持足部皮肤润滑** 糖尿病患者由于自主神经病变,出汗减少,足部皮肤干燥,特别是足跟部容易出现皲裂,并可进一步形成溃疡继发感染。每日涂抹羊脂油类润滑剂并轻柔而充分按摩皮肤。但此类患者出汗过多也容易引起真菌感染,建议他们洗脚时用医用酒精擦拭脚趾间隙,或在洗脚水中加少量食醋,因为酸性环境不利于真菌生长。

6. **皮肤水疱的护理** 糖尿病足水疱是诱发肢端坏疽的危险因素。水疱好发于四肢末端及循环不良的部位,一般为圆形或椭圆形,大小不一,处理不当易合并感染。有水疱和足癣患者可用 1:5000 高锰酸钾液泡足,每日 3 次,不超过 1 周。

保持水疱部清洁,对紧张性水疱避免切开,在无菌操作下抽取渗液,预防继发感染。对小水疱一般不需抽液,给予无菌纱布包扎,待微循环改善后可自行吸收,水疱干枯后形成的痂皮具有一定的保护作用可预防感染,任其自然脱落。

三、心理护理

由于糖尿病足病程长、难治愈、并发症多等原因,易使患者产生焦虑、抑郁等情绪,因足部感染坏疽,伴有恶臭,患者常有自卑心理,对疾病缺乏信心,或对疾病抱无所谓的态度而不予重视。糖尿病足患者因住院时间较长易产生焦虑情绪,这些都增加了护理难度。护理人员应了解患者的心理问题,必须做到关心体贴患者,经常和患者谈心,使患者能坚持正确的治疗和饮食方法,树立信心,调动其积极性,增强与疾病作斗争的勇气。使其心态稳定,积极配合治疗。对有焦虑、恐惧情绪的患者,通过宣教,告知患者只要通过积极、规范的治疗,注意足卫生,防止足受伤,糖尿病足是可以预防的。同时不可忽视患者家属工作,要求从各方面帮助患者,使患者感受到家庭的温暖和社会支持,树立战胜疾病的信心。

第二节　围术期护理

围术期是围绕手术的一个全过程,从决定接受手术治疗开始,直至基本康复,包括手术前、手术中及手术后的一段时间。手术能治疗疾病,但也可能导致并发症和后遗症。患者接受手术,要经历麻醉和手术创伤的刺激,机体处于应激状态。任何手术都会使患者产生心理和生理负担。因此,围术期护理旨在为患者提供身心整体护理,增加患者的手术耐受性,使患者以最佳状态顺利度过围术期,预防或减少术后并发症,促进患者早日康复。

一、术前护理

1. **术前健康宣教**　向患者及家属说明术前检查的目的及注意事项,协助完成各项辅助检查,指导患者及家属阅读手术须知。了解患者对疾病和手术的认知程度,应向患者讲解血糖升高对糖尿病足手术治疗的影响,说明血糖控制不良会影响手术伤口愈合。加上外周血管疾病的存在,降低了伤口愈合的速度,容易发生感染和加重组织损伤。可利用图片资料、宣传手册、录音、录像或小讲课等多种形式,或患者经验分享、专题讲座等多种教育手段,向患者介绍手术、麻醉相关知识,说明手术的重要性,术前、术中、术后可能出现的情况及配合方法。女性患者应了解是否在月经期。根据患者血糖水平、饮食状况、体重因素指导患者饮食。同时需对教育效果进行评价,了解患者能否正确复述术前准备相关配合要点,能否正确进行功能训练。

2. **术前常规准备**　行患者个人卫生及手术区域的皮肤准备,根据手术需要,配合医生对手术部位进行标记,做好身份识别标志,以利于病房护士与手术室护士进行核对。根据病情制订用药方案,空腹血糖控制在 7~10mmol/L 时进行手术,血糖监测时间应在三餐前、三餐后 2 小时、睡前及凌晨 2~3 时。

3. **术前训练指导** 包括排泄训练和体位训练指导。患者术后需卧床休息以避免体重对足部负重,指导练习在床上使用便器;教会患者自行调整卧位和床上翻身的方法,以适应术后体位的变化;根据手术要求训练患者特殊体位,以适应术中和术后特殊体位的要求。

4. **呼吸道护理** 糖尿病足患者多高龄,且由于抵抗力低下,容易发生呼吸道感染。围术期卧床时间较长,肺气体交换量下降,肺内分泌物增多,引流不佳时容易导致肺不张和坠积性肺炎等。术前呼吸道管理措施包括翻身拍背,进行深呼气、深吸气以增加肺活量;痰液黏稠不易咳出时可口服化痰药或雾化吸入,预防肺部感染。

5. **创面管理** 每天评估足病溃疡伤口的情况,注意观察有无感染和缺血等迹象。对于感染或坏死组织应进行清创,同时应行钳刮术取溃疡底部组织行细菌培养,根据培养结果选用抗生素。

二、术中护理

1. **病情评估** 根据不同的手术需要选择合适的手术间行手术,保证所有电源、仪器、接线板、吸引器等都处于正常工作状态,仪器设备按规范化布局放置到位。护士应评估患者意识状态、全身情况、手术配合程度、术前准备情况等。术中随时评估患者的体位摆放情况、皮肤受压情况;建立静脉通路,在实施正确体位的同时,确保静脉通路、导尿管等引流管通畅,以及电刀负极板的安全放置。患者出手术室前需再次评估,保证各种引流管正确连接、固定牢固、引流通畅,伤口有无渗血、包扎是否妥当、受压皮肤是否完好。

2. **严格执行查对制度** 患者入室后,手术医师、麻醉医师、手术室护士三方核对确认患者身份,运用两种及以上的方法进行患者手术信息核对。患者体位的安置由手术医师、麻醉医师、手术室护士共同完成,体位安置要安全合理,防止坠床或损伤;保护患者受压皮肤,预防压疮的发生,同时注意做好患者隐私的保护。巡回护士与洗手护士按照物品清点制度要求,在手术开始前、关闭体腔前、关闭体腔后、术毕共同查对手术器械、敷料、缝针等物品数目无误并准确记录,术中如有添加及时记录。术中用药、输血的核查:由麻醉医师或手术医师根据需要下达医嘱并做好相应记录,由手术室护士与麻醉医师共同核查。

3. **密切观察病情变化** 护士应通过交谈缓解患者的紧张情绪,手术过程中要给予患者必要的保温措施。巡回护士应密切观察患者的反应,及时发现患者的不适,配合麻醉医师和手术医师做好各种并发症及紧急情况的抢救工作。做好交班并记录。

三、术后护理

1. **病情评估** 与手术室工作人员交接患者时,应了解麻醉方式、手术方式及术中情况。观察患者意识、生命体征,观察伤口敷料有无渗出,了解引流管的类型、位置、是否通畅,观察引流液的颜色、性质、量,以及皮肤受压情况等。观察患者有无疼痛、发热、恶心呕吐、腹胀、呃逆以及尿潴留等常见的术后并发症。观察有无舌后坠、痰液堵塞气道等情况。

2. 体位护理　根据患者手术和麻醉方式采取适当的卧位;连接各种治疗性管路,妥善固定并保持通畅;根据需要酌情予以床挡保护和保护性约束。协助患者床上翻身、叩背;术后卧床时抬高患肢,有助于静脉回流,指导患者做足部的主动运动和被动运动,防止深静脉血栓发生,根据病情指导患者适时适量下地活动。高龄糖尿病患者的组织缺乏营养,术后制动时间较长,容易导致压疮,要保持床单的清洁、干燥、平整,每 2 小时更换受压部位 1 次,定时按摩骶尾部及其他骨突部位。

第三节　康 复 护 理

1. 适当步行锻炼　告知患者坚持每日散步 30 分钟,以不感觉足部疼痛为宜,尽可能定时、定量,量力而行并持之以恒。

2. 改善下肢血液循环　叮嘱患者避免双腿盘坐,平时抬高患肢,以改善下肢血液循环。指导或协助患者从趾尖开始向上到膝关节轻柔按摩,早、中、晚各 1 次,每次 10 分钟。配合适当的运动,如甩腿运动,将一足垫高 2cm 左右,手扶椅子靠背,前后甩动另一只足,10 次一组,更换对侧;坐椅运动,双臂在胸前交叉,坐下,起立,重复 10 次。

3. 患肢护理　足部伤口愈合后的几周内,应嘱咐患者细心护理足部皮肤,尽量减少行走,步行时要缓慢而小步,注意足跟和内外踝的保护,鞋内可用支架或海绵衬垫以减少摩擦和降低压力,以防止溃疡再次形成。每日进行被动锻炼,以免下肢肌肉萎缩。并进行下肢足部酒精按摩,以促进下肢血液循环。禁止下肢静脉注射,禁用电热毯、热水毯、理疗、火炉烤脚,以免烫伤。对感染、溃疡、坏疽部位的创面应根据情况做相应处理,保持创面清洁,坚持每日换药或冲洗。

第四节　健 康 宣 教

1. 强化糖尿病综合管理意识　健康教育作为糖尿病综合治疗五驾马车的一部分,需要医院、家庭、社会等各方面共同的努力。健康教育队伍的理想组成应该包括全科医护人员、内分泌科医师、血管外科医师,也需糖尿病专职教育护士、运动治疗师、足病治疗师等专业人员组成,其次患者本身及家属也应详细了解糖尿病足防治的基本知识和技能,这样才能实现足部健康的终极目标。根据受教育的人数、当时的环境而定,要强调教育应是提供可接受式的学习,而不是命令式的学习。教育方式很多,可以进行一对一的个体化教育,可以进行小课堂教育、小组教育,或成立专门的糖尿病(或糖尿病足)俱乐部,或集中高危患者来到社区集体学习,还可以请糖尿病足患者来对高危患者进行现身说法,同时可印发一些图文并茂的防治宣传小册让患者带回家,让患者和家属充分了解糖尿病足溃疡发生的原因,对非溃疡性病变进行积极的治疗,糖尿病足患者小小的擦伤、水疱就能够导致溃疡,成为感染的窗口。糖尿病足高危患者应该由训练有素的足部医疗、护理专家来治疗,尤其是胼胝、趾甲病变和皮肤病变应该给予积极治疗。

指导患者掌握康复的自我护理措施,自觉克服不良习惯,积极主动与医护配合,促进康复。护士应向患者说明饮食治疗的重要性,使患者主动配合治疗,并指导患者正确服用降糖药或注射胰岛素,力求在较短时间内将血糖控制到接近正常水平。适当应用调脂药,降低血液高脂高凝状态。应尽量避免外界因素的损伤如抓伤、烫伤等,搞好皮肤及足部的清洁卫生,防止感染。如果有感染应及时选择有效的抗菌治疗。

2. 注意识别高危患者 医护人员要指导患者及家属学会识别糖尿病足高危因素,凡存在神经病变和(或)血管病变的糖尿病患者均属于高危足人群,且有糖尿病足病史患者复发率或健侧肢体发生糖尿病足的几率明显高于初发患者,识别有足溃疡危险的患者是预防截肢的重要措施。糖尿病患者至少每年行一次双下肢神经、血管的检查,早期必须积极处理,如为足溃疡高危患者足部检查间隔周期应更短。

总之,糖尿病足患者和家属要听从糖尿病专科医生、护士及营养师的指导,按规定用药,科学饮食治疗,定时监测血糖,将血糖、血压及血脂控制在正常或基本正常的水平,这也是防治糖尿病足的根本措施。

(梁 越 吴永杰 王微微 杨立娟 张璐佳)

索　引

52检